名中医特需门诊

心肺疾病

主　编　周育平
副主编　李　媛
编　者　(按姓氏笔画排列)
　　　　王　源　李晨钰

科学技术文献出版社
SCIENTIFIC AND TECHNICAL DOCUMENTATION PRESS

图书在版编目(CIP)数据

名中医特需门诊·心肺疾病/周育平主编.—北京:科学技术文献出版社,2012.8
ISBN 978-7-5023-7151-7

Ⅰ.①名… Ⅱ.①周… Ⅲ.①心脏血管疾病-中医治疗法 ②肺疾病-中医治疗法 Ⅳ.①R242

中国版本图书馆 CIP 数据核字(2012)第 009307 号

名中医特需门诊·心肺疾病

策划编辑:张炙萍　责任编辑:张炙萍　责任校对:张吲哚　责任出版:王杰馨

出　版　者	科学技术文献出版社
地　　　址	北京市复兴路 15 号　邮编 100038
编　务　部	(010)58882938,58882087(传真)
发　行　部	(010)58882868,58882866(传真)
邮　购　部	(010)58882873
官 方 网 址	http://www.stdp.com.cn
淘宝旗舰店	http://stbook.taobao.com
发　行　者	科学技术文献出版社发行　全国各地新华书店经销
印　刷　者	北京高迪印刷有限公司
版　　　次	2012 年 8 月第 1 版　2012 年 8 月第 1 次印刷
开　　　本	650×950　1/16 开
字　　　数	239 千
印　　　张	17
书　　　号	ISBN 978-7-5023-7151-7
定　　　价	38.00 元

版权所有　违法必究

购买本社图书,凡字迹不清、缺页、倒页、脱页者,本社发行部负责调换

前　言

中医药历史源远流长，中医药理论博大精深，中医药学术思想和临床经验是几千年来中国文化、哲学、医学之精华，是广大人民群众的智慧结晶，也是中医发展到当代仍然具有顽强生命力的最根本原因。随着时代进步和科技发展，现代人的疾病谱发生很大变化，特别是现代医学的引入，使中医的立足与长远发展面临着前所未有的考验。

当代名中医在继承前人宝贵经验的基础上，勤求古训，力精创新，为提高中医疗效，发展中医理论进行了不懈的探索。可以说，当代名老中医是中医学术造诣最深、临床水平最高的群体，是将中医理论、前人经验与当今临床实践相结合的典范。名老中医鲜活的临床经验和学术思想，是中医药薪火相传的主轴，也是中医药创新发展的源泉。作为年轻的中医药工作者，我们有幸总结诸师的经验，不仅是学习他们精湛的学术思想和临床经验，也是寻访他们不凡的成才之路，更是传承他们崇高的医德修养和独特的认知方法。

为了保留诸师的临床实践原貌，本丛书收集了他们公开发表的文章、书籍，仅按编辑体例要求稍做修改，并将参考文献排列于后，以供读者查阅。由于水平有限，编写过程中难免出现疏漏，不妥之处，敬请谅解。

编者

目 录

陈可冀 1
    一、医论医话 2
    二、医案荟萃 8

沈绍功 30
    一、医论医话 30
    二、医案荟萃 39

郭维琴 53
    一、医论医话 53
    二、医案荟萃 63

翁维良 91
    一、医论医话 91
    二、医案荟萃 98

曹洪欣 121
    一、医论医话 121
    二、医案荟萃 131

许心如 142
一、医论医话 142
二、医案荟萃 148

周平安 166
一、医论医话 166
二、医案荟萃 176

王书臣 191
一、医论医话 191
二、医案荟萃 198

姜良铎 210
一、医论医话 210
二、医案荟萃 225

武维屏 236
一、医论医话 236
二、医案荟萃 249

特需门诊 陈可冀

陈可冀院士,我国第一代中西医结合学家,1930年10月20日出生于福建省福州市。1954年7月毕业于福建医学院(现福建医科大学)医疗系,同年9月留校任内科助教及附属医院内科住院医师。1956年4月响应国家"西医学习中医"的号召调到中国中医研究院(现中国中医科学院),师从素有"南冉北张(张锡纯)"之称的名老中医冉雪峰,以及著名经方派大师岳美中教授,系统学习中医和临证多年。同时参加北京市在职西医学习中医班,成绩优秀,获一等奖。

1991年11月当选为中国科学院学部委员(院士),1992—2003年任第七、第八、第九届全国政协委员,1996年迄今任中国中西医结合学会会长。现任中国中医科学院西苑医院国家中医药管理局中医心血管病重点研究室主任、中国中医科学院首席研究员、卫生部中日友好医院全国中西医结合心血管病中心主任、国家中医药管理局专家咨询委员会委员、北京市人民政府医药专业顾问、中国药典委员会委员,香港大学、香港中文大学及香港浸会大学名誉教授,美国加州大学洛杉矶分校(UCLA)客座教授等职务。

陈可冀院士从事中西医结合内科特别是心脑血管病临床及研究50余年。与已故郭士魁等名老中医一起,首先倡导活血化瘀为主治疗冠心病,并系统进行冠心Ⅱ号等复方临床和基础研究,得到国内外认同和推广,其中于1981年在《中华心血管病杂志》发表的"精制冠心片治疗心绞痛临床观察"为我国中医药领域的第一篇RCT多中心临床试验报告。针对冠心病介入治疗后再狭窄这一国际难点问题,首先运用活血化瘀有效古方血府逐瘀汤进行深入研究,进而简化方剂制成芎芍胶囊,进行随机、双盲、多中心干预研究,为再狭窄药物预防提供了新的有效途径,获得2005年中国中西医结合学会科学技术一等奖。其主持的"血瘀证与活血化瘀研究"获国家科技进步一等奖,"证效动力学研究"获国家科技进步二等奖,"清代宫廷原始医药档案研究"获古籍整理金奖,"川芎嗪(四甲基吡嗪)及去甲乌药碱的相关研究"获卫生部甲级成果奖。此外陈可冀院士还先后获爱因斯坦世界科学奖,首届立夫国际中医药学术奖,求是杰出集体奖,何梁何利科技进步奖及世界中医药联合会中医药国际贡献奖。几十年来他先后数十次应邀到国外进行学术交流,促进了国内外中西医结合学术交流和持续发展,在国际上享有盛誉。先后培养博士、博士后和学术继承人90余名。

一、医论医话

1. 辨证辨病结合,循证用药

陈院士在临证中非常重视辨证论治,尤其注重气血辨证,力倡八纲辨证应补充为十纲辨证。他说:人身以气血为奉,人之有形不外血,人之有用(功能)不外气,气血平和,阴平阳秘,则身安无病,气血不和,阴阳失调,则疾病由生。因此诊治过程中,十分强调气血辨证。他指出"人之一身不离阴阳,所谓阴阳,如果以气血二字予以概括,抑或不为过。"元·朱丹溪曾指出"气血充和,万病不生,一有怫郁,诸病生焉",即阐释了气血失调是人体疾病产生的重要病理基础。

"百病皆生于瘀","久病入络为瘀","怪病多瘀"等,皆是强调气血失调是导致血瘀为病的根本原因。从病因学上讲,陈教授认为寒热失宜、情志不遂、饮食劳倦等因素均可影响到气血运行,造成气血失调的病理改变,导致血瘀证的产生。如陈教授临诊心肌梗死使用愈梗通瘀汤(生晒参10~15g,生黄芪15g,紫丹参15g,全当归10g,延胡索10g,川芎10g,广藿香12~18g,佩兰10~15g,陈皮10g,半夏10g,生大黄6~10g),方中人参和黄芪与其他活血药的合用即体现了他气血并调的临证思想。

陈教授认为西医疾病诊断与中医辨证相结合的病证结合在临床中的广泛应用充分体现了中西医两种医学的优势互补,是现阶段重要的中西医结合临床研究模式。在科学技术迅速发展、现代医学迅速普及的今天,人们诊疗已不仅仅满足于那些内涵和外延较为模糊的病名,如眩晕、呕吐、痰饮、水气等,而是要求基本明确,有一定病理生理变化规律可循的现代医学疾病。临床只注重辨证,强调整体的调节,治疗就会缺乏针对性。辨病施治和辨证施治是两种不同的认识和治疗疾病的方法,陈教授认为临床应辨证施治、辨病施治结合,中西并参,取长补短。中医辨证由于受传统文化思路及科学手段的影响,其局限性在于偏重于疾病表现在外的症状的归纳、综合,缺乏利用科学手段进行疾病内在病理生理改变的分析研究,而这些表现在外的症状往往可掩盖疾病内在的病理生理变化。有时经辨证治疗,疾病症状虽可减轻或消失,但疾病却不一定真正根除。如病毒性肝炎,辨证治疗后腹胀、恶心、纳呆等症状虽然可减轻或消失,但肝细胞变性坏死、肝功能异常却可持续存在。若不与辨病结合,就会只满足于症状的改善,难以获得疾病的真正治愈。中医辨证、西医辨病结合,可从不同的侧面剖析疾病的本质,可为探索和筛选更全面、更恰当有效的治疗方法提供依据。尤其强调将现代医学的科学技术方法纳入中医自身的范畴,进行病证结合,认为这样一可赋予中医"证"以现代科学的内涵,使中医传统的诊断和疗效判定有客观指标,避免只注重功能态的调整,忽视机体器官内的病理状态变化的针对性治疗,以致于耽误病情;二可使遣方用药具有针对性,提高临床疗效;三可在中医理论思维启发下,实现辨证、辨病的有机结合,避免西医辨病、中医分型的不同程度的机械性倾向。

  陈教授指出病证结合可有多种类型的表现形式。从诊断上讲,中医多根据病人的主症来命名疾病(中医),同一现代医学的病可涵盖多种中医学的疾病病名,如现代医学所说的心律失常既可以包括中医学的"心悸",也可以包括"胸痹",辨证可以完全相同,也可以完全不同。所以临床研究时就需要根据病证相结合的模式来进行。临床既要重视"异病同治"、"同病异治",也要注重"同证异治"、"异证同治",病证结合,从不同的侧面把握疾病的病位、病势,才能切中病情,提高临床疗效。从治疗上讲,西医针对的是病人共性的问题,如高血压,表现的都是血压升高,治疗上西医选用多种降压药物使血压降至正常范围,但症状有时改善并不明显;然中医辨证根据其阴阳的偏盛及其兼夹风、火、痰、瘀、虚的不同对病人进行高度个体化的诊疗,则可明显改善患者的症状。

辨病施治是着眼于疾病病理变化规律的治疗,这弥补了单纯辨证施治的不足,一些疾病的潜伏期、初期或无症状期可无任何不适,此时辨证施治因无证可辨,施治亦难,而通过理化检查可发现异常,通过辨病亦可治疗,对于貌似无证可辨的患者,根据中西医结合的方法,辨病辨证相结合,常取得满意疗效。如冠心病不稳定心绞痛的患者,具备高血脂、高血压两种重要的危险因素,且多次出现急性非Q波和Q波心肌梗死及不稳定心绞痛,虽平时无明显不适主诉,根据其存在不稳定斑块,容易破裂、溃疡、出血,血小板黏附聚集,进而形成血栓,选用化痰活血药,往往有佳效。

病证结合陈教授运用起来可谓得心应手,如心肌炎急性期多见邪热伤心或阳虚气脱证,多为病毒感染而损伤心肌,治以清热解毒,佐以养阴,此期重在祛邪外出,养阴药不宜太多。有气虚、体虚者可酌加补气药沙参、黄芪,但量不宜过大。恢复期及慢性期多见气阴两虚、痰湿内阻、心脉瘀阻及阴阳两虚证。治疗过程始终不能忘记本病发病的关键在于正气不足,邪毒伤心,除邪毒炽盛之急性期外,均加用生脉散、玉屏风散等益气复脉扶正之品;除阳虚气脱需急救回阳外,均应加用清热解毒、养心安神之品。

2. 活血化瘀,兼容他法

陈教授将血瘀证归纳为久病多瘀(慢瘀)、温热病重证必瘀(热瘀)、创伤外证多瘀(伤瘀),急证多瘀(急瘀、毒瘀)、老年多瘀(老瘀)、寒凝致瘀(寒瘀)、紫舌无症状(潜瘀、前瘀)等多种类型。活血化瘀治则是针对血瘀而设的治疗大法,具有促进血行、祛除瘀滞、疏通血脉的作用,应遵守"气以通为补,血以和为贵"的传统观点,不要滥用破血攻气药,通瘀不应伤正,消而勿伐。活血化瘀治法作为法则是死的,临床应用时则是活的,根据兼夹多种症状辨为气虚血瘀、气滞血瘀、痰浊血瘀、血虚血瘀、寒凝血瘀、毒热血瘀等不同证型,采取益气活血、理气活血、化痰活血、养血活血、温通活血、解毒活血等不同治法。

陈教授诊治心血管疾病首丁抓住血瘀土证,重用活血化瘀方药,以解决基本矛盾,又能适当兼顾他证,以解决从属矛盾,充分体现了辨证规律性与灵活性必然结合的特点。

(1) 补肾与活血相结合　胸痹心痛多属本虚标实,传统认为本虚多以心脾气虚、气阴不足为主,陈教授认为又当兼顾到肾虚。"心本乎肾",益肾法的应用当属切合实际。这些患者常年事较高,伴见腰酸、足跟痛等肾虚征象,在活血化瘀方药基础上加用补益药物,以补肾活血为治则,可取得满意的疗效。

(2) 痰瘀同治　陈教授认为冠心病多合并高血脂症、痛风、糖尿病及肥胖等病史,多属中医学之湿浊偏盛型体质,通过临床观察发现本类患者冠状动脉病变特点多表现为多支病变,接受冠脉介入术后亦容易出现再狭窄。湿浊久之变生痰浊,留滞经络,血流受阻,而致痰瘀互结。现代研究认为活血化瘀药物具有改善血液循环、微循环及血液流变性的作用,而化痰降浊的药物亦具有降低血液黏稠度及改善血液流变性的功效,故而化痰与活血可起到异曲同工之妙。

(3) 活血与温通并用　温通活血也是陈教授常用的一种活血方法。陈教授亦认为心主血脉,血脉因"寒则凝,温则通"、"气寒则血凝,气温则血行",故也常选用温通活血的方法治疗"心痛"。20世纪70年代陈教授研究出包括荜茇、良姜、檀香、冰片、细辛在内的中成药制剂宽胸丸及宽胸气雾剂,临床疗效显著,对心电图的改善有一定的影响。方中荜茇、良姜温中散寒,檀香、元胡行气止痛,细辛、冰片辛温芳香开窍,有温经通络之效,对阳虚心脉痹阻之心绞痛效果显著。

(4) 息风活血　有的冠心病患者常发作心绞痛,但冠脉造影结果狭窄仅30%,西医院考虑由冠脉痉挛引起症状。因其发作部位在血管与中医学的"脉管""筋膜"相似,而发作特点是发无定时、突发突止,故与中医学"内风"的特点又相类似。中医学历来又有"肝主筋膜"的理论,故可认为西医不稳定型心绞痛之因血管痉挛引起者与中医之肝风内动很相似。在常规活血化瘀治疗的基础上加用息风类药物,效果较好。

3. 善用古方,灵活变通

"古方可以治今病"是陈教授临诊治疗病人时的一大特色。陈教授尤其善于运用经方,如真武汤合生脉饮以治疗心功能不全,苓桂术甘汤合补心丹治疗心悸,调胃承气汤合益气活血方治疗心肌梗死,四逆散治疗心绞痛等均是陈教授临证时活用巧用经方的例证。陈教授认为应用古方可以抓住其中的一个治法应用它发展它,如六味地黄汤演变的知柏地黄汤、杞菊地黄汤、桂附地黄汤等,温胆汤演变的黄连温胆汤、十味温胆汤等,四逆散演变的逍遥散、丹栀逍遥散都是陈教授临证变通喜用的方剂。

时方是经过时代的变迁、病种的改变演变而来,故而在临床应用时不仅要应用经方、古方,还应与时俱进地应用时方。如二仙汤就是陈教授喜用的治疗许多阴阳失调,特别是更年期综合征合并高血压的时方。陈教授曾讲古人尚可在不断继承中发展经方、古方,我们更应学习前贤的经验。他自创了治疗高血压的清眩降压汤,治疗心肌炎心律失常的新补心丹,治疗缓慢型心律失常的温通复脉汤,治疗心肌梗死的愈梗通瘀汤等等,可谓是继承中的发展、创新的典范。

4. 善用调理之法

调理应是中医学的优势。人体只有保持内在环境的阴阳平衡,才能维持正常的生理状态。正如《内经》上所讲的"阴平阳秘,精神乃治,阴阳离决,精气乃绝"。因此医病的重点不仅在于消除病邪,而在于如何保存正气,令身体恢复阴阳平衡。中医的疗效优势就在于运用调理的方法恢复机体的阴阳平衡,以达到祛病延年的作用。中医治病不是针对个别病症或受影响的器官,而是以人的整体状态出发。医治方法是按病人的身体状况而做出适当的平衡调和,即不足的地方,加以补足;过盛的,则要削减,最终的目的是保存正气。陈教授认为所有疾病的产生均与阴阳失衡有关,临证治疗时尤其注重机体内环境平衡的调节。如自拟清眩降压汤平肝潜阳治疗高血压,调整阴阳平衡,纠正自主神经功能紊乱,加强自身调节,恢复人体平衡。

陈教授十分重视人体气机的调理。冠心病心绞痛和心律失常患者往往随情绪变化而症状加重,两胁不适,胸闷气憋,脉弦居多。陈教授治疗此类患者注重舒肝解郁、调理气机,根据病情采取四逆散、逍遥散或越鞠丸结合应用,有一定佐助;高血压、心律失常等常因情志不遂、睡眠障碍导致病情加重,特别是心脏病术后更应注意心功能保护及精神因素等综合生活质量的调理,注意稳定情志,调理睡眠,从而改善生活质量并减少不必要的精神紧张,以减少给心脏带来的负面影响,所以在临诊上述疾病时常加用调理睡眠之品或先以调理睡眠为主再兼顾主要疾病。

5. 喜用引经药物

陈教授在研究清宫医案中发现清医大量运用药引,有效地实践着自《内经》以来的中医归经理论,主要包括入脏腑和入病位2个方面。

(1)脏腑归经　药物归经,是依据脏腑经络学说而结合具体实践所产生的中医基本理论,有其科学性。入肝:醋柴胡为引药。柴胡为和解少阳,疏泄肝胆之要药。入脾:取龙眼肉,功能补益心脾,养心安神。入肺:取芦根,性味甘寒,入肺经,功能清热生津,清肺热痰痈,方中以之为引,诚一举而二得。入肾:取金毛狗脊专入肾经,功能壮腰健肾,通经活络,方中取少量为引,意在引药入肾。

(2)病位归经　除了按脏腑经络归经选用引药外,对于不同的病位,根据中药升降浮沉、性味归经的理论,选择引药,直达病所,可收到更好的治疗效果,这与现代医学之载体学说有内在相当之处。轻扬治上:传统用药经验,以桔梗等药可载药上行,作为治疗上焦疾病之引药。平和温中:拟四君子汤加疏肝化饮健胃之品以治。通利治下:元明粉其性咸寒,质重味厚,能引诸药下行胃肠,并能软肠中之燥结,用为药引,即通利治下之意。

陈教授在临诊血瘀证病患时,常根据瘀血所在脏腑和部位选用引经药。盐炒入肾,醋炒入肝,故临证时常以盐知柏和醋柴胡入药。手少阴心经引经药清心火时选黄连,通心阳时用细辛。防风,既能引药入脾,又能散肝郁,舒脾气,胜湿止泻。龙胆泻肝汤之柴胡,既能引药入肝胆,又能舒畅肝胆。瘀血在上,则选桔梗,瘀血在下,则选牛膝。

6. 借鉴现代药理学用药

陈教授在临证治疗疾病时注意选用既有中医理论所言的治疗作用,又有现代药理学证实有相应作用的药物,可起到事半功倍、一举多得的效果。如治疗冠心病心绞痛时选用的活血化瘀方药多为具有抗心绞痛和抗血小板作用的中药,其效果可叠加;治疗心力衰竭选择中医理论认为具有益气养阴、活血利水的药物,加用药理学证实具有通过改善血循环、减轻心脏负荷以改善心脏功能的含有强心苷和非强心苷作用的中药;高血压在辨证选用许多传统的祛风药、祛痰湿药、清热药、滋阴药、安神药、豁痰药时,注重优选其中含有一定的降压作用的药物;治疗高脂血症注意选择具有抑制胆固醇在体内合成、抑制胆固醇在肠道吸收、促进胆固醇的排泄、促进血浆中脂蛋白的转运和血脂清除的中药。陈教授曾对冠心Ⅱ号方进行研究,证实其具有抑制血小板聚集作用,对冰水应激诱发的大鼠心肌小血管内血小板聚集和心肌损伤有预防保护作用。其有效成分川芎嗪、赤芍精有降低血小板表面活性和聚集性的作用。冠心Ⅱ号及其组成药川芎、丹参、赤芍、红花等还分别有提高冠心病病人血浆溶纤维蛋白活性作用和降低病人血液黏性的作用。陈教授喜用的抗血小板凝集及抗心肌缺血的中药和有关植物药如抗血小板凝集植物药——丹参、三七、川芎,抗心肌缺血(及再灌注损伤)植物药——银杏叶制剂、葛根素、丹参、赤芍等。

二、医案荟萃

1. 冠心病案(一)

史某,男性,41岁。2003年2月18日初诊。

阵发性心前区隐痛2年。患者2年前始间断发作活动时心前区隐痛,未引起重视。1年前一次类似症状发作后,在安贞医院查心电图示"心肌缺血",诊断为冠状动脉粥样硬化性心脏病,口服通心络、速效救心丸后症状好转。10余天后于行走时心前区隐痛又作,持续30分钟不缓解,在安贞医院查心电图诊为"急性前壁心梗",溶栓未成功,行冠脉造影示:左主干病变累及前降支狭窄90%,行冠脉搭桥术。现仍有心前区隐痛阵作,心烦急躁,伴腰酸、足跟痛,食纳、二便尚可。既往有吸烟史多年。舌红、苔白、脉沉弦滑。中医诊断:胸痹。

[辨证]心肾气虚夹血瘀。

[治法]益肾活血,标本兼治。

[处方]血府逐瘀汤加减。

柴胡12g　赤芍10g　白芍10g　枳壳10g　桔梗10g　川芎10g

桃仁10g　红花10g　当归10g　大生地12g　川牛膝10g　补骨脂12g　玄胡10g　水煎服,每日1剂。

服用7剂后于2003年2月25日复诊:自觉无明显心前区症状发作,足跟痛明显,舌红,苔薄,脉滑。以血瘀标实征象明显改善,当侧重治本,于前方基础上大生地加至30g,补骨脂加至15g,并另加怀牛膝15g,巴戟天30g,炒杜仲30g以强腰固肾,巩固效果。1个月后电话垂询已无明显不适主诉。

［按］本例患者作为冠心病患者,年纪较轻,首次发作时就诊意识不强,终至发生急性前壁心肌梗死,急性心肌梗死死亡率高,处理是否及时得当直接关系到患者的远期预后,时间就是生命,发病在30分钟内进行溶栓治疗效果最好,而该患者却因种种原因溶栓未能成功。此时再行冠脉造影已显示左主干病变累及前降支狭窄90％,而此种冠脉造影结果再行冠脉介入治疗则相当危险,基本可作为冠脉介入治疗的禁忌证,不得已行冠脉搭桥术治疗。陈教授认为冠心病之本虚多见为肾虚或气血虚,故当补益并用。古人虽有"痛无补法"的立论,但仲景及东垣两大家治痛用参芪者有之。本例治疗特色为在活血化瘀方药基础上加用补益药物,应用补肾活血方法治疗,取得较满意的疗效。本例患者虽年事不高,但伴见腰酸、足跟痛,足见有肾气虚征象,中医学认为人到中年,肾气日衰,脏腑精气渐减,可导致气血不畅,血瘀心脉,从而可现胸痹之证。本例一诊加用辛苦温,归肾脾二经,具有补肾壮阳、温脾止泻、纳气平喘功效之补骨脂,其要点在于不仅补益先天之本肾阳,而且可以兼顾后天之本脾阳。现代药理学也观察到补骨脂具有改善实验性小鼠急性心肌缺血的作用,同时还能调节神经-内分泌-免疫功能,对平滑肌舒缩亦有一定影响,为本品用于治疗冠心病心肌缺血提供了科学依据。二诊时为了加强滋补肝肾、温壮肾阳、强筋壮骨之功,加用巴戟天、炒杜仲和怀牛膝,但为避免温燥太过亦将生地加大剂量,且寓有"阴中求阳"、"阳中求阴"之理。因怀牛膝较川牛膝滋补肝肾作用方面效用更强,故而加用。其选用补肾药物多具有相应的心血管作用,从这一侧面亦反映了陈教授临证选药时的不凡所在。

2. 冠心病案(二)

袁某,女性,68岁。2003年4月8日初诊。

阵发性心前区闷痛半年。患者2002年10月开始出现心前区疼痛阵作,劳累或情绪紧张时诱发,以往未引起重视。11月行冠脉造影示:左前降支近中段狭窄90%,安装支架后,诸症好转。2003年3月26日再次出现心前区疼痛阵作,行冠脉造影示:支架内出现再狭窄。再次行冠脉内球囊扩张术(PTCA)。现仍有心前区闷痛,心烦急躁,喜太息。既往有高血压史20余年,高脂血症史20余年,脑梗塞8年,无后遗症。舌黯红,苔白厚腻,脉弦滑细。中医诊断:胸痹。

[辨证] 气滞血瘀。

[治法] 理气活血。

[处方] 血府逐瘀汤加减。

当归10g 赤芍10g 川芎10g 生地12g 桃仁10g 柴胡10g 枳壳10g 桔梗10g 藿香30g 佩兰20g 夏枯草15g 水煎服,每日1剂。

2003年4月15日复诊:诉服用7剂后,自觉胸闷痛已不明显,查其舌黯,苔白厚腻,脉沉细。于前方去生地、桃仁,加用黄芪20g、苍术15g,以加强益气化痰、标本兼治之功,续服7剂,体力明显好转,疼痛未发,舌苔微腻。

[按] 本例患者即是众多冠脉术后再狭窄求诊患者中的典型代表。首诊选用已被现代药理学所证实的活血化瘀之常用验方血府逐瘀汤加味治疗。本例患者发病时必因情志而诱发,且平时又常兼有心烦急躁、喜太息等肝郁气滞之象,患者又为女性,肝病及心、肝气不疏,气滞血瘀,脾不运湿,变生痰浊,浊瘀互阻,加重心脉不通,发为胸痹。故选用血府逐瘀汤行气活血,亦和中医病机关键。本例患者既有气滞血瘀,又有痰浊阻滞,在血府逐瘀汤理气活血基础上加用藿香、佩兰祛湿化浊,并以夏枯草合理伍用。夏枯草具有扩张血管及降压作用已为近人所证实。二诊时加用苍术加强化痰浊治胸痹之效,加用黄芪益气固表、扶正祛邪,体现了陈教授治疗冠心病标本兼治、先通后补的治疗思想。

3. 冠心病案(三)

徐某,男性,74岁。2003年10月28日初诊。

阵作性胸闷疼4年。患者2000年初首次发生急性心内膜下心梗。1年前髋关节骨折后手术诱发心梗,行冠脉造影示:三支病变加左主干病变,并出现喘憋,在某大医院诊为冠心病、心衰、心律失常、呼吸衰竭,未能行内科介入及冠脉搭桥手术。现有阵作胸闷疼,稍动即有加重,夜眠差,食纳、二便可。既往有高脂血症5年,高血压史5年,舌黯、苔白腻、脉沉弦。中医诊断:胸痹、眩晕。

[辨证]气虚血瘀痰阻。

[治法]急则治标,化痰活血,宽胸通阳。

[处方]血府逐瘀汤合瓜蒌薤白半夏汤加减。

桃仁12g 红花15g 当归尾20g 川芎10g 赤芍12g 生地12g 柴胡12g 枳壳12g 陈皮10g 桔梗12g 全瓜蒌30g 薤白30g 半夏10g 甘草10g 茯苓12g 水煎服,每日1剂。

4月7日二诊:患者一直服用上述药物,无明显不适主诉,查:舌苔黄厚腻、脉细弦。乃于前方加用藿香、佩兰各30g以加强芳化湿浊之功。1年后又来门诊,精神很好,自诉一直服用本方,无明显不适。

[按]该患者阵作胸闷疼,稍动即有加重,夜眠差,舌黯、苔白腻、脉沉弦,临床可辨之症状不多。一般遇到这种无证或少证可辨的情况,陈教授常采用辨证辨病相结合的方法。急性冠脉综合征的发生主要与软斑块即富含脂质的斑块的破裂、溃疡、出血、血小板黏附聚集及血栓形成有关。中医学认为软斑块内富含的脂质成分与中医学的痰浊内盛密切相关,而出血、血小板黏附聚集及血栓形成与中医学的血脉瘀阻紧密相关。陈教授常选用血府逐瘀和瓜蒌薤白半夏汤加味以化痰祛瘀治疗,切合中西医学致本病机制,收到满意疗效,实属意料之中。其中血府逐瘀汤为清代传承至今用于活血化瘀的有效名方。本方可通过抑制血小板聚集,改善血液流变性及微循环,抗缺氧,降血脂及抑制心肌成纤维细胞增殖和分泌胶原等多种药理学作用,抑制斑块的破裂及血栓的形成。斑块稳定性现代医学研究认为与炎性反应有关,血府逐瘀汤显示的抗炎作用正有利于斑块的稳定。

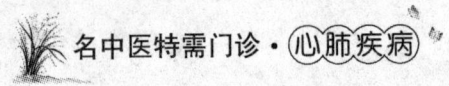

4. 冠心病案(四)

李某,男性,65岁。2004年4月1日初诊。

阵作性胸闷疼1年余。患者1年前在国外开会时自觉胸闷憋气,持续40分钟后缓解,当时未引起重视,半年前查体发现陈旧性前壁、下壁心肌梗死,予行冠脉造影示:冠脉病变累及左主干、前降支。左冠脉前降支行PTCA,并安装支架2枚。后一直服用波利维、舒降之、倍他乐克、悦宁定、鲁南欣康等。现活动后气喘,偶有心悸,心跳间歇感,夜眠差,纳可,二便调,长期服用舒乐安定维持睡眠。既往有高血压病史多年,糖尿病病史多年。舌黯、苔薄黄腻,脉弦,形体肥胖。中医诊断:胸痹、喘症。

[辨证]气虚血瘀,痰瘀互阻。

[治法]化痰宣痹,理气活血,兼以益气。

[处方]小陷胸汤与冠心Ⅱ号方加减。

全瓜蒌30g 川黄连12g 薤白30g 藿香30g 佩兰15g 丹参20g 赤芍12g 红花10g 川芎10g 桃仁12g 元胡12g 太子参15g 三七粉1.5g(分冲) 水煎服,每日1剂。

5月9日二诊:患者诉服前方已无明显不适主诉。效不更方,继以前方调理使用。

[按]陈教授不仅擅长运用活血化瘀的方法治疗心血管病特别是冠心病,而且提倡运用痰瘀同治的方法治疗冠心病,认为痰瘀同治明显优于单纯运用祛痰或活血化瘀的方法,且符合中医治疗疾病多途径、多方位、多靶点的优势特点。本案病人形体肥胖,阵作胸闷疼,舌黯、苔薄黄腻,脉弦,正为一派痰瘀互阻之像。小陷胸汤与冠心Ⅱ号方加减化痰活血,亦为陈教授临床上痰瘀并治常用方剂。冠心Ⅱ号为理气活血复方,为20世纪70年代陈教授与郭士魁老中医等科室其他同志与阜外医院及协和医院合作研究的治疗冠心病有效的复方,并一直沿用至今。由川芎、赤芍、红花、丹参、降香比例为1:1:1:2:1组成,以其活血化瘀、理气定痛而用于治疗气滞血瘀之心绞痛。多项药理学研究显示冠心Ⅱ号能够抑制血小板聚集和血栓形成,改善血液流变性及微循环障碍,多途径抗心肌缺血,降低血脂,抗动脉粥样硬化,稳定动脉斑块,

并能提高人体之耐缺氧能力,为目前中西医结合共同研制的以活血化瘀为治则治疗冠心病的最早中成药。小陷胸汤出自《伤寒论》,用于治疗痰热互结之证。方中瓜蒌清热化痰、宽胸散结,通胸膈之痹,黄连清热除痞,半夏辛温化痰散结,诸药和用苦降辛开,润燥相得,以达清热化痰、宽胸散结之效。心胸胀闷、胁肋疼痛为主,加用柴胡、郁金、桔梗、赤芍等;痰热明显者加用葶苈子、杏仁等。

5. 冠心病案(五)

哈某,男性,43岁。2003年10月28日初诊。

阵作性胸闷痛1年余。患者1年前因阵作胸闷痛在安贞医院行冠脉造影示:左冠脉前降支、回旋支狭窄90%以上,行经皮冠状动脉成形术(PTCA)并安装支架3枚。2个月后再次出现心绞痛,于北京另外一大医院就诊考虑支架内再狭窄引起,再次行冠脉造影,证实此结果,予球囊扩张并再次安装支架3枚。以后经常出现腹胀,久坐明显,得矢气好转,现仍有胸闷痛,食纳可,二便调。既往有高脂血症病史10年,吸烟30余年。舌黯,边有齿痕、苔根部白厚腻,脉沉细,中医诊断:胸痹。

[辨证] 阳虚血瘀痰阻。

[治法] 温阳化痰活血。

[处方] 血府逐瘀汤加减。

桃仁10g 赤芍10g 白芍10g 金铃子10g 红花12g 全当归12g 川芎10g 柴胡10g 枳壳10g 桔梗10g 藿香5g 佩兰15g 乌药10g 生甘草10g 水煎服,每日1剂。

2004年4月8日二诊:患者胸背及肩部闷痛不适,畏寒喜暖,胸胁胀满,嗳气,二便调。查:舌黯、苔黄腻,脉沉弦。以良附丸与逍遥散加减。

荜茇10g 良姜10g 元胡12g 檀香10g 白芍12g 柴胡12g 红花12g 丹参30g 生黄芪30g 水煎服,每日1剂。

4月28日三诊:背痛缓解,胃脘堵胀、嗳气好转、背仍畏寒,查舌紫黯、苔腻不明显,脉沉弦。上方荜茇、良姜加至12g,另加赤芍15g,玫瑰花12g以加强温通行气活血之功。半年后其妻因乏力、更年期月经紊乱请陈教授诊治,问及其夫目前状况,非常高兴,诉一直坚持服用陈教

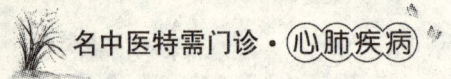

授的处方,症情稳定。

[按] 本例患者即是众多冠脉术后再狭窄患者中的典型代表。首诊选用已被现代药理学所证实的活血化瘀之常用验方血府逐瘀汤加味治疗,效果不甚理想。二诊考虑此患者年纪较轻,短短几个月内安装的3枚支架均已堵塞,其肝郁气滞的症情较重。观其脉症见胸背及肩部闷痛不适、胸胁胀满、嗳气、舌黯、脉沉弦,均为一派肝郁气滞之象,其畏寒喜暖虽有舌苔黄象,但仍辨以气滞寒凝,方选良附丸与逍遥散加减。本例患者证属阳虚寒凝气滞,选用荜茇、良姜、檀香、元胡温通活血切中病机,终获佳效。因预防再狭窄需要长期用药的过程,故未选用细辛、冰片。

6. 冠心病案(六)

郝某,男性,71岁。2004年4月21日初诊。

阵作性胸闷憋气1年,加重半年余。患者1年前因劳累出现胸闷、憋气,未引起重视。半年前因症状加重,行冠脉造影示:冠脉三支病变,累及左主干狭窄20%~30%、右冠中段狭窄80%~90%、左室后侧支中段狭窄90%、左冠脉回旋支狭窄90%、前降支中段狭窄85%以上,在右冠脉安装支架两枚,术后2个月症状又剧,反复出现阵作心前区疼痛并伴有咽部放射感,稍劳即发。现反复出现阵作胸闷痛,饥饿劳累后加剧,心烦抑郁,夜眠食纳可,大便干。既往有高血压病史20余年,青光眼病史、高脂血症病史3年。舌黯、苔白,脉弦滑。

[辨证] 气阴不足,痰瘀互阻。

[治法] 益气养阴,活血宣痹。

[处方] 黄芪生脉散、瓜蒌薤白散和血府逐瘀汤加减。

太子参15g　生黄芪30g　麦冬12g　北五味子10g　石斛30g
桃仁12g　红花10g　川芎10g　赤芍10g　大生地12g　当归尾15g
元胡12g　全瓜蒌30g　薤白30g　水煎服,每日1剂。

4月28日二诊:服前方仍有日常活动诱发症状加剧,疲倦明显,便干口干,舌黯,有瘀斑瘀点、苔白,脉沉弦。治以上方加党参30g,赤芍15g以加强益气活血之功。

5月12日三诊:服前方自觉活动时胸闷发憋、咽部紧感、背部发空、畏寒、便干口干好转。舌黯、苔白、脉沉弦。治以上方加肉苁蓉30g,桂枝12g以加强温通经脉之功。

5月19日四诊:服前方体力明显好转,背部发空、畏寒不明显,便干好转,仍口干。查:舌黯,苔白,脉沉弦。治以上方加天花粉30g以加强养阴之功。

[按]本例一、二诊时常规活血化瘀效果不著,三诊时患者自觉活动时胸闷发憋、咽部紧感、背部发空、畏寒,说明患者有寒凝心脉、胸阳失展,故治以前方加肉苁蓉30g,桂枝12g以加强温通心阳、活血通脉之功。肉苁蓉不仅补肾阳,而且具有益精血、润肠燥之功,以防上述药物温燥太过。肉苁蓉补肾通便润肠,《玉楸药解》载:"肉苁蓉,暖腰膝,健骨肉,滋肾肝精血,润肠胃结燥。"因易生虫,故用盐制。本品甘温不燥,补而不峻,从容和缓,老人便秘用之效果尤好。该药并有"兴阳"之效。四诊诸症大减,惟口干明显,加用花粉,甘微苦寒归肺胃二经,用以养阴生津效果显著。该患者貌似无证可辨,但根据中西医结合的方法,辨病辨证相结合,取得满意疗效。

7. 冠心病案(七)

刘某,男性,48岁。2003年10月26日初诊。

阵作性心前区疼痛2年。患者2年前劳累时出现胸闷,心前区疼痛,在某医院做冠脉造影,确诊为冠心病。但因为程度较轻,未进行介入干预治疗。现仍有阵作性心前区疼痛,另伴有乏力、夜眠差、口干。既往有高脂血症史3年。舌红、苔薄白,脉沉细弦。

[辨证]气阴不足,血脉瘀滞。

[治法]益气养阴,活血通络。

[处方]生脉散与瓜蒌薤白半夏汤加减。

太子参12g 麦门冬10g 北五味子10g 玄参12g 瓜蒌30g 薤白20g 半夏10g 川芎10g 红花10g 甘草10g 首乌藤30g

水煎服,每日1剂。

11月2日二诊:患者仍有乏力、不欲睁眼、口干喜饮,冠脉造影正常,上次胸闷发作疑为冠脉痉挛引起。查体:舌红、苔微黄,脉沉细。前方去太子参,加党参20g,黄芪20g,全蝎10g,白芍12g,以加强补气解痉之功。

11月21日三诊：服前方仍有乏力、胸闷、眼干、夜眠梦多、鼻干，查体：舌红、苔微黄腻，脉沉细。上方去黄芪20g，加用杞菊地黄丸及四逆散加减以滋补肝肾之阴、清舒肝热。

党参20g 麦门冬10g 北五味子10g 瓜蒌30g 薤白20g 半夏10g 甘草10g 首乌藤30g 全蝎15g 赤白芍各15g 枸杞30g 菊花20g 生地15g 怀山药10g 柴胡12g 枳壳10g 水煎服，每日1剂。

加用杭菊花10g，麦冬6g，玄参15g，胖大海10g，板蓝根20g代茶饮，以治疗慢性咽炎。

12月9日四诊：患者左肩背隐痛阵作，夜眠好转，查舌偏黯、边有齿痕，脉沉弦，上方党参加至30g，加红花15g以加强益气活血宽胸之功。

2004年1月6日五诊：患者自诉经常发作口腔溃疡，余症均明显好转，查舌红、苔薄，脉弦滑，方以滋阴清热、活血解痉为主，拟方如下：

玄参30g 生地20g 柏子仁20g 山栀子12g 丹皮20g 玄胡12g 马尾连15g 莲子心12g 全蝎15g 广地龙15g 水煎服，每日1剂。

2月24日六诊：自觉胸闷发作明显，鼻干、小便不黄、大便不干，查舌尖红、尖有溃疡、少苔、脉沉弦。治以导赤散加减清热利湿、解痉通络。拟方如下：

淡竹叶10g 甘草梢10g 灯心草6g 辛夷12g 苍耳子12g 山栀子12g 丹皮12g 太子参20g 全蝎12g 乌梢蛇20g 水煎服，每日1剂。

3月10日七诊：胸闷好转，时多梦，困倦，偶头痛，鼻塞而干，无出血，咽干发紧，大便佳，舌黯，有齿痕、苔根部黄腻，左脉大。治以清热化痰。拟方如下：

莲子心12g 马尾连12g 全瓜蒌20g 法半夏12g 首乌藤30g 水煎服，每日1剂。

3月31日八诊：患者夜眠欠佳，鼻干，疲倦，无口腔溃疡，眼圈发黑。舌红、苔薄,脉弦,舌根部黄腻。治以滋阴清热。

苦百合 30g　生地 30g　绿豆衣 15g　莲子心 12g　淡竹叶 10g　灯心草 6g　肥知母 10g　盐黄柏 12g　杭白芍 10g　水煎服,每日1剂。

4月7日九诊:患者近日偶有乏力,口干眼胀、轻微鼻塞。既往有慢性鼻炎史。查舌红、少苔、脉细弦。治以养阴清肺固肾。

桑白皮 10g　桑叶 10g　桑葚 20g　条黄芩 10g　知母 10g　白芍 10g　柴胡 10g　枳壳 10g　全蝎 10g　甘草 10g　水煎服,每日1剂。

4月21日十诊:鼻炎减轻,夜眠少,眼微酸胀,二便可。上方桑椹加至 30g,加蜈蚣 10g,天花粉 30g,以加强补肾养阴安神之功。

6月16日十一诊:偶有胸闷,鼻炎不明显,咽干。舌红、苔少,脉细弦。仍以滋阴清热为主。

桑叶 20g　桑葚 30g　菊花 15g　知母 12g　石斛 20g　生地 20g　首乌 20g　牛膝 15g　夜交藤 30g　水煎服,每日1剂。

9月1日十二诊:阴天时自觉胸闷,乏力,口鼻干燥,夜眠欠佳。舌红、苔薄,脉缓。治以滋阴清热。

桑叶 15g　桑葚 20g　知母 12g　石斛 20g　首乌 20g　银花 20g　枸杞 20g　酸枣仁 30g　全瓜蒌 30g　水煎服,每日1剂。

[按] 本例患者开始应用常规辨证治疗,施以益气养阴、活血通络法。方选生脉散与瓜蒌薤白半夏汤,加用活血安神之品,但效果不明显,后加用党参、黄芪以加强扶正益气,并加以养肝阴、荣筋膜之白芍及平肝息风的全蝎。再诊以杞菊地黄丸及四逆散加减以滋补肝肾之阴、清舒肝热,以加强从肝论治之功。以后再诊多次,每每去掉平肝息风药物,胸疼即有加重,前后换用全蝎、广地龙、乌梢蛇、蜈蚣等多种虫类药物平肝息风通络获得佳效。虫类通络药性善走窜,剔邪搜络,具有息风止痉作用,用于治疗肝风内动、痉挛抽搐病证甚为合适,属于调理肝脏功能的一类重要药物,古人有"虫类搜风"之说。

8. 冠心病案(八)

鹿某,男性,59 岁。2002 年 9 月 17 日初诊。

阵发性胸闷、憋气、肢体麻木 1 年余。患者近 1 年来反复阵发性胸闷、憋气持续3～5分钟,休息可缓解。并伴有肢体麻木,曾做头颅CT检查诊断为腔隙性脑梗死,颈椎X线摄片提示颈椎6—7退行性变,颈动脉超声示颈动脉狭窄,未做特殊治疗。症状时轻时重,故而来诊。患者诉心烦易急,夜眠差、易醒,食纳二便尚可,既往有高血压病史多年,舌黯、苔白,脉沉弦细。

[辨证]肝风内动、血瘀痰阻。

[治法]平肝息风,化痰活血。

[处方]天麻钩藤饮与瓜蒌薤白半夏汤合方加减。

粉葛根30g 黄芩12g 天麻12g 钩藤15g 夏枯草15g 川芎10g 红花10g 合欢皮10g 全瓜蒌15g 薤白15g 半夏10g 藿香15g 佩兰10g 夜交藤30g 水煎服,每日1剂。

服用14剂后,于2002年10月18日复诊:诉服7剂药后,胸闷、憋气症状明显好转,夜眠转佳,已不需安眠药助眠,但左侧肢体仍有麻木感,并伴有左侧胸胁、肩背拘紧感,心烦易急。血压140/70mmHg,查舌黯、苔腻,脉弦。治疗原则:舒肝理气、化痰活血,方选四逆散与瓜蒌薤白半夏汤加减,药物组成:

柴胡10g 白芍10g 枳壳10g 甘草6g 郁金10g 全瓜蒌30g 薤白30g 半夏10g 元胡10g 三七粉3g 水煎服,每日1剂。

7剂后电话随诊,患者已无不适主诉。

[按]本例患者既往有高血压病史多年,未系统服用药物而出现了冠心病和脑梗死等心脑合并症。天麻钩藤饮与瓜蒌薤白半夏汤治疗高血压、冠心病为陈教授所习用,屡试屡效。加用合欢皮配合夜交藤以达养心安神之功,前者兼能解郁活血,后者尚可祛风通络,失眠尤其兼有心情抑郁、夜眠梦多时,为陈教授所常用。加用藿香15g、佩兰10g合瓜蒌薤白半夏汤以加强化痰宣痹之功。二诊使用的四逆散,为历代久用不衰医方,为调理肝脾的基本方剂,有人称其为舒肝理脾平剂,后世医家用于治疗多系统疾病,陈教授则更善于用之治疗心血管疾病。因少阴阳气为一身阳气之根本,故而一有郁滞,脏腑失助,则可出现畏寒肢冷、胸闷等诸多症状。方中重用柴胡入肝胆经,疏肝解郁,升发阳气,通邪外出。如《本草经解》云:"柴胡清轻,升达阳气,胆气条达,则十一脏

从之宣化,故心腹胃肠中,凡有结气,皆能散之。"肝体阴而用阳,白芍敛阴养血以滋养肝体,以恢复肝用,又可防柴胡苦辛劫取肝阴。枳实苦降,行气散结。甘草既可调和诸药,又可益脾和中、扶土抑木,并与白芍相配缓急止痛。诸药相合,散收并用,升降俱施,气血并调,肝脾同治。现代研究注意到四逆散有提高心肌耐缺氧能力及改善脑血流量作用。加用元胡10g,三七粉3g以加强行气活血之功。

9. 高血压案(一)

苏某,男性,64岁。2004年3月10日初诊。

活动时气短、心前区疼痛12年。患者12年前开始上楼及活动时出现气短,心前区疼痛,曾多次住院,诊为冠心病、高血压、糖尿病、腔隙性脑梗死。半年前于某医院行超声心动图检查示升主动脉增宽,左室舒张功能下降。心电图正常。现心前区疼痛每周5～6次,每次发作3～5分钟,休息后可缓解,伴头晕、头痛、心烦易怒,食纳二便可。舌黯、体胖、苔白厚腻,脉沉弦有力。

[辨证] 肝阳上亢,兼夹痰瘀。

[治法] 平肝潜阳,化痰祛瘀。

[处方] 清眩降压汤加减。

天麻30g 钩藤30g 苦丁茶30g 夏枯草20g 野菊花12g 炒杜仲20g 藿香15g 佩兰15g 元胡12g 生蒲黄10g 水煎服,每日1剂。

3月31日二诊:自觉精神体力明显好转,查舌黯、苔白腻,脉沉弦。上方藿香、佩兰各加至30g,加丹参30g以加强化浊活血之功。

4月8日三诊:口中黏腻、夜眠好转,急躁易怒、头痛头晕等症已不明显,仍有气短。查舌黯、苔白厚腻,脉沉弦滑。在前方基础上加用温胆汤以加强化痰健脾通窍之功:

陈皮12g 半夏12g 甘草6g 茯苓15g 枳实10g 竹茹10g 藿佩各30g 元胡12g 生蒲黄10g 丹参30g 天麻30g 钩藤30g 苦丁茶30g 白菊花12g 炒杜仲20g 太子参20g 水煎服,每日1剂。

4月28日四诊:已无明显不适。查舌黯、苔白厚腻,脉弦滑。上方

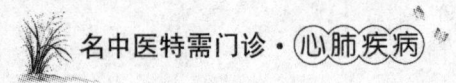

加胆星12g,制大黄10g,太子参30g以加强益气健脾泄浊之功。

5月12日五诊:苔白厚腻明显,余无特殊。前方加草豆蔻10g以加强化痰去浊之功。

5月19日六诊:无明显不适主诉。查舌黯、苔中后部略腻,脉弦滑。前方去枳实加丹皮、山栀子各12g以清肝热。

[按] 本患者为一冠心病、高血压、糖尿病、腔隙性脑梗死患者,陈教授根据患者心前区疼痛、活动后加重,伴头晕、头痛,心烦易怒、舌黯、体胖、苔白厚腻,脉沉弦有力,辨为肝阳上亢兼夹痰瘀,从而选用天麻钩藤饮、清眩降压汤及温胆汤前后进退,甚为恰当。其中选用的温胆汤出自《三因极一病证方论》,为治痰通用的二陈汤去乌梅加枳实、竹茹而成,多用以理气化痰、清胆和胃以治疗胆郁痰扰之证,中医曾有"胆气通于心"之说。胆胃不和,痰热内扰,虚烦不眠者在高血压患者中较常见,本方用之效果较好。《备急千金要方》载用此方以治大病后虚烦不得眠。温,言胆木亦春气温和之意,燥湿化痰,清胆和胃可纠正"胆寒",故名温胆汤。本案加用胆星燥湿化痰,行气作用更强。治痰当健脾,因脾为生痰之源,加之患者时有症状因活动而发,故加用太子参益气健脾助化痰湿而不助热。加用藿香、佩兰、草豆蔻芳化湿浊之功更强。元胡活血止痛,蒲黄生用活血化瘀作用较强,可用于治疗心腹诸痛,其降血脂、抗动脉粥样硬化、改善心脏供血及降压作用已经被许多科学研究所证实。

10. 高血压案(二)

郭某,女性,35岁。2002年11月3日初诊。

反复头晕5年余,伴阵作胸痛2年。患者5年来反复出现头晕,伴有胸闷胸痛、恶心、呕吐、口干口苦,二便可。舌淡黯、苔黄腻,脉沉弦。血压140/110mmHg,心率80次/分。心电图:左室肥厚劳损。

[辨证] 肝阳上亢,痰热痹阻。

[治法] 平肝清热,化痰宣痹。

[处方] 清眩降压汤、半夏白术天麻汤、瓜蒌薤白半夏汤加减。

明天麻15g　钩藤15g　桑叶15g　菊花15g　半夏10g　白术12g　全瓜蒌30g　枳壳10g　薤白15g　竹茹10g　甘草10g　水煎

服,每日1剂。

11月26日二诊:口干口苦好转,口臭明显,血压仍有波动,查舌黯、苔白腻,脉沉弦,血压125/95mmHg。上方加用藿香、佩兰各20g以加强芳化湿浊的作用。

12月3日三诊:头晕、头沉、眼困减轻,颈项时有拘紧不舒之感,大便稀溏,查舌黯、苔白不腻,脉沉弦。原方去化痰之半夏白术天麻汤、瓜蒌薤白半夏汤及竹茹、枳壳,加用元参15g,鬼箭羽10g,苦丁茶15g,玉竹10g,炒杜仲12g以加强滋阴活血、降压补肾之功。

12月31日四诊:胸闷、心痛明显减轻,血压稳定,夜眠欠佳、梦多。查舌黯、苔白,脉细弦。上方加用首乌藤30g,合欢皮30g以加强养心安神之功。

[按] 本病例为单纯高血压患者,头晕、口干口苦、苔黄、脉弦,一派肝阳上亢之象,又有胸闷胸痛、恶心、呕吐、苔黄腻,亦为痰热痹阻胸阳之象。陈教授在临证辨治该类患者时常选用半夏白术天麻汤加减,而对兼有胸痹者亦常选用瓜蒌薤白半夏汤。半夏白术天麻汤出自《医学心悟》,为二陈汤去乌梅加天麻、白术而来。方中天麻味甘性平,在二陈汤燥湿化痰的基础上平肝息风化痰,《本草纲目》云:"天麻乃肝经气分之药,入厥阴之经而治诸病",又云:"眼黑头旋,风虚内作,非天麻不能治。天麻乃定风草,故为治风之神药。"白术性温味苦甘,健脾渗湿化痰,以除痰之源。半夏白术天麻汤多用于治疗肝阳化风、夹痰蒙蔽清窍引起的眩晕,特别是高血压及耳鼻喉科疾患等。加用钩藤之甘凉,既能平肝风,又能清肝热,桑叶、菊花具有清肝明目降压之功,竹茹加强清热化痰之力,藿香、佩兰等芳香以化湿浊,均为陈教授喜用的治疗胸痹的常用药物。三诊时患者诸症大减,苔白不腻,考虑痰热已去,为防其化燥伤阴,去化痰之半夏白术天麻汤、瓜蒌薤白半夏汤及竹茹、枳壳,加用元参15g,鬼箭羽10g,苦丁茶15g,玉竹10g,炒杜仲12g以加强滋阴活血、降压补肾之功。鬼箭羽,亦称卫矛,为活血祛瘀药。

11. 病态窦房结综合征案

樊某,女,46岁。2002年10月8日初诊。

阵作性心悸胸闷10年,加重伴晕厥1次。超声心动图示正常。

24h动态心电图示：窦性停搏，ST-T改变，24h窦性心律最快89次/分，最慢37次/分，平均心率60次/分。其最慢心率日间、夜晚均可见到，并伴高度房室传导阻滞。阿托品试验阴性。现面色苍白，乏力，食纳二便尚可。舌黯、舌尖可见瘀斑瘀点、苔白，脉沉细缓。

[辨证] 阳虚血瘀。

[治法] 温阳活血。

[处方] 麻黄附子细辛汤与二仙汤加减，并加活血化瘀之品。

淫羊藿20g　仙茅10g　麻黄6g　制附子10g　细辛6g　丹参12g　赤白芍各10g　知母10g　当归12g　桑葚15g　水煎服，每日1剂。

服用14剂后复诊，自觉心悸、胸闷痛明显好转，乏力症状已有减轻，口干。查其舌黯及舌尖可见瘀斑、瘀点同前，脉沉细，血压150/90mmHg，心率60次/分，为防上方辛温太过，加用养阴之品女贞子10g，旱莲草10g。

三诊时，已无乏力口干发作，但手抖，血压150/90mmHg，查其舌黯红，脉沉细，上方去仙茅，加桑叶10g。

11月12日四诊时，症状更加稳定，24h动态心电图示：窦性停搏消失，ST-T改变，24h最快心率112次/分，最慢心率39次/分，平均心率70次/分。未见房室传导阻滞。以后每2~3周复查1次，坚持服上方并加用肉桂粉15g(分冲)，并制成丸药服用。

2003年1月27日来诊，自诉上月症状曾加剧，自行抄最近一次汤药方服用，3天后症状消失，现仍服用丸药，症状稳定，已可行走3km，查舌黯减轻、舌苔薄白，少量瘀点，脉沉滑，嘱其可继用丸药，若无不适主诉可停用。

[按] 病态窦房结综合征因其表现不同可归属于中医学的"迟脉"、"结代脉"、"胸痹"、"晕厥"等证，主要以脉来较缓，一息三至或不足三至之"迟脉"(通常<50~60次/分)为特征。临床脉象以迟而无力居多，舌质以淡、舌苔以薄白、白滑及白腻为多，大多患者还有肢体发凉、喜暖恶风，及眩晕乏力、心悸气短、胸闷心痛等症。针对心、脾、肾阳虚的证候特点，采用温通心阳、温运脾阳、温补肾阳的法则治疗。陈教授秉以

保元汤、右归饮、麻黄附子细辛汤、真武汤、二仙汤为主化裁。麻黄附子细辛汤为《伤寒论》方,为兼顾少阴经与脏,用以温补心肾之阳之良方。此例患者虚寒征象比较典型,用温补方药,治疗阳气不足取得疗效。

12. 心力衰竭案(一)

患者,男,62岁。2002年3月17日初诊。

劳力性心前区闷痛5年,加重9个月,伴气促。在加拿大某医院行冠状动脉造影:左前降支第1分支发出后完全闭塞,左前降支开口85%狭窄,右冠中段80%～95%狭窄,建议行经皮冠状动脉介入治疗(PCI)。心脏超声:左心房、左心室扩大,左室前壁下壁节段性运动异常,左室射血分数(LVEF)51%,左室舒张功能受限;心电图:正常。现胸闷痛,气促怕冷,自汗出。舌质淡黯,有瘀斑,舌体胖,边有齿痕,苔薄白,脉细涩。

[辨证] 气虚血瘀。

[治法] 益气活血。

[处方] 加味保元汤加减。

红参3g(另煎兑入)　生黄芪40g　桂枝10g　炙甘草10g　防风10g　丹参30g　川芎10g　赤芍10g　益母草20g　瓜蒌15g　薤白15g　炒枣仁30g

前14剂为每日1剂,后14剂为隔日1剂,水煎服。

再诊,活动耐量明显增加,自汗减少,舌脉未见变化。初诊方去防风,加远志15g,隔日1剂,服用7个月。

三诊时,连续上三层楼无心绞痛及气促感。三诊方炼蜜为丸,每丸6g,每日3次,长期巩固调理。

[按] 从病人临床症状及客观检查来看,由于缺血导致的心力衰竭,既有收缩功能障碍,亦有舒张功能不全。以劳力型气促、胸痛为主症,"劳则气耗""不通则痛",结合舌脉,气虚血瘀辨证精当。药理学研究证实,保元汤能稳定急性心肌梗死(AMI)犬的每搏及每分冠状动脉灌流量,缩小AMI家兔心肌梗死范围,改善冠心病病人ST-T缺血改变,提高LVEF等。陈教授紧密联系病机辨证,构建益气活血治法,处以加味保元汤更加切中病情。

13. 心力衰竭案(二)

王某,女,41岁。2000年5月3日初诊。

胸闷、气短、尿少、水肿反复发作3年,加重伴恶心呕吐9天。3年前开始心悸明显,诊为风湿性心脏瓣膜病,心电图示房颤。近3年来胸闷、气短、尿少、水肿,舌淡黯,苔白滑,脉结代沉细。

[辨证] 心脾阳虚,水饮内停,兼夹瘀血。

[治法] 温阳利水,活血化瘀。

[处方] 苓桂术甘汤加味。

云茯苓20g 桂枝10g 白术10g 丹参15g 桃仁10g 炙甘草10g 葶苈子15g 苏子10g 姜半夏10g 砂仁10g 陈皮10g 佩兰15g 水煎服,每日1剂。

上方服3剂后,呕吐已止,恶心亦减,已有食欲,尿量增多,体重下降,气急改善。再进4剂,恶心亦除,余症状继续改善,乏力明显,坐起头晕,去葶苈子、半夏、陈皮、佩兰,加党参15g,黄芪30g,麦冬10g,五味子6g,以增益气养阴之力,再进10剂,胸片复查示肺瘀血显著改善。

[按] 本例为典型风湿性心脏瓣膜病(联合瓣膜病变),全心衰竭伴肝肾功能损害,据症状、体征、舌脉,心脾阳虚与水饮瘀血俱存,属本虚标实,且恶心呕吐、中焦痞满症状尤为突出,故陈教授在苓桂术甘汤的基础上加苏子、半夏、砂仁、陈皮、佩兰化湿止呕降逆,同时固护胃气。呕恶止,胃气实,则中西药物才能吸收奏效。陈教授运用化浊祛邪之品,中病即止,且适时加入党参、黄芪、麦冬、五味子,取生脉散之意,这也符合"温药和之"原则。

14. 心力衰竭案(三)

陈某,男,57岁。2000年12月3日初诊。

反复咳喘11年,近3周咳喘气短,尿少水肿不能平卧。既往数次住院诊断为肺源性心脏病、心力衰竭。3周前感冒诱发咳喘,痰多黏稠难咳,咳痰时痰中带血,血色鲜红,尿少,肢肿,心慌心悸,心下痞满,腹胀,不欲饮食,双下肢水肿,舌体胖大,边有齿痕,苔白腻,根部黄腻,脉结代而数,沉取无力。

[辨证] 脾肾阳虚,水饮泛滥,兼夹瘀血瘀热。

［治法］温阳利水，蠲饮活血，佐以清化。

［处方］真武汤加味。

黑附片 10g　桂枝 6g　茯苓 30g　赤芍 10g　白芍 15g　白术 10g　生石膏 15g　知母 10g　黄芩 10g　鱼腥草 15g　丹参 15g　杏仁 10g　生姜 6g　三七粉 1.5g（冲服，每日 3 次）　上方浓煎取汁 150ml，频服。

服药 4 剂，尿量显著增多，每日超过 2000ml，水肿消退明显，咳喘减轻，痰转稀易咳，痰中带血消失，心悸改善。前方去生石膏、知母，加入党参 15g，麦冬 10g，五味子 10g，猪苓 15g，琥珀末 1.5g（冲服）。再进 7 剂，基本不喘，偶咳白痰，能平卧，水肿消失，食欲改善，腹围减小，体重由 69kg 降至 58kg。动脉血气指标正常，表明心衰临床基本控制。

［按］本例为慢性肺源性心脏病急性发作，虽脾肾阳虚，与瘀血水饮并存，然肺之痰热亦盛，故陈教授在真武汤的基础上，重用生石膏、知母、黄芩、鱼腥草清热化痰，痰化热清，肺气宣发肃降有序，通调水道功能复常，水饮才可能有出路。真武汤无论其单味药还是复方研究，均证实其抗心衰作用是多方位的，如强心、利尿、增加心排血量、降低心脏前后负荷、抑制心脏重塑及心肌细胞凋亡、清除氧自由基等，临床上多用于肺心病引起的右心衰竭或全心衰竭的治疗。

15. 自发性心绞痛案（一）

温某，男，70 岁。1999 年 5 月 18 日初诊。

反复心前区疼痛 1 年余，加重 1 周。患者多于夜间睡眠或晨起时发作心前区疼痛，呈压榨性，每周发作 2～3 次，持续 5～8 分钟，伴头晕、胸闷、神疲乏力，舌淡黯、苔白滑，脉弦。既往有高血压病史 3 年。

［辨证］心阳亏虚，胸阳痹阻。

［治法］温通心阳，宣痹和脉。

［处方］瓜蒌薤白半夏汤加减。

黄芪 15g　桂枝 10g　巴戟天 15g　甘草 5g　瓜蒌 15g　薤白 30g　半夏 10g　丹参 15g　天麻 15g　水煎服，每日 1 剂。

服药 5 剂，夜间心绞痛发作消失，但仍于清晨醒后或起床时发作，舌淡黯，脉弦滑。考虑为肝气郁结、不能升发阳气，于上方加柴胡 15g，白芍15g,再进6剂,患者心痛未作。继服12剂巩固疗效。随访半年,患者心前区疼痛未再发作。

[按]以上为自发性心绞痛表现为阳虚寒凝症状,阳虚寒凝型常表现为胸痛剧烈,常在夜间或感受寒邪时发作,平素畏寒肢冷、体乏无力、胸闷气短、舌质紫黯、脉沉弦或弦紧等。陈教授认为,此病阳虚虽多以心阳虚、血脉凝滞为主,但其本则多源于元阳亏虚。肾阳亏虚、命门火弱,不能温煦心阳,寒邪侵其虚处,客其心脉,则引发心绞痛。主张以温阳益气散寒、活血通脉止痛法,尤其注重温补心肾之阳。临证处方,即使无肾阳虚症状,亦多加温补肾阳之品,善用甘温辛润药如淫羊藿、补骨脂、山茱萸、菟丝子、巴戟天等,配伍黄芪、桂枝、薤白等益气温阳,不主张用姜、附等辛热之品,以防辛燥耗散伤阴。常用保元汤加减,药用:人参6～10g(先煎兑入),生黄芪30g,桂枝8～10g,白芍30g,川芎10g,生甘草5g,淫羊藿15g,菟丝子15g。若症见畏寒肢冷、腰酸腿软、小便清长、舌淡胖、脉沉迟者,属肾阳亏虚为主,可加熟地黄、附子等以阴中求阳;若兼脘腹胀满、便溏、纳呆,属脾阳不足为主者,可加干姜、砂仁、香附以温运中州、理气化滞;若以胸闷为主、感寒诱发者,多为心阳不宣、气血凝滞,加瓜蒌,重用薤白、桂枝以通阳宣痹。心绞痛发作频繁、舌质紫黯或有瘀斑者,则用上方冲服复方血竭散(血竭、沉香、琥珀、冰片、三七、延胡索)治疗,以补虚理气、活血定痛。胃不和者,去血竭、琥珀;若为寒凝血脉、疼痛剧烈、唇甲灰黯或青紫、脉弦紧者,则加重附子、桂枝用量,同时配伍芳香温散之品。待凝寒散、结滞祛,再用甘温补益之法,缓图治本。

16. 自发性心绞痛案(二)

乌某,男,58岁。1998年2月10日初诊。

阵发性心前区闷痛半年。患者近半年来,每于凌晨或上午反复发作心前区闷痛,含服硝酸甘油可缓解,疼痛向左肩背部放射,伴头晕耳鸣、口干目涩、大便干,舌质黯、苔白,脉细弦。既往有高血压病史1年。

[辨证]肝肾阴虚,心脉瘀阻。

[治法]滋肾柔肝,活血舒脉。

[处方]一贯煎加减。

南北沙参各 10g　生地黄 10g　麦冬 10g　川楝子 10g　枸杞子 10g　延胡索 10g　旱莲草 10g　女贞子 10g　肉苁蓉 20g　水煎服,每日 1 剂。

服药 7 剂后,胸闷痛、目涩明显好转,但仍感头晕耳鸣,上方加菊花 10g,桑叶 10g,继服 12 剂,症状明显好转。随访半年,病情平稳。

[按] 自发性心绞痛反复发作,有阴虚见症者并不少见。寒凝、气滞、瘀血阻滞血脉,不通则痛;血脉失荣、筋脉挛缩,亦可发生疼痛。其阴虚失荣责之于脏腑,多在肾、肝、心三脏。阴血亏虚,一则心失濡养而痛;二则阴虚生内热,消烁津液,血脉艰涩而痛;三则筋脉失荣挛缩而痛。临床常表现为心烦不眠、五心烦热、潮热自汗或盗汗、舌红少苔或无苔、或舌有裂纹。心绞痛多在上午发作,或起床穿衣、洗漱时发作,常伴耳鸣目涩、头晕健忘、腰酸腿软等症状。治疗当滋肾养肝、柔肝解痉、活血舒脉。陈教授常用一贯煎加减,药用:生地黄 15g,沙参 20g,女贞子 12g,旱莲草 12g,麦冬 12g,当归 15g,白芍 30g,炒川楝子 6g,丹参 20g,桂枝 6g,生甘草 6g。若症见心悸、怔忡、心烦少寐属心阴虚为主者,改用天王补心丹加减,因情绪激动而诱发,兼见肝气郁结症状者,加柴胡、郁金、防风疏肝解郁、活血定痛;冠状动脉痉挛反复发作者,加龟甲、炙鳖甲、地龙、秦艽滋阴息风解痉,兼肝阳上亢者,加天麻、钩藤、桑叶、菊花平肝潜阳,瘀血症状明显者,加赤芍、桃仁、红花通脉止痛。

17. 心律失常案

徐某,女性,38 岁。2003 年 1 月 28 日初诊。

阵作性心慌、心悸 20 余年,加重半年。患者 20 余年来偶作心慌、心悸,平时心率 90 次/分左右,反复发作头痛,曾服生脉饮,心慌、心悸好转。既往有甲状腺腺瘤病史 2 年,左侧切除,未服用相关药物。舌黯红、边有瘀点及齿痕,脉细滑数。

[辨证] 阴虚肝旺。

[治法] 舒肝解郁,滋阴清热。

[处方] 丹栀逍遥散与甘麦大枣汤加减。

银柴胡 12g　杭白芍 10g　当归 10g　玄参 15g　牡丹皮 10g　黑山栀 10g　合欢皮 15g　酸枣仁 15g　知母 10g　浮小麦 10g　甘草

10g 珍珠母20g 水煎服,每日1剂。

2月18日二诊:纳差,舌脉同前。上方去珍珠母、山栀,加炒白术10g。

3月4日三诊:头痛好转,但睡眠不好,恶闻声响,心慌,腰痛,矢气臭秽,食纳可。查舌黯、苔白,脉细滑数,血压130/75mmHg,心率92次/分。仍予服1月28日方。

[按]逍遥散为陈教授治疗女性特别是更年期患者多系统复杂症状的喜用方剂。本方出自《太平惠民和剂局方》,功在舒肝解郁,健脾养血。与四逆散虽同为治疗肝脾不调,然四逆散重在疏肝,本方去枳实加用白术、茯苓、当归、薄荷、生姜等,在疏肝同时,加强健脾养血之功,用于治疗肝郁血虚脾弱之证。正如仲景于《金匮要略》所言:"见肝之病,知肝传脾,当先实脾",强调了本方治疗的理论意义。陈教授常用于治疗肝郁血虚脾弱的多系统疾患,特别是心血管、妇科疾病。对于肝郁日久,郁而化热者,加用丹皮、栀子组成丹栀逍遥散。丹皮以清血中伏火,炒山栀以清肝热、引热下行,共成养血健脾、舒肝清热之效。肝气郁滞较重者,加用郁金、香附、玫瑰花等,血虚明显者加用熟地、三七等。陈教授每遇妇女心悸眠差多加酸枣仁、知母、珍珠母等养心重镇安神。此案化裁选用的甘麦大枣汤,亦为陈教授治疗妇女之病的常用方剂。本方本用于治疗脏躁引起的悲伤欲哭、心中烦乱、夜眠不安,重用小麦味甘性凉养肝补心,除烦安神;甘草补气和中缓急,以资化源;大枣甘平健脾和营,养心安神,既助甘草缓急,养肝调和阴阳,又助甘草滋化源,诸药合用,心、肝、脾血充,五脏之阴旺,脏躁之症除。陈教授在临证时亦多加用百合、合欢皮滋阴除烦润燥,本例加用合欢皮以解郁安神活血,因患者郁滞较重,为防其滋腻过重,故而用之。陈教授临证清退虚热喜用银柴胡,银柴胡、柴胡为不同科属的植物,均有解热作用,银柴胡清退虚热,用于治疗阴虚有热,无升散之性,柴胡和解退热,用于治疗半表半里之热,有开散之性,且善疏肝解郁。

参 考 文 献

1. 张京春. 陈可冀学术思想及医案实录[M]. 北京:北京大学医学出版社,2007: 49～52,112～119,269～294
2. 张京春. 陈可冀院士治疗冠心病心绞痛学术思想与经验[J]. 中西医结合心脑血管病杂志,2005,3(7):634～636
3. 张京春. 陈可冀院士治疗冠心病心绞痛学术思想与经验(续完)[J]. 中西医结合心脑血管病杂志,2005,3(8):712～713
4. 马晓昌. 陈可冀教授治疗冠心病临床经验介绍——祛浊利湿与活血化瘀并重[J]. 中西医结合心脑血管病杂志,2005,3(5):441～442
5. 徐凤芹. 陈可冀治疗自发型心绞痛经验[J]. 中医杂志,2001,42(1):16～17
6. 张京春. 陈可冀治疗病态窦房结综合征经验[J]. 中医杂志,2006,47(3):179
7. 李立志. 陈可冀治疗充血性心力衰竭经验[J]. 中西医结合心脑血管病杂志,2006,4(2):136～138

(李晨钰)

沈绍功

沈绍功系中国中医科学院主任医师、博士研究生导师,全国第三批师带徒老中医,享受国务院政府特殊津贴。从事中医临床、科研工作40余载,学验俱丰,提出了"毒损心络"观、冠心病从痰论治、三步调经法等临床新思路,并因其临床对温胆汤的应用体会颇深,临床疗效显著,曾荣获"沈温胆"的雅号。

一、医论医话

1. 毒损心络,眩证乃成

中医没有高血压的病名,根据其临床表现,主要相当于中医的"眩证"。毒损心络是中医诊治高血压的新思路。毒为何物?在高血压来说主要是痰瘀浊毒在体内积累停留,不能通过络脉的渗注而排出体外。回首古训:朱震亨的"无痰不作眩",虞抟的"死血迷闭心窍"瘀血致眩说,对当前高血压的临证十分切中。

络脉附属于经脉系统,是由经脉横支别出的支系。经脉的功能主要通过络脉网络来实现。络脉是保障脏腑气血灌注、通畅气血津液输布的枢纽,是维持体内稳态的重要组成。其道细小,其布广泛,其支众多,其功重要,可以看做立体多能的网络系统。凡网络痹阻,气血津液运行不畅的一类病证,统称络病。络病的病机不外四端:络脉结滞的气郁、血滞;络脉蕴毒的痰瘀、湿浊;络脉空虚的不足、停瘀;以及络脉损伤的血溢、血结。

高血压病毒损心络观是高血压从络病学说诠释的新视点、新角度、新途径。首先,病机上的关联性。高血压常常起病隐匿,不少患者无症可见或在体检时方显血压升高,故病程较长,一般年老者体虚多见,年轻者痰浊为主,这种病机与络病的虚(络脉气血不足)和实(络中血瘀痰浊)实质上是相关联的。其次,证候上的相似性。高血压的证候学所见可概括为上盛下虚证。上盛者眩晕头重,口唇紫黯,舌下络脉青紫,舌质黯红,苔腻,脉滑;下虚者腰酸腿软,气短乏力。这些证候与络病表现极其相似。高血压经治不愈,其发展常常累及心、脑、肾、眼底等器官,而这些器官正是血液丰富、络脉汇集之处。高血压病的证候演变,大致经历2个阶段:初起以肝肾阴虚为主,表现为肝阳或肝风,与络脉空虚相似;继则痰瘀浊毒入络、阻络、损络,加重病情,变证丛生。再次,治法上的一致性。基于高血压毒损心络的新观点,其治法应当更新为"活络法",无论痰瘀同治,无论补气祛痰或补气化瘀,均与络病治则"疏通络脉,透达络毒"相一致。

高血压的西医解释在于微血管与微循环的病理性异常。微循环的结构与络脉极为相近。血管内皮细胞的凋亡破损及其功能失调,是高血压发生的主要病理生理基础。在实验研究中发现中医的"血瘀证"在客观指标上的变化有血流动力学和血液流变性的异常,微循环的障碍,内皮细胞的损伤,血小板功能的亢进以及凝血因子形成并激活,纤溶和抗纤溶系统的启动,红细胞变形性和凝聚性增强等,这些变化可以看做"毒损心络"的现代诠释。

基于"毒损心络"的新思路,沈教授等人以水蛭、莱菔子为主组成"络活胶囊"试治Ⅰ、Ⅱ期痰瘀互结证类的高血压,并与北京降压0号随机对照,降压显效率30.0%,总有效率85.0%,与对照组疗效相仿($P>0.05$),但对改善痰瘀互结证候却有明显差异($P<0.01$);络活胶囊还能改善患者血液流变性,降低血脂,提升血浆肾上腺髓质素水平,降低血浆组织因子途径抑制物水平,而且安全无毒。

综上可见,沈教授提出的高血压从毒损心络论治,既有理论依据,又有临床验证,是提高中医诊治高血压的新思路、新途径。

2. 胸痹之机,痰浊为要

沈教授认为,冠心病的发生主要与痰浊的关系十分密切。痰之所生,首先是饮食因素,饮食失常,常损伤脾胃而生痰,古人认为胸痹(冠心病)多因"聚津生痰","痰浊阻其间"而致。其次是体质因素,长期劳逸失度，血液往往处于"黏、浓、凝、聚"状态而形成痰浊体质。有资料表明，劳动锻炼程度与冠心病的发病呈反比关系。痰浊体质一般均为体重超标，而肥胖正是冠心病的危险因子。第三是心理因素，七情过极可致痰浊内生，此类患者常常急躁好动、喜怒无常（A型性格），其罹患冠心病的几率较之常人可增加2倍以上。第四是季节因素，多湿、多雨、多寒季节和地理环境均可致痰湿内生，冠心病的发病高峰往往出现在7月、8月、9月和阴雨天气。冠心病是由于血清甘油三酯、低密度脂蛋白和胆固醇增高，高密度脂蛋白降低，脂质沉积于血管壁内膜下，使内皮细胞损伤，内膜增厚、硬化，血管口径变窄而致，中医辨证属痰浊内蕴之冠心病患者正具有这种病理改变。

临床治疗可分为实证与虚证两种。

(1) 实证　临床常见痰瘀互结证，症见胸闷胀满，或胸部闷痛，头重肢困，口黏纳呆，形胖痰多，唇甲青紫，苔腻脉滑，或单见舌苔腻，脉弦滑。治宜祛痰化瘀、行气止痛，方药为温胆汤合桃红四物汤加减：全瓜蒌30g，薤白10g，竹茹10g，枳壳10g，茯苓10g，陈皮10g，石菖蒲10g，郁金10g，川芎10g，丹参10g，车前草30g，草决明30g，赤芍10g，红花10g。沈教授在临证中常选如下药组：宽胸理气用全瓜蒌、薤白；豁痰用石菖蒲、郁金；消导用鸡内金、生山楂；透窍用桔梗、蝉蜕；分利用车前草、石韦、白花蛇舌草、草决明、桃仁、野菊花、全当归；热痰苔黄用黄连、天竺黄、浙贝母；寒痰苔白用杏仁、法半夏、生姜；消有形痰用苏子、莱菔子、葶苈子；祛无形痰用茯苓、陈皮、炒苍术、生薏苡仁；心血瘀阻用泽兰、苏木、丹参、水蛭；寒凝气滞用蛇床子、炮姜、桂枝尖、乌药。对痰瘀内结者，沈教授亦提出相应治法：①祛痰浊、除苔腻序贯四法。第一步用竹茹、天竺黄、竹沥水；第二步用茵陈蒿（后下）、泽泻；第三步用海藻、昆布；第四步用生龙骨、生牡蛎、海蛤壳。临床常用祛痰药有竹茹、天竺黄、枳壳、全瓜蒌、薤白、制半夏、浙贝母、桔梗、海藻、昆布、莱菔子、石菖蒲、郁金、苍术、陈皮、茯苓、茵陈蒿、泽泻。②化瘀透络四步。第一步用川芎、丹参、丹皮；第二步用赤芍、红花、桃仁；第三步用三七粉、泽兰、苏木；第四步用地龙、水蛭、全虫。

(2) 虚证　临床常见气虚痰浊证，症见胸憋气短，胸痛隐隐，心悸乏力,眩晕肢软,纳谷不馨,舌质淡黯,苔薄腻,脉沉细。治宜补气祛痰,方药为香砂六君子汤合瓜蒌薤白白酒汤:生黄芪15g,炒白术10g,茯苓10g,陈皮10g,木香10g,石菖蒲10g,郁金10g,丹参30g,焦三仙30g,莱菔子10g,全瓜蒌30g,薤白10g。若心气亏虚、血糖不高者可用党参,经济条件许可者用西洋参、人参(另煎兑服),血糖高者用太子参、仙鹤草、扁豆衣;心阴不足者加银柴胡、知母、黄精;心阳不振者加鹿角霜、仙灵脾、桂枝;疼痛者加三七、琥珀、乳香、没药、乌药、血竭、蚕沙;胸憋者加葛根、野菊花、苏木、丹参;心悸者加川芎、石韦、党参、丹参、苦参、羌活;浮肿者加泽兰、白花蛇舌草、车前草、泽泻、桑白皮、生薏苡仁;痰盛者加莱菔子、竹叶、天竺黄、竹茹、生龙骨、生牡蛎、海蛤壳、海藻、牛蒡子、浙贝母;纳呆者加焦三仙、生鸡内金、木香、砂仁、大腹皮、连翘;失眠者加酸枣仁、夜交藤、生龙骨、知母、黄连、肉桂;舌紫者加赤芍、水蛭、全虫、红花、苏木、鸡血藤;苔腻者加茵陈蒿、泽泻、草决明、生山楂、清半夏、苍术;脉细者加生杜仲、枸杞、黄精、制首乌、灵芝、白术。中老年冠心病以肾亏痰阻为主,症见胸闷隐痛,腰膝酸软,心悸神疲,眩晕形寒,舌质淡胖,苔薄白,脉沉细。治宜补肾祛痰,方药为杞菊地黄汤加减:枸杞10g,野菊花10g,生地10g,黄精10g,菌灵芝10g,蛇床子10g,生杜仲10g,槲寄生10g,石菖蒲10g,郁金10g,全瓜蒌30g,薤白10g,桂枝10g,丹参30g。稳定期予西洋参、三七、生黄芪、茯苓、水蛭、瓜蒌、石菖蒲、郁金、浙贝母、黄连、肉桂、川芎、石韦、草决明、葛根为丸以巩固疗效。

另外沈教授认为,对冠心病患者除施以药疗外,还应重视调宜,并将其综合归纳为36字诀:稳定情绪,节制饮食,注意忌口,佐以食疗,戒烟减酒,提倡饮茶,适量运动,气功辅助,起居有常。患者的自我调宜也是冠心病防治不可或缺的关键环节。

3. 沈氏温胆,屡建奇功

沈绍功教授从事中医临床工作40余年,临证巧用"温胆汤"治疗心脑血管病、糖尿病、肠胃病、妇女病及肿瘤等属痰浊证者,屡屡取得疗效。

温胆汤始见于唐代孙思邈的《备急千金要方·胆腑》,其云:"治大病后虚烦不得眠,此胆寒故也。宜服温胆汤方。"《成方便读》曰:"且胆为甲木,其象应春,今胆虚即不能遂其生长发陈之令,于是土得木而达者,因木郁而不达矣;土不达则痰涎易生,痰为百病之母。"明确指出胆病生痰的原因。胆虚实指胆郁,失于疏泄,导致脾胃不能正常输布,运化水湿,聚而生痰。

全方以辛温为主,其"温"的含义有三个:一是旺盛激发胆的功能。正如方药中《谈辨证论治的基本精神》所说:"温胆即指胆在病因作用下而出现之功能减退、作用失职时,使之得到旺盛或激发,从而恢复正常作用的一种治疗方法。"胆为中清之腑,内储精汁,决断出焉,主生发疏泄。二是顺其胆性。正如秦伯未《谦斋医学讲稿》所说:"本方称为温胆,是根据胆的性质,以期达到升发的作用,与温脾、温肾等温字意义完全不同。"此处"温"字取其温通、温顺畅达之义。三是能系胆之温气。如《医方集解》之"其以温胆名汤者,以胆欲不寒不燥常温为候耳。"原方温热药用半夏、陈皮、生姜、甘草4味合十两,寒凉药竹茹、枳壳两味合四两。从宋代陈无言的《三因极一病证方论》开始,减少了生姜用量二两,增入云苓一两半,后人又入大枣1~2枚,组成温胆汤(竹茹6~9g,枳壳6g,法夏9g,云苓15g,陈皮9g,甘草3g,生姜3片,大枣5枚),至明代张景岳所著《景岳全书》主治"气郁生涎",延至清代张秉成的《成方便读》为主治"胆虚痰扰",而成为著名的治痰方剂。

后世医家对温胆汤多有加减化裁,主要有四首:宋代严用和《济生方》加胆星、党参、菖蒲名"涤痰汤",益气祛痰,化浊开窍,主治痰迷心窍。明代王肯堂《证治准绳》加枣仁、熟地、人参、五味子名"十味温胆汤",治疗心虚胆怯,心悸不眠,肢肿。清代陆延龄《六因条辨》加黄连名"黄连温胆汤",清热力量加大,主治痰热内扰。清代俞根初《通俗伤寒论》加青蒿、黄芩、碧玉散名"蒿芩清胆汤",清胆利湿和胃。全方寒热并用、辛苦兼施、酸甘相配,清热而不寒,辛温而不热,化痰而不燥,健脾而不腻。其药方性平气和,由原方的温复胆气而扩大为温顺胆气,和胃化痰,清静胆腑;由原方的主治虚烦不得眠扩大为治痰证的主方,解除木郁土壅,痰浊内生证。

临床应用温胆汤需抓住口黏、胸满、纳呆、心悸、苔腻、脉滑的辨证要点。沈教授强调:"但见苔腻一证便是,其余不必悉具。"温胆汤以竹茹为君药,清化痰热。化痰必须行气,气行痰自化,故用枳壳。脾为生痰之源,云苓健脾,陈皮和胃,亦为主药。至于方中的半夏之燥,甘草之甜,生姜之温,大枣之腻均于痰浊,特别是对痰热不利,故均不用。沈教授将温胆汤方改变为竹茹10g,枳壳10g,云苓10g,陈皮10g。临证时在原方基础上变化如下:①热痰加炒葶苈子10g,黄芩10g,胆星10g。②寒痰加白芥子10g,桂枝10g。③顽痰加生龙牡各30g,海蛤壳30g。④癫痫加钩藤15g,菖蒲10g,郁金10g,海参肠30g。⑤精神分裂症加大黄10g,青礞石30g。⑥神经官能症加菖蒲10g,郁金10g。⑦更年期综合征加生苡仁15g,泽兰10g,蛇床子10g,生龙牡各30g。⑧甲亢加海藻15g,山慈菇10g,夏枯草30g,海蛤壳30g。⑨低热加银柴胡10g,青蒿10g(后下),车前草30g。⑩眩晕加菊花10g,川芎10g,蝉衣5g,阿胶珠10g。⑪胃肠症加木香10g,内金30g,焦三仙30g,莱菔子10g。⑫尿毒症加白花蛇舌草30g,泽兰10g,泽泻10g,益母草10g,丹参30g。⑬高血压加钩藤15g(后下),川芎10g,海藻10g,莱菔子10g,菊花10g,珍珠母30g。⑭冠心病加野菊花10g,葛根10g,苏木10g,赤芍10g,丹参30g。

如沈教授曾治一患者刘某,男,52岁,主诉:心前区时有闷痛1年余。经某医院诊断为"冠心病心绞痛"。曾服用硝酸甘油、复方丹参滴丸等疼痛缓解。近来因搬家劳累心绞痛发作频繁,服上药不能缓解,伴胸闷气短,心前区疼痛放射至后背部,头重眩晕,口黏痰多,纳差,眠可,二便尚调,舌质红有瘀斑,苔薄黄腻,脉弦滑。查体:形体肥胖,血压140/90mmHg,心电图示:$V_4 \sim V_6$ ST-T改变。诊断:胸痹(冠心病心绞痛)。辨证:痰瘀互结,痹阻心脉证。治则:祛痰活血,行气止痛。方药以温胆汤合瓜蒌薤白白酒汤:竹茹10g,枳壳10g,云苓10g,陈皮10g,菖蒲10g,郁金10g,瓜蒌30g,薤白10g,川芎10g,丹参30g,生苡仁10g,车前草30g。上方连服14剂,诸症俱平。

治疗冠心病心绞痛一般多用活血化瘀止痛之法,然本例患者素体肥胖,痰多口黏纳呆苔腻,一派痰湿之象,故用温胆汤寒热并用,辛苦兼施,共祛痰浊,而不用甘草、生姜、大枣,恐滋腻碍胃,以防恋湿。痰瘀往往互结，本例心悸、气短、舌质红有瘀斑，故少佐川芎、丹参以活血化瘀。全瓜蒌、薤白清热化痰，宽胸理气，为治疗冠心病心绞痛痰浊闭阻证之要药。石菖蒲、郁金理气豁痰开胃，生苡仁健脾渗湿以杜生痰之源。车前草分利小便，给痰邪以出路。全方共奏祛痰活血、行气止痛之功。组方严谨，味少力专，故收到了很好的效果。

沈教授杂病从痰论治具有丰富的理论和经验，形成了具有独特风格的温胆汤加减系列，临床若辨证准确，痰浊闭阻证用之必验，且疗效稳定而突出。

4. 临床治疗，重视辨证

沈绍功教授从事中医临床40余年，疗效显著，与其重视临床辨证论治的准确性密切相关。

如沈教授治疗鼻黑斑，强调"治外必治内，治内能除根"。由于患者多心情抑郁，精神压力较大，常由肝郁气滞，气机不畅，血脉瘀滞，精气不能上荣于面而致，治疗应疏肝解郁，活血化瘀，用《太平惠民和剂局方》逍遥散为主方。随证加减：若口苦咽干，大便秘结者，加生栀子、牡丹皮、白菊花；月经不调者，加女贞子、香附、益母草；斑色深褐而面色晦暗者，加桃仁、红花、泽兰。肝肾不足，阴虚火旺，肾色上泛于颜面而致，治疗应滋补肝肾，清降虚火，用《医方考》知柏地黄汤为主方。随证加减：气血虚弱加生黄芪、党参、当归、鸡血藤；失眠多梦加生龙骨、生牡蛎；褐斑日久色深加丹参、白僵蚕。同时配合外敷祛斑奶：大豆汁60g，冬瓜汁60g，绿豆粉30g，薏苡仁30g，珍珠粉5g，桃花蕾30g，和匀，每天外涂1~2次，以增强疗效。

如临床治疗一患者，女，35岁，2004年5月15日初诊（立夏）。患者半年前因精神受到刺激，面额部出现黄褐斑片，对称如蝴蝶状，后色斑逐渐增多，累及额和眼眶周围，边缘清楚，颜色加深，曾用各种祛斑霜、口服多种维生素未效。症见：颜面部鼻黑斑明显，伴两胁胀痛，急躁易怒，神疲食少，经前乳胀，经行不畅，经量时多时少。舌黯红，有瘀斑，苔薄黄，脉弦涩。诊断为鼻黑斑。证属肝郁气滞，瘀血阻络证。治以疏肝解郁，活血化瘀，宗《太平惠民和剂局方》逍遥散出入。柴胡10g，当归10g，赤芍10g，茯苓10g，香附10g，石菖蒲10g，郁金10g，川芎10g，川楝子10g,延胡索10g,陈皮10g,丹参30g,益母草10g,薄荷10g,生山楂15g,草决明30g,每日1剂,水煎分2次服。连服14剂,两胁胀痛明显减轻,情绪转佳,颜面部黧黑斑变化不大,肝气得舒,饮食欠佳,前方减川楝子、延胡索,加莱菔子、焦三仙,健脾和胃,再服14剂。三诊时经行第二天,经前乳胀明显减轻,经行顺畅,经量较前增多,黄褐斑逐渐变淡,面色较润,前方续服14剂后,改为每天服1剂,黧黑斑清淡,已不明显,余症消失。嘱患者调整情绪,继续服药,巩固疗效,未见复诊。

按:黧黑斑与雌激素和黄体酮分泌过多有关,是表皮中色素过度沉着引起的色素增生性皮肤病。本患者是由于情志失调,肝气郁结,气机不畅,血脉瘀滞而致。用逍遥散加减治疗甚为贴切,柴胡、郁金、香附疏肝解郁;川楝子、延胡索行气止痛;川芎、赤芍化瘀通络;丹参、益母草活血调经;茯苓、陈皮、莱菔子、焦三仙、生山楂健脾消食,增强运化之力,既能实土以御木侮,且使营血生化有源;薄荷为引经药,能疏散郁遏之气,透达肝经郁热;莱菔子、草决明润肠通便之功明显,腑行通畅,疗效提高。诸药合用,使肝郁得疏,经血得调,瘀滞得去,褐斑得消。

再如沈教授治疗痛证,每试必验,其对痛证临床辨证如下。

(1)按性质分为虚实两类　①虚证疼痛:以隐痛多见,分气虚和阴虚两类。气虚隐痛伴气短乏力,苔白质淡,脉象细弱。由于气帅虚衰,鼓动不足,血运缓慢而不通则痛。治当补益中焦脾气,兼顾血运。主药:生黄芪、炒白术、云苓、陈皮、赤白芍、炙甘草。阴虚隐痛伴五心烦热,苔净质红,脉象细数。由于营阴亏损,血行贫乏而不通则痛。治当补益下焦肾水,兼滋营阴。主药:生地黄、黄精、山药、泽兰、川楝子、延胡索。②实证疼痛:以胀痛多见,分肝郁、痰浊、食阻三类。肝郁胀痛兼见胁满太息,苔黄质红,脉象弦紧。由于肝气郁结,气滞血瘀而不通则痛,治宜疏肝开郁为先。主药:肝郁用柴胡、香附、丹皮、川芎。痰浊胀痛兼见口黏憋闷,苔腻脉滑。由于痰浊内阻,气机不畅而不通则痛。治宜祛痰降浊为先。主药:竹茹、枳壳、云苓、陈皮、石菖蒲、郁金。食阻胀痛兼见纳呆嗳腐,苔厚脉滑。由于食阻中焦,运化不畅而不通则痛。治宜消导畅中为先。主药:焦山楂、焦神曲、鸡内金、木香、陈皮、连翘。此外刺痛以瘀血多见,兼有全身血瘀证,如紫绀,毛发干枯,肌肤甲错及离经溢血证,血紫有块,舌紫斑,脉细涩。治当活血化瘀,通则不痛。主药:丹参、当归、赤芍、郁金、地龙、水蛭。绞痛除气滞血瘀外,还可由寒凝诱发,此时痛而喜暖畏寒,面色㿠白,四肢欠温,苔白质淡紫,脉象沉迟。治重温通散寒。主药:高良姜、炮姜、鹿角霜、桂枝(肉桂)、乌药、细辛、制川草乌。

(2)根据疼痛部位分为七类 ①头痛:分风邪、肝阳、痰蒙和气虚四类。风邪头痛以全头胀痛为主,伴发热,咳痰,咽痛苦楚。分为风寒(苔薄白,脉浮紧),宜祛风散寒。主药:荆芥穗、防风、川芎、白芷、桂枝、白芍、细辛;风热(苔薄黄,脉浮数),宜祛风清热,主药:连翘、菊花、薄荷、蝉衣、桑白皮、葛根。肝阳头痛以两颞跳痛为主,伴胁满易怒,口苦尿黄,苔薄黄舌质红,脉弦细数。治重平肝潜阳。主药:天麻、菊花、草决明、珍珠母、生石决明、栀子、川楝子。痰蒙头痛以头顶重痛为主,伴胸憋形胖,口黏纳呆,苔黄腻,脉弦滑。治重豁痰开窍。主药:胆南星、天竺黄、川芎、莱菔子、石菖蒲、郁金、枳壳、生薏苡仁、车前草。气虚头痛以全头空痛为主,伴气短乏力,苔薄白舌质淡,脉细弱。治重升清降浊。主药:党参、黄精、升麻、当归、延胡索、葛根。②目痛:以肝火多见,兼有口苦目赤,尿色深,便秘,易怒心烦,苔黄质红,脉象弦数。治当清肝泻火。主药:夏枯草、生栀子、草决明、野菊花、制大黄、车前草。③齿痛:分胃火和肾虚两类。胃火齿痛,痛剧龈肿,伴消谷善饥,口干引饮,苔薄黄,舌质红,脉弦滑。治当清胃泻火。主药:生石膏、知母、生薏苡仁、升麻、川牛膝;肾虚齿痛,隐隐作痛,伴耳鸣腰酸,苔薄黄,质淡红,脉沉细。治应滋肾降火。主药:生地黄、黄柏、玄参、怀牛膝、丹皮、徐长卿。④咽痛:分风热、虚火两类。风热咽痛,肿痛明显,喉如物梗,影响吞咽,甚则寒热交作,苔薄黄,脉浮数。治宜疏风清热。主药:连翘、金银花、生甘草、蝉衣、僵蚕、露蜂房、野菊花、苏梗。虚火咽痛,隐痛为主,朝轻暮重,五心烦热,腰酸失眠,苔净质红,脉象细数。治宜滋阴降火。主药:生地黄、麦冬、黄连、肉桂、马勃。⑤胁痛:分胸阳、肝郁两类。胸阳痹阻,遇冷加重,时痛而彻背,四肢不温,苔白质淡,脉弦细而迟。治当温通胸阳。主药:生黄芪、桂枝、全瓜蒌、薤白、川芎、香附。肝气郁结,痛而气滞,恼怒发作,流窜不定,心烦嗳气,苔黄质红,脉象弦紧,治当疏泄肝郁。主药:柴胡、枳壳、赤芍、白芍、川楝子、延胡索、金钱草、丹皮。⑥脘痛:分寒积、气滞、痰食、中虚四类。寒积痛系脾胃素寒,复感寒邪或恣食生冷,以致脾阳不振,寒凝不运而绵绵作痛,得温则减,食少喜热,苔薄白,脉弦迟。治当温通散寒。主药:高良姜、香附、乌药、木香、蔻仁、小茴香、云南白药(冲)。气滞痛系肝气横逆,气机不舒而胀痛时作,郁怒加重,痛引两胁,食少吞酸,苔薄腻,脉弦紧。治当疏肝和胃。主药:柴胡、枳壳、炒橘核、青皮、川楝子、延胡索、当归、白芍。痰食痛系痰热食阻中焦,腑气不通而憋闷作痛,纳呆便臭,呕吐涎沫,苔厚腻,脉弦滑。治当消导通腑。主药:莱菔子、枳壳、焦三仙、制大黄、蒲公英、全瓜蒌、草决明。中虚痛系脾胃虚弱,无力健运,隐痛时作,按之可舒,食欲不振,肢倦乏力,苔薄质淡,脉象细弱。治当补气健脾。主药:生黄芪、桂枝、白芍、炒白术、炙甘草、生杜仲、陈皮。⑦腰痛:分肾虚和风湿两类。肾虚腰痛系真元亏损,筋脉失养而酸痛绵绵,形寒滑泄,苔薄白质淡胖,脉细尺弱。治宜补肾通络。主药:鹿角霜、桂枝、生地黄、山药、鸡血藤、老鹳草、川断、生杜仲、桑寄生。风湿腰痛系感受风湿,经气阻滞而重痛拘急,转侧加重,影响步履,变天诱发,苔白腻,脉弦滑。治宜祛湿通络。主药:生薏苡仁、地龙、防风、防己、陈皮、鸡血藤、伸筋草、豨莶草、木瓜。临证时根据疼痛性质、部位、病种分类组合,辨证准确,疗效显著。

由此可见,沈教授临床治疗,重视辨证,同一疾病,根据所属不同的证型,给予不同治疗方案,辨证准确,故疗效突出。

二、医案荟萃

1. 冠心病心绞痛案(一)

步某,54岁。2001年11月30日初诊。

胸闷、心前区隐痛2年,查心电图显示:ST段V_3~V_5下移0.05mV,经扩冠、止痛等西药对症治疗,效果不佳,故前来门诊就治。刻下症:胸闷胸痛,心悸易惊,劳累时更甚,入睡困难,夜眠梦多,大便溏薄,日行1~2次。舌质黯红,边有瘀斑,苔薄黄,舌下脉络曲张,脉弦细。心率72~84次/分,心律不齐,偶有早搏,1~2次/分,心音低钝。生化检查:甘油三酯2.1mmol/L。

[辨证]心络瘀阻,神失所舍。

[治法]活血化瘀,通络宁神。

[处方]桃红四物汤合交泰丸加减。

桃仁10g 红花10g 赤芍10g 川芎10g 丹参30g 石韦10g 苏木10g 云苓10g 陈皮10g 黄连10g 肉桂3g 生地10g 当归10g 石菖蒲10g 郁金10g 全瓜蒌30g 车前草30g 生山楂10g

水煎服,每日1剂。

二诊:连服7剂后,自觉胸闷胸痛及心悸失眠明显减轻,夜间偶有汗出,曾突发脑部缺血1次,自感脑部一片空白。大便质稀,舌质黯红,苔薄黄腻,脉沉细。瘀热减轻,痰浊乃显,上方加茵陈蒿、生牡蛎、生苡仁、木香清热祛痰,引邪外出。

三诊:连服1个月后复诊。偶有心悸,早搏1次/分,腰酸耳鸣,入睡困难,食欲增加,大便转调,晨起眼睑浮肿,舌质红,苔薄黄,脉沉细。脾运健旺,升清降浊之功正常,肾气不足之证出现,法随证变,改用杞菊地黄汤加减,投生地、黄精、杞果滋补肝肾;加生杜仲、桑寄生、川断阳中求阴;夜交藤、炒枣仁养血安神;葛根、桑白皮、云苓、车前草升清降浊。

四诊:连服14剂,早搏消失,头晕已除,睡眠转佳,本周偶发心悸1次,双下肢发酸,舌质黯红,苔薄黄,脉沉细,为气虚之象,故加入生黄芪、当归、党参、丹参益气活血,苦参清热,增加抗心律失常之力。配服正心泰胶囊,每次4粒,每日2次。加减服用1年余,患者病情稳定,冬季时心绞痛偶有发作。查心电图大致正常,血脂恢复正常,嘱其将效方做成丸药常服,近3年来未曾发作,生活正常。

[按]目前治疗冠心病多以活血化瘀为主,但沈教授认为应用此法当中病即止。切忌使用时间过长,否则耗气伤正,疗效受限,得不偿失。况且冠心病心绞痛患者,单纯瘀血证者很少,临证时往往几种病理因素兼杂。此案以瘀血证为主,夹有痰浊。心脉瘀阻,不通则痛,故胸闷,心前区隐痛;气血郁滞,心神失养,则心悸,入睡困难,夜眠梦多;母病及子,火运不及,脾失温煦,则大便稀薄;舌质黯红,边有瘀斑,系心血瘀阻之象。其病位在心脾,证属心脉瘀阻,心神失养。治疗初期应以活血化瘀为主,但慎用破血之品,佐以祛痰利湿之药;瘀血证减轻时,治法应以

祛痰为主,痰瘀同治,给邪以出路。脾胃为生痰之源,方中应加入健运脾胃之药,如云苓、陈皮;桃仁、红花、丹参、葛根、苏木活血化瘀,通络止痛,为治心绞痛要药;但活血化瘀药久服必伤心气,适加益气宁心的生芪、当归、党参、枣仁防其伤正;石韦、苦参、葛根抗心律失常,药理作用研究发现可纠正各种原因引起的心律失常。沈教授认为加入这些药同辨证并不矛盾,但可提高临床疗效。生牡蛎、茵陈祛痰利湿;桑白皮泻肺利水,驱除痰之上源;全瓜蒌、车前草清热祛痰,通利二便,给邪以出路。因患者食欲不振,大便溏薄,夜寐梦多,故加生杜仲、桑寄生、交泰丸补水生土,交通心肾,引火归源。稳定期调补肾之阴阳,防其复发,并以丸药善后收功。

2. 冠心病心绞痛案(二)

褚某,52岁。2001年9月7日初诊。

胸闷胸痛4~5年,在西医院查心电图示:T波倒置,ST段下移。确诊为冠心病心绞痛。近1个月来自感胸闷胸痛频作,每日发作2~3次,每次持续5~6分钟,心前区有重物堵压之感,饱食后诸症加重,纳谷不香,双下肢浮肿。既往曾患胆结石3年。舌质紫黯,苔薄白腻,脉象细滑,血压140/80mmHg,面色晦暗,形体肥胖,莫菲征阳性。

[辨证]痰浊痹阻,痰瘀互结。

[治法]清热祛痰,宽胸理气。

[处方]温胆汤合瓜蒌薤白白酒汤加减。

竹茹10g 枳壳10g 云苓10g 陈皮10g 石菖蒲10g 郁金10g 全瓜蒌30g 薤白10g 川芎10g 苏木10g 野菊花10g 丹参30g 赤芍10g 丹皮10g 车前草30g 葛根10g 水煎服,每日1剂。

二诊:连服14剂后,自感心前区重物堵压感缓解。因情绪不舒而致血压升高,150/90mmHg,苔薄腻。治疗改用平肝潜阳、祛痰利湿之法,选用沈教授经验方祛痰平肝汤合瓜蒌薤白白酒汤。

钩藤15g(后下) 泽泻10g 莱菔子10g 川芎10g 丹参30g 川楝子10g 元胡10g 石菖蒲10g 郁金10g 全瓜蒌30g 薤白10g 连翘10g 葛根10g 白菊花10g 车前草30g

正心泰胶囊,每次 4 粒,每日 2 次。

14 剂,水煎服,每日 1 剂。

三诊:服用半个月后血压复常,为 120/80mmHg,偶感心前区窒塞憋闷,疼痛牵掣至后背,遇急躁刺激则加重,纳可,舌淡黯,苔黄腻,脉细弦。上方去钩藤、泽泻,以温胆汤加野菊花、丹皮、栀子、金银花清泄肝热。加减连服 3 个月后偶有胸闷气短、后背疼痛、胃脘部胀痛,舌淡红,苔薄黄,脉弦细。痰瘀之邪渐除,故停用汤药,改服正心泰胶囊,每次 4 粒,每日 2 次,服用 3 个月,2 年后随诊,查心电图大致正常,患者生活如常。

[按] 痰浊盘踞,胸阳不展,可见胸闷且痛,心前区有重物堵压感。痰湿困脾,纳谷不香;脾失健运,水湿内停,下肢浮肿;饱食后气机运行受阻,故感诸症加重。面色晦暗,形体肥胖,均为痰瘀之症。本案辨证其病位在心,证属痰浊痹阻,痰瘀互结证。沈教授认为胸痹病胸闷苔腻者系痰浊闭塞之证,退苔腻乃取效之本,治疗时,祛痰为主,兼以化瘀,即痰瘀同治。此案投"温胆汤合瓜蒌薤白白酒汤"祛除胸膈之痰浊,宽胸理气止痛。痰浊易热化,故加野菊花、全瓜蒌清热祛痰;薤白通阳散结,利气宽胸,善治胸痛彻背,因其活性成分只溶于乙醇,不溶于水,故投薤白止心痛,务用酒做引子共同浸泡;因痰瘀易致互结,加苏木活血化瘀、温通止痛,为治疗心痛要药;痰浊阻滞,血脉运行缓慢,加川芎、赤芍、丹皮、葛根加强活血通脉之力;车前草驱邪外出,给痰浊以出路。后因患者情绪不舒,痰浊扰动,上蒙清窍,血压升高,故投沈教授经验方祛痰平肝汤,其中钩藤、泽泻、莱菔子祛痰利湿,引热下行,川芎透窍上行,配下行之品调理升降气机。如低压偏高,苔腻较重则用海藻软坚祛痰,再辅以疏肝理气之柴胡、川楝子、元胡调畅气机;石韦、金钱草、栀子清热疏肝,利湿驱邪;生山楂、生牡蛎软坚散结,健脾和胃。全方共奏清热祛痰、宽胸理气、健脾和胃之功。

中老年冠心病患者常见肾亏不足表现,目前市售心脏病中成药惟有正心泰胶囊含槲寄生,可调补肾之阴阳,最为适宜,故沈教授治中老年冠心病常以此药善后收功。

3. 心律失常案（一）

郭某，女，25 岁。2001 年 11 月 16 日初诊。

阵发性心悸 3 年。心电图示：窦性心律不齐，频发室性早搏。服用"乙胺碘呋酮"、"心得安"等药，心悸未见缓解。后服用中成药"天王补心丹"、"逍遥丸"等未果，劳累及情绪不佳时，心悸频作。经人介绍，前来求治。现感阵发性心悸气短，胸闷不舒，恶心欲呕，头晕眼花，纳谷不香，心烦易怒，大便秘结。舌黯红，苔黄腻，脉细滑，血压 90/60mmHg。心率 66～84 次/分，早搏 4～5 次/分，心音低钝。面色苍白，口唇色暗，形态偏瘦。

［辨证］气虚血滞，痰浊内停。

［治法］益气活血，祛痰利湿。

［处方］三参饮。

党参 10g　丹参 30g　苦参 10g　生芪 15g　石菖蒲 10g　郁金 10g　蒲公英 10g　连翘 10g　全瓜蒌 30g　野菊花 10g　川芎 10g　石韦 10g　莱菔子 10g　生牡蛎 30g　焦三仙 30g　水煎服，每日 1 剂。

二诊：连服 30 剂后，自感心悸、头晕明显缓解，早搏已消失，口唇周围出现暗红色痤疮。本周因饮食不慎，腹泻如水，呕吐 1 天，服用黄连素 3 天后缓解。现仍胃脘胀满，胃凉，得温痛减，食后胃痛，呃逆欲呕，颜面浮肿，双手肿胀。舌黯红，苔黄腻，脉沉细。气虚血滞缓解，痰浊内停明显，改用和胃降浊、祛痰利湿的温胆汤。

竹茹 10g　枳壳 10g　云苓 10g　陈皮 10g　石菖蒲 10g　郁金 10g　败酱草 30g　丹参 30g　川楝子 10g　元胡 10g　生牡蛎 30g　香附 10g　高良姜 10g　木香 10g　车前草 30g　焦三仙 30g　水煎服，每日 1 剂。

三诊：连服 1 个月后，胃脘胀满疼痛消失，双手浮肿减轻，面部痤疮消退，坐车后偶感心悸，夜眠梦多。舌淡黯，苔薄白，脉沉细。实邪已除，虚证显现，改用调肾的杞菊地黄汤加减。

枸杞子 10g　野菊花 10g　生地黄 10g　当归 10g　泽泻 10g　山药 10g　丹皮 10g　石菖蒲 10g　郁金 10g　生杜仲 10g　桑寄生 10g　焦三仙 30g　车前草 30g　夜交藤 30g　炒枣仁 10g　水煎服，每日

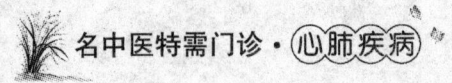

1剂。

四诊:续投1个月后症状消失,无明显不适,已恢复正常工作。心电图复查大致正常。嘱其服用正心泰胶囊,每次4粒,每日2次;杞菊地黄胶囊,每次5粒,每日2次。

[按]面色苍白,心悸气短,胸闷不舒,为心气不足,心失所养之征;气虚则胃纳失司,而食纳不佳;清气不升,则头晕眼花,浊气不降,痰湿中阻可见恶心欲呕;痰湿内蕴,郁而化热,而致心烦易怒,大便秘结;舌黯红,苔黄腻,脉细滑为气虚血瘀、痰浊内阻之象。故本案辨证其病位在心胃,证属气虚血滞,痰浊内停。止心悸沈教授善投经验方三参饮,取其益气活血、祛痰利湿之效。党参益气健脾,丹参活血化瘀,苦参祛痰泻火。《本草经百种录》载有"苦参专治心经之火",三药之功正合本案。为增补气之力,加生芪益气健脾;为佐清心利尿之功,加蒲公英、连翘、野菊花、石韦。川芎为引经药,与石韦配合升降气机,又是止悸的药对。全瓜蒌、莱菔子清热祛痰,通利大便,驱邪外出。患者服药期间因饮食不慎,而致急性胃肠炎,应急则治其标,调理胃肠,健脾利湿,改用温胆汤加良附丸,温胃散寒,健脾利湿,利小便实大便。针对痤疮,沈教授常投败酱草、丹参和血解毒。恢复期,调节肾之阴阳,善用杞菊地黄汤加减,再以丸药巩固疗效。

本案早搏虚实夹杂,虚者心气不足,实者痰瘀互结,其治以补益心气为主,辅以祛痰化瘀。三参饮是沈教授特殊组方,补气重用生芪15g,且能排毒;祛痰投全瓜蒌、生牡蛎;化瘀用川芎配石韦,也是沈教授止悸要药。恢复期调肾,巩固期丸药缓图,系沈教授治疗疑难症的一贯宗旨。3年频发室早,调治得当,得以控制。

4. 心律失常案(二)

王某,女,62岁。2001年9月28日初诊。

胸闷气短4~5年,间断服用"心痛定"、"硝酸甘油"、"肠溶阿司匹林"等药未见明显缓解。近1个月来,胸闷气短加重,四肢乏力,食纳不香,夜寐欠佳,阵发心悸,活动后诸症加重,双下肢浮肿,遂来诊。既往有高血压病史10余年。舌淡白,苔薄黄,脉沉细,血压140/90mmHg,心率66次/分,早搏4~5次/分,第一心音亢进,心电图示:频发室性早搏,左室高电压。形体肥胖,面色萎黄,步态蹒跚,双下肢可凹性浮肿。

[辨证]气虚血弱,心脉失养。

[治法]补益气血,祛痰化瘀。

[处方]当归补血汤加味。

生芪15g　当归10g　泽泻10g　何首乌10g　野菊10g　石菖蒲10g　郁金10g　生杜仲10g　桑寄生10g　生山楂15g　全瓜蒌30g　薤白10g　丹参30g　仙鹤草10g　炒白术10g　水煎服,每日1剂。

正心泰胶囊,每次4粒,每日2次。

二诊:连服14剂,胸闷憋气减轻,双下肢浮肿已退,血压下降为120/70mmHg,本周来因劳累血压偶有波动,有时可达100/110mmHg,偶感头晕眼花,腰膝凌软,舌黯红,苔薄黄,脉沉细。此乃水不涵木之象,治则再佐滋补肝肾、重镇潜阳之品,合用杞菊地黄汤加减。

枸杞子10g　野菊10g　生地10g　生杜仲10g　桑寄生10g　丹参30g　珍珠母30g　川楝子10g　元胡10g　全瓜蒌30g　石菖蒲10g　郁金10g　钩藤15g(后下)　泽泻10g　生芪15g　当归10g　水煎服,每日1剂。

脑立清胶囊,每次3粒,每日3次。

三诊:上方连服1个月后,偶有胸闷气短,失眠,血压降为120/80mmHg,舌黯红,苔薄黄,脉沉细。上方去钩藤、泽泻,加夜交藤、全瓜蒌、薤白、石韦、川芎。改为每晚服1煎,1个月后胸闷、心痛及失眠已除,水不涵木之象缓解,服安脑丸,每次1粒,每日2次和杞菊地黄胶囊巩固疗效,连用2个月,生活如常。复查心电图,大致正常。

[按]患者年过花甲,气血不足,劳则气血亏耗更甚,故胸闷气短,活动后诸症加重。脾气不足,运化无力,则食纳不香;脾主肌肉四肢,故见四肢乏力;脾虚水泛,水湿代谢失司,双下肢浮肿;血不养神,夜寐欠佳。舌淡白,苔薄黄,脉沉细均为气血不足之象,故本案辨证其病位在心脾,证属气虚血弱,心脉失养。治疗时应补气养血为先,首选当归补血汤,气为血帅,血为气母,补气以生芪、仙鹤草、炒白术为主,兼补血用当归、何首乌;沈教授认为脾肾同根,故方中加入调肾之药如生杜仲、桑寄生、何首乌。肥人多痰,应佐以祛痰之品,如全瓜蒌、薤白、石菖蒲清

热祛痰,理气宽胸。郁金、丹参、生山楂活血化瘀,理气止痛。治疗后,气血不足之证减轻,肝肾阴虚之证显现,故加用杞菊地黄汤化裁,佐以清泄肝热、疏泻痰浊之药如钩藤、泽泻,重镇安神之珍珠母。稳定期,汤药用量减半,并以丸药收功。

本案早搏以虚证为主,乃气血衰弱、肾水不足为患,故其治重在补气、养血和滋肾,妙处在于仙鹤草之补气,何首乌之养血,生地之滋肾。然此案尚有痰浊(形胖胸闷)瘀血(舌黯)之患,其治当辅祛痰(全瓜蒌)化瘀(丹参),因兼高血压,故配钩藤、泽泻、珍珠母等平肝渗湿;又见早搏而伍野菊、山楂、川芎、石韦等止悸效药。由于立法扣证,辅佐妙配,5年频发室早得以控制。

5. 病毒性心肌炎案

高某,男,6岁。2002年3月13日初诊。

2个月前因感冒发热,体温在38.5～39.3℃之间,服用"感冒清热冲剂"、"百服宁"等药,外感症状缓解,但仍低热,体温37.2～38.5℃,心前区疼痛,在儿童医院做心电图示:心率84～130次/分,窦性心律不齐,心动过速。诊断为病毒性心肌炎。经消炎及对症治疗,无明显好转,故前来求治。近2周来患儿心悸气短,低热咽痛,食纳不香,脘腹疼痛,大便干燥,夜眠不安,寐中汗出。舌尖红有紫斑,苔黄腻,脉结促。血压80/50mmHg,体温37.5℃,心率114～130次/分,心律不齐,扁桃体Ⅱ°红肿,无脓点。就诊前3天心电图示:窦性心律不齐、心动过速。心肌酶各项均增高。

[辨证] 热毒外袭,痰瘀内停。

[治法] 解毒,通腑宁神。

[处方] 银翘散加减。

金银花10g 连翘10g 生甘草5g 青蒿10g(后下) 牛蒡子5g 桑白皮10g 芦根10g 莱菔子10g 车前草15g 焦三仙30g 生内金30g 全瓜蒌15g 丹参15g 生牡蛎15g 水煎服,每日1剂。

二诊:连服14剂后,低热发于下午及傍晚,体温37.2～37.4℃,其余时间体温正常,心悸气短明显减轻,食欲增加,大便2日1行,近日易感乏力,夜间汗出,舌黯红,苔薄黄,脉细数。血压升为90/60mmHg,

心率减为114次/分,心电图:Ⅱ、Ⅲ、aVF T波低平。心肌酶谱已正常。热毒渐清,脾胃气虚之象显现。治疗改为益气健脾,佐以清热解毒。方选补中益气汤加减。

生芪10g　党参10g　升麻5g　柴胡5g　陈皮10g　生白术5g
连翘10g　全瓜蒌15g　莱菔子5g　丹皮5g　地骨皮5g　丹参10g
桑白皮5g　知母5g　水煎服,每日1剂。

三诊:连服1个月后,偶有午后发热,持续约1小时,体温37.2℃左右,精神转佳,食欲增加,大便正常。心律不齐,加苦参、野菊、川芎、石韦;气短乏力加元参、黄精、西洋参(另煎)、仙鹤草;低热汗出加鳖甲、知母、丹皮;咽痛甚时,加射干、牛蒡子。经2个月加减治疗,患儿已无低热,食纳馨香,二便自调,活动如常,体力恢复。上药做成丸剂,每次3g,每日2次,巩固2个月,复查心电图大致正常,心率89次/分。恢复上学,随访2年未曾复发。

[按]热毒外袭,正邪相争,肺卫失和,则发热咽痛;热扰心神而致心悸气短,夜眠不安;热邪熏蒸,发热汗出;热邪阻遏,气机不畅,见食纳不香,脘腹疼痛;热灼津液,可致大便干燥。故本案病位在心肺,辨证属热毒侵袭肺卫,气血运行失和,痰瘀互结。方选辛凉解表的银翘散加减。患儿咽痛,此为热毒上炎,故选连翘、金银花、生甘草清热解毒,药理研究其有抗乙型链球菌感染之效;病在肺胃,肺与大肠相表里,桑白皮、莱菔子泻肺通便,驱邪外出;风热壅痰,涤痰为先,故佐清热祛痰的全瓜蒌;小儿脾胃娇嫩,治疗时应顾护脾胃,加焦三仙、生内金健脾和胃;青蒿、芦根退热、止渴而不滋腻;射干、牛蒡子祛痰解毒,为治咽圣药;莱菔子祛痰通便,车前草祛痰利尿,既助涤痰之力,又使邪从二便排出体外。实证已去,扶正为要,孩童应以补益中气为本,故选用补中益气汤扶正祛邪,随证加以元参、黄精、西洋参补气养阴,因气阴互根,养阴增加补气之力,全方取其甘温除热之意。仙鹤草补益心脾之气而不碍胃,低热多用鳖甲、知母、丹皮、地骨皮清热凉血。临证时不要受病的影响,认为病毒性心肌炎多用清热解毒药,否则易犯苦寒伤胃之弊。而应早期祛邪为主,兼以清热解毒,顾护脾胃;中后期夹正祛邪,益气养阴,兼以清热解毒。治疗儿科诸疾,时时勿忘健脾和胃,保护胃气,振奋

食欲,这是取效之道。

6. 高血压病案(一)

曹某,女,36岁。2002年10月18日初诊。

2个月来头晕口干,血压升高,在150～180/100～110mmHg之间波动,服西药"洛汀新"1片,每日4次,血压未见明显下降,且有高血压家族史。心烦且悸,后背牵痛,性躁易怒,纳谷不佳,胃脘胀满,大便干燥,数日始行,睡眠尚可。由病友介绍,于门诊求治。舌质红,有瘀斑,苔黄腻,舌下静脉显露,脉沉细,寸小滑。形体肥胖,颜面潮红,血压160/100mmHg,心率66次/分,律齐,心音低钝。

[辨证]痰瘀互结,毒损心络。

[治法]祛痰化瘀,清肝通络。

[处方]温胆汤合四物汤化裁。

钩藤15g(后下)   泽泻10g   川芎10g   莱菔子10g   竹茹10g
枳壳10g   云苓10g   陈皮10g   海藻10g   当归10g   白菊花10g
赤芍10g   夏枯草10g   珍珠母30g(先煎)   水煎服,每日1剂。

二诊:7剂后,腑行已畅,口干已除,背痛亦止,胃胀、心烦、头晕显减,食纳增加,血压降为130/90mmHg,惟觉颈部发紧,黏痰增多,舌质黯红,苔薄黄腻,脉仍沉细。此因瘀热渐清,痰浊仍显,故增祛痰之力。上方去当归、菊花、赤芍、珍珠母、夏枯草5味,加葛根、葶苈子、生牡蛎、生龙骨4味。

三诊:服上药7剂后,已无明显不适,血压120/80mmHg,苔薄黄,质淡红,脉沉细。痰瘀热毒已退,嘱上方改为每晚服1煎,"洛汀新"逐渐减量,直至停服。

四诊:连服1个月后复诊,纳便通调,无头晕心烦、口干背痛,血压120/80mmHg,苔薄黄,舌下静脉未见显露,脉象沉细,改服脑立清胶囊,每次3粒,每日3次;正心泰胶囊,每次4粒,每日3次,巩固疗效。半年后其病友就诊,称其血压恢复正常,已停服中西药。

[按]纳差脘胀,形胖苔腻,系痰浊为患,背痛舌斑系瘀血之故。心悸且烦,便燥口干,性躁易怒,痰瘀化热,肝阳化火,脉虽沉细,症舌不符,不能视为虚证。故本案其病位在心,辨证属痰瘀互结,毒损心络。

高血压属中医"眩晕"范畴,历来主张从肝阳化风或水不涵木论治,重点均在肝上。本案患者正值壮年,工作紧张,过食肥甘,以致脾胃损伤,痰浊滋生,加之素性急躁,遂不达志,肝郁积瘀,而见痰瘀互结。毒损心络诸症与常规辨证有异,沈教授根据中医法随证变的原则,其治重于心络,法以祛痰化瘀,辅以清肝通络。方中以"温胆"4味竹茹、枳壳、云苓、陈皮祛痰浊,用"四物"3味川芎、当归、赤芍化瘀,组成痰瘀同治方剂;海藻、莱菔子、泽泻、生牡蛎、生龙骨、葶苈诸味,增其祛痰之力;夏枯草珍珠母、白菊花辅以清肝之功,化瘀即可通络;有时还可投地龙、丹参、水蛭、苏木、鸡血藤等以增通络之力;葛根针对颈部发紧,为专用药;白菊花、全当归增液行舟,为润肠通腑的药对。全方紧扣痰瘀互结证类,证法对应,遣药巧妙,其效明显,最后以丸药缓图,巩固防复。

目前临证,高血压属痰瘀互结、毒损心络证并非罕见,故诊治时要突破既往单纯从肝论治的旧框,提倡法随证变、痰瘀同治乃提升疗效之策,何不效仿。高血压西医主张"终身服药",中医辨证论治,非但可以降压,而且使西药由减到停,最后中西药均可停服,可见中医治疗高血压的优势。

7. 高血压病案(二)

周某,女,48岁。2003年4月15日初诊。

3年来患者经常眩晕,每于忧郁恼怒而加重,失眠多梦,甚则睁眼待旦,头目胀痛,口干口苦,颜面泛红,急躁易怒,尿赤便干,在某医院检查诊断为高血压。经中西医治疗,病情不稳,遂来门诊。舌红苔黄,脉象弦数。血压160/110mmHg,颜面泛红。

[辨证] 肝郁化火,上扰清空。

[治法] 清肝泻火,宁神潜阳。

[处方] 天麻钩藤饮合沈教授经验方"珍决降压汤"加减。

钩藤15g(后下)　泽泻10g　川芎10g　莱菔子10g　珍珠母30g　白菊花10g　草决明30g　天麻10g　丹参30g　葛根10g　丹皮10g　生栀子10g　夏枯草30g　海藻10g　川牛膝10g　车前草30g　水煎服,每日1剂。

二诊:连服14剂后,眩晕易怒、头目胀痛、颜面泛红均见明显好转,尿清腑畅，血压降为140/100mmHg，仍感心悸失眠，噩梦纷纭。肝火已息，肝阳渐降，仍有扰心，治则重于宁心安神，上方去夏枯草、天麻、川芎、白菊花，加炒枣仁、夜交藤。

三诊：连服14剂后复诊，血压为120/80mmHg，已无明显不适。嘱早、晚服杞菊地黄胶囊各5粒、脑立清胶囊各3粒，丸药巩固，未再复诊。

[按] 肝的生理特性"喜条达而恶抑郁"，由于忧郁恼怒，肝失条达，气机不畅，郁结化火，风阳易动，上扰头目，发为眩晕，头目胀痛而颜面泛红；心悸多梦系火扰心神；急躁易怒，口干口苦，尿赤便干，舌红苔黄，脉象弦数均属肝郁化火之象。故本病案其病位在肝，证属肝郁化火，上扰清空。

《素问·至真要大论》曰："诸风掉眩，皆属于肝。"肝阳上亢证是高血压发病的主要病因之一。"天麻钩藤饮"是治疗肝阳偏亢、肝风上扰的主方。该患者正处在更年期，血虚气旺，属本虚标实，而以标实为主，故治疗以清肝泻火、滋阴潜阳。一是钩藤、天麻清肝泻火，平肝息风。二是沈教授自拟"珍决降压汤"，珍珠母平肝潜阳，白菊花清肝明目，草决明清泻通腑，是治疗肝火亢盛之高血压有效的经验方。三是酌配川芎透窍上提，川牛膝引血下行、升清降浊，利于清降上炎之肝火。沈教授常以升降之法调节上逆之证。四是炒枣仁、夜交藤宁心安神，既能改善火扰心神，又能辅助血压下降。五是丹参、海藻和血软坚，血行则气行，有利于平降肝阳；且海藻软坚散结，尤降舒张压。现代药理研究证明，钩藤、葛根、海藻、夏枯草、草决明、白菊花等均有降低血压的作用，沈教授是在辨证论治前提下，选择这6味，以助降压效应。

8. 心脏神经官能症案

胡某，女，40岁。2003年10月16日初诊。

7年前因情绪刺激而致心悸，严重时易虚脱，四肢不温，汗出头晕，食欲不振，胃中反酸，夜间易出现夜游症，事后浑然不知，大便干燥。近半年来又因情绪不舒而致心悸加重，头晕头痛，目眩耳鸣，精神委靡，纳谷不馨，每晚时常坐起，自言自语，情绪不宁，急则汗出，时有闭经，阴道干涩。舌质黯红，苔薄黄腻，脉象弦滑。血压110/60mmHg，心率54

次/分,心电图示窦性心动过缓。

[辨证] 痰火扰心,心神不宁。

[治法] 清热祛痰,镇惊宁神。

[处方] 温胆汤,并配合"意疗"。

竹茹10g 枳壳10g 云苓10g 陈皮10g 石菖蒲10g 郁金10g 川芎10g 石韦10g 丹参30g 珍珠母30g 炙远志10g 草决明30g 天麻10g 生栀子10g 水煎服,每日1剂。

二诊:连服14剂后,已无心悸、头晕及夜游症,食欲增加,精神转佳,大便通畅,仍阴道干涩,手足冰凉,舌黯红,苔薄黄,脉沉细。血压升为125/75mmHg,心率增加到60次/分,痰热内盛之证减轻,阳气不能通达之象显露,治以通达阳气、调和阴阳,选用《伤寒论》桂枝龙牡汤加减。

桂枝10g 赤白芍各10g 枸杞10g 野菊花10g 川断10g 生杜仲10g 桑寄生10g 丹参30g 生龙骨30g 生牡蛎30g 石菖蒲10g 郁金10g 川楝子10g 元胡10g 泽兰10g 21剂,水煎服,每日1剂,分2次服用。

三诊:服用3周后,月经来潮,量少色黑,少腹隐痛,偶感乏力,气滞之证减轻,气虚之证明显,上方去川楝子、元胡、生龙牡、野菊花,加生芪、当归、鸡血藤、三七粉益气养血活血。

四诊:服用1个月后,月事以时下,偶有腰酸,停服汤药,改用杞菊地黄胶囊,每次5粒,每日2次,巩固其效,未再复诊。

[按] 本案患者因情绪不舒,郁而化火,火性炎上,循肝脉上行,则头晕头痛,目眩耳鸣;肝火犯胃,胃失和降,则纳谷不香;"胃不和则卧不安",故夜间易醒,出现夜游之症;肝主调畅气机,肝气不舒,则情绪急躁,容易汗出;肝主藏血,肝失疏泄,则出现闭经,阴道干涩;痰火扰动,阳气郁闭,不能外达四末,则四肢不温;舌质黯红,苔薄黄腻,脉象弦滑,均为痰火之象。其病位在肝、心。证属痰火扰心,心神不宁。治疗重在清热祛痰,镇惊安神,选用温胆汤加减。恐其方中半夏、生姜、甘草、大枣过于温燥滋腻,将其去掉。以枳壳易枳实,防其破气太过。本案用药特点:①石菖蒲、郁金祛痰化瘀,以透心窍;②心主血,肝藏血,心肝同

源,故用川芎入心经,丹参入肝经;③肝火上炎,心神不宁,应加清肝平肝之药,如珍珠母、草决明;④痰火渐清,阳气不能通达,又及时投以桂枝龙牡汤温通心阳,调和阴阳,佐丹参、泽兰活血通经,肢凉得除,月事下而以丸药缓图,巩固疗效。

参 考 文 献

1. 沈绍功. 从毒损心络论治高血压病[J]. 江苏中医药,2007,39(10):3~4
2. 韩学杰. 沈绍功教授从痰论治冠心病经验[J]. 中国中医急症,2004,13(1):31~32
3. 张印生,韩学杰. 沈绍功主任医师论治月经病经验[J]. 中医药学刊,2006,24(4):597~598
4. 沈宁. 沈绍功教授活用"温胆汤"[J]. 中国中医基础医学杂志,2003,9(12):63~64
5. 韩学杰,沈宁. 沈绍功教授痛证辨证论治经验[J]. 中国中医药杂志,2005,20(9):544~545
6. 张印生,韩学杰. 沈绍功治疗黧黑斑经验[J]. 世界中医药,2009,4(1):21~22
7. 韩学杰,李成卫. 沈绍功验案精选[M]. 北京:学苑出版社,2006:13~17,22~26,30~32,39~45,51~52,73~86,90~92,215~216,236~237,242~244

(王 源)

特色门诊 郭维琴

郭维琴教授出身于中医世家，自幼随先父、著名中医心血管病专家郭士魁学习，大学毕业后一直致力于心血管疾病的医疗、教学、科研工作，曾主持、设计多项国家级及省部级科研课题，并多次获得国家级科研成果奖，发表论文论著 40 余篇。现为全国中西医结合学会北京分会副会长，卫生部进口天然药专家评审委员会副主任委员，政府特殊贡献津贴获得者，博士研究生导师。已为国家培养了大批中西医结合心血管高级人才。郭维琴教授继承了先父的经验，并潜心钻研古今医典，对内科心血管病及内科疑难杂症有独到见解及治疗方法，尤其对冠心病、心绞痛、心肌梗塞、心肌炎、心肌病、高脂血症、动脉硬化、风湿病，各种心脏病引起的心功能不全、头痛、失眠等，有丰富的临床经验。

一、医论医话

1. 动脉硬化血管生成，络脉为病首当其冲

动脉粥样硬化（AS）是心脑血管疾病的重要病理学基础，主要发生在大动脉及中等动脉，特别是冠状动脉、脑动脉和主动脉。血管生成是指原有微血管内皮细胞经过生芽、迁移、增殖与基质重塑等过程产生新的血管的过程，是近年来生命科学领域的研究热点。血管生成与动脉粥样硬化、肿瘤、慢性关节炎、糖尿病等病理过程密切相关，在动脉粥样硬化斑块形成和发展过程中起着重要作用。阻止 AS 斑块中的血管生成，对防治动脉粥样硬化形成和发展，甚至消退动脉粥样硬化具有重要意义。中医学对于 AS 的治疗有着自身的特点，但对于 AS 斑块中血管生成这一重要病理机制尚缺乏有效的认识，从而限制了中医药治疗优势的进一步发挥。郭教授从"络病"的角度出发，探讨了其发病机制。

络病学说是中医理论体系中的一个重要组成部分,该学说认为凡久病、久痛诸症,多因络脉瘀滞而引起。络脉是气血会聚之处,具有贯通营卫、环流经气、渗透气血、互化津血的生理功能,是内外沟通的桥梁;络病的病理机制总为瘀、虚、痰、毒,即络是内外之邪侵袭的通路与途径,邪气犯络,导致络中气机瘀滞、血行不畅、络脉失养、津凝痰结、络毒蕴结等病理变化,络脉为疾病传变的中心环节。AS多见于中年以后,与生理功能的减退和内外病理因素的干扰致损密切相关。年过半百,气虚血少,可致气血运行失常,因虚致瘀,络因瘀阻,停痰互结,痰瘀并阻络道,蕴久化毒为害,在本虚的基础上形成痰、瘀、毒互结的标实病理变化。而感受外邪,或膏粱厚味酿成湿热痰浊,邪客络脉,亦可影响络中气血的运行及津液的输布,致使络失通畅或渗灌失常,导致痰浊瘀血滞络,形成络病。现代医学认为炎症、吸烟、高脂血症等均与AS的发病密切相关,年龄因素也是AS的重要危险因素之一,AS斑块可导致动脉管腔狭窄乃至阻塞,最终引起心肌或脑组织等重要器官供血不足或出血。在AS漫长的过程中虚、痰、瘀、毒相互影响,互结为病,痹阻络脉,以致疾病缠绵难愈,渐成痼疾。由此可见AS符合中医"久病入络"的基本病理特征。

络病的主要病机特点在于络脉阻滞、络脉空虚、络脉损伤、络毒蕴结四端。随着络病的发展、演变,络道本身也将发生一些病理改变。由于络脉是气血汇聚之处,沟通内外的桥梁,故它会成为外邪入侵的通路和传变途径。《素问·调经论》指出"病在血,调之络",《临证指南医案》强调"经主气,络主血","初为气结在经,久则血伤入络",《医林改错》也云"久病入络为瘀",均说明了络病是气血和血管以及血瘀有关的病证。李梢等在研究类风湿关节炎的中医病机时,首次提出了与新生血管生成密切关联的"络道亢变"的理论,即"络道亢变"是脉络之体(络体)、络脉的脉道(络道)增生无制,亢变为害所呈现的多种形质变化,以及导致此种变化的络脉内环境生克制化功能紊乱的状态。络道亢变是络脉病变过程中邪毒传变的传播途径与功能结构载体,同时邪毒为有形之病理产物,邪毒内蕴阻迫,亦可阻迫络道恣行,并与络道增生相并导致"络道亢变"之象。"络道亢变"理论是络病学说在当代的一个重要发展,阐发了多种疾病过程中血管生成等病理生理机制的中医病机特点。在AS病变过程中,由于痰、瘀、毒诸邪长期互结于络道,致使络脉环境的稳态失衡,正常的调节机制被破坏,从而导致络道恣行,增生无制,亢而为变。络道亢变的存在又会成为邪毒进一步传变的传播途径和功能载体,加速络病的发展。中医"络"的概念在形态和功能上都与现代医学的微血管与微循环概念相似,同时具有结构与功能的双重含义,故而"络道亢变"具体在AS斑块中,可表现为血管滋养网的生成。这些伸展入斑块内具有高通透性的新生血管是血脂沉积于斑块的重要通道之一,使得在AS中晚期病变中,在大的纤维帽覆盖的情况下,斑块中的脂质积聚仍能进行。这些新生血管还为炎细胞进入斑块提供了通道。炎细胞可以产生细胞因子,激活巨噬细胞和平滑肌细胞,并使其生成基质金属蛋白酶,而后者可以降解基质、削弱纤维帽,导致斑块失稳定。另外,新生血管在斑块中的存在还为缩血管物质提供了通道。有研究证实斑块内新生血管存在的区域较其他区域具有较高浓度的缩血管物质,这将导致局部的血管痉挛。可见"络道亢变"在AS斑块的形成和发展中占重要地位。

其中,络脉虚滞是AS络道亢变产生的基础。"虚"主要指机体正气不足,从疾病发生学的角度来讲,正气先虚是疾病发生的前提和依据,所谓"邪之所凑,其气必虚"。络脉具有贯通营卫、环流经气、渗透气血、互化津血等功能,而络中气血的充实是完成这些功能的重要条件之一。气为血帅,血为气配。络脉空虚,络中气血不足,气不足则血行迟滞,血不足则络脉失养。络脉血气亏虚、络脉不充导致气机窒滞,血行不畅,留而为瘀,或津阻痰凝,痰瘀互结,阻于络中。络愈虚则邪愈滞,以致虚实夹杂,正虚邪恋,疾病缠绵难愈,即所谓"至虚之处,便是留邪之地"。AS多发生于中老年,此时人的气血衰少,一方面因虚致瘀,痰瘀阻于络道,另一方面外邪乘虚客于络脉,影响络中气血的运行及津液的输布,致使络失通畅、渗灌失常,导致痰浊瘀血阻络而成虚滞。"络脉虚滞"的存在影响了络脉正常的渗灌转输、整体协调之功能,造成了络脉内环境稳态的失衡,从而导致了络道增生无制、亢而为变。

同时,瘀毒阻络是AS络道亢变产生的重要条件。"毒"是泛指对机体生理功能有不良影响的物质。认为主要是邪气亢盛,败坏形体即转化为毒。毒邪浸淫人体,可产生众多危害,导致脏腑、经络、营卫、气血之间关系失常,引起人体阴阳偏盛偏衰,诸病峰起,正所谓"无邪不有毒,热从毒化,变从毒起,瘀从毒结"。络脉虚滞,血瘀痰凝,壅阻络道,痰瘀互结,郁而蕴蒸,凝聚化毒。邪毒留滞,内蕴阻迫致络道恣行,并与络道增生相并导致"络道亢变"之象。恣行亢变之络道在AS斑块发展过程中起重要作用,促进斑块的进一步发展。络毒蕴结是络病机制中多重病理产物积聚的结果,多种病理产物积聚又是造成进一步损害的原因。络毒蕴结的生物学物质基础具有广泛的含义,西医学的酸中毒、凝血及纤溶产物、炎性介质和细胞因子和过度释放等,均可视为中医的"毒邪"。而缺氧、组织低灌流所致的酸性环境和高乳酸浓度、局部炎症反应、来自细胞外基质的肝素、血栓素以及蛋白糖的裂解产物以及某些细胞因子等的刺激均可使促血管生成因子分泌增加,在局部积聚,从而诱使血管新生。以上多种因子的关系失调,生克制化功能紊乱,遂综合导致AS斑块中脉络增生、亢变为害。

叶天士根据《内经》中"辛甘发散为阳"的论述,利用辛味药物的宣通行散作用来疏通痹阻不通的络脉,提出了"络以辛为泄","攻坚垒,佐以辛香,是络病大旨","辛香可入络通血"等著名论点,创"辛味通络"之大法治疗络病。基于这个原则,后世众多医家在治疗AS时,针对具体病证,运用辛温通络、辛润通络、补气通络、剔痰透络、虫蚁搜络等法,标本同治,和畅络脉气血,均取得了一定的疗效。由于"络道亢变"在AS的形成和发展中占重要地位,郭教授提出应该针对AS络道亢变这一病理机制进行干预,从而达到阻止AS发展甚至消退AS的目的。络脉虚滞、瘀毒阻络为AS络道亢变的重要病理变化,故而在灵活运用上述诸法的同时,重视扶正养络、活血通络、解毒通络,以益气养阴等法与驱邪相配合,使邪去络通,络病向愈。

2. 胸痹心痛伴脾虚,重视健脾功乃成

心外科手术、心血管药物尤其冠脉介入治疗的广泛应用,使现代医学心血管临床医学领域取得了令人瞩目的成绩,但是中医在冠状动脉性心脏病的临床治疗上仍然有着不可替代的位置。根据其发病特征冠状动脉粥样硬化性心脏病可归属于中医"胸痹、心痛"范围。其病位在心,基本病机为气虚血瘀,瘀阻心脉,不通则痛,不荣则痛。病性为本虚标实,病本为心气虚,在此基础上,进一步发展为阳虚,或伴发血虚、阴虚;而在瘀阻心脉的同时可能伴有不同程度的痰浊、气滞、寒凝等实邪的痹阻。

　　郭教授以益气活血法作为冠状动脉性心脏病的主要治法,取得了显著的疗效。但在临床中也发现,一些患者经过再灌注介入治疗和规律口服抗心绞痛西药,却临床改善不佳,仍反复发作胸痛、胸闷、乏力、汗出,同时都伴有不同程度的食欲不振、腹胀、大便不成形,一天排便数次,稍进水果或遇凉腹泻加重,舌淡胖有齿痕,或有瘀斑,脉沉细等症状。归纳这一组症状是心气虚伴脾胃虚寒证。郭教授认为长期服用降压、抗心绞痛以及调脂等药物的患者,大多都会出现以上消化系统症状,临床发现化学药品的毒副作用首先表现为对脾胃的损伤,从而导致脾胃亏虚,日久亦损伤脾阳致脾胃虚寒。被现代医学证实作用确切的阿司匹林、氯比格雷等抗血小板凝聚类药物,不仅对脾胃有直接损伤(这早被现代医学实验所证实),活血化瘀类药物药性多"辛散苦泄",易破气伤阳,活血作用越强而破气的损害也越大,进一步耗伤脾胃之气。再灌注介入治疗在通畅冠状动脉、改善心肌缺血的同时,也会导致《三因极一病证方论》所述的"金刃"所伤,金属支架在拓宽狭窄冠状动脉同时再次损伤心脉,耗伤心气,气虚血瘀,瘀阻心脉,故心绞痛仍反复发作。总而言之,现代医学在救治患者的同时也在不同程度地导致机体脾胃的损伤,从而成为新的致病因素。针对这类患者的特点,郭维琴教授在以益气活血法为基本治疗法则同时,紧紧抓住中医辨证脾胃虚寒的证候特点,强调该类患者从脾胃论治,临床疗效表明胸痹心痛患者在脾胃症状得到纠正的同时,心绞痛发作及相关的心系症状都明显得到改善。

　　脾胃在人体生命活动中,具有重要的生理功能,正如《素问·五脏别论》云:"胃者,水谷之海,六腑之大源也。五味入口,藏于胃,以养五脏气","脾为胃行其精气。"《素问·经脉别论》则论述道:"食气入胃,散精于肝,淫气于筋。食气入胃,浊气归心,淫精于脉,脉气流经,气归于权衡,权衡以平。"是古代对于食物水谷代谢输布过程的认识。郭教授认为所谓"浊气归心,淫精于脉"是指其中食物水谷所化生的精微中稠厚的精华部分"浊气"入心,"变化而赤"化生气血以养全身,而心在接受精华物质自养的同时还把一部分"淫精"输至脉管,即心脉,以营养脉管,保证经脉内气血的正常运行。《素问·平人气象论》又言:"脏真通于心,心藏血脉之气",表明藏于心所主的先天之血脉之气,是推动经脉中血气运行的原动力。所以说,心脏在得到先天本脏心气与后天脾胃不断补充的精微之后,才具有推动血液在脉管中运行的功能。由此看来,只有在先天的心气充沛、后天精微补养充足,脉管营养充分、脉道通畅的条件下,血气才能在脉管中正常循行,以完成其正常生理功能。而冠状动脉粥样硬化性心脏病患者,正是由于心气亏虚,推动无力,心脉不畅,而致心痛发作,究其根本,其基本病机为气虚血瘀,责其病位在于心。李东垣提出:"百病皆脾胃衰而生也。"冠状动脉粥样硬化性心脏病的发生与脾胃衰损密不可分。脾为"后天之本"、"气血生化之源",胃是"水谷之海,六腑之大源",其作用是"养五脏气"。脾胃亏虚不能化生气血以养心,致心气亏虚;心脉不能得到精微的营养,而使心脉失濡;心气亏虚,气血的运行无力,心脉失养,则脉道不利,均会导致瘀阻心脉,不通则痛;心脉失濡,不荣则痛。"脾为生痰之源",脾气虚,气不化津,聚而为痰,痰瘀互结,痹阻心脉,亦导致心绞痛发作。胸中为宗气所主,宗气为肺所吸入的清气与脾胃所化生之精微所形成,脾胃亏虚则宗气生成不足,故常见胸闷、气短、乏力;"劳则耗气",故动则加重。"汗为心之液",心气亏虚,固涩无力,则时时汗出;汗出则更伤心气,使心气愈虚,从而进入恶性循环反复不愈,心绞痛反复发作而难愈。《金匮要略》论述胸痹的基本病机为"阳微阴弦",心气不足,心阳不振,中焦脾胃之阴寒之邪乘虚上犯,寒凝心脉,心脉挛急,亦是胸痛发作病机之一。综上所述,由于脾胃的亏虚,心气、心脉失于后天精微物质的补给,气虚血瘀,瘀阻心脉,心脉不畅,不通则痛,不荣则痛。

《内经》言:"虚则补之","寒者温之。"基于《内经》脏腑、气血等相关理论,对于冠状动脉粥样硬化性心脏病的胸痹心痛患者,辨证伴有脾胃虚寒证者,郭教授以"气虚血瘀"为基础,结合脾胃虚寒的发病特点,确立益气活血、温中健脾为主要治法。参、芪气温且能补气温阳,结合本病心气之亏虚、脾胃之虚寒,既甘补温通心阳,又甘补温运脾阳,故临床上首选人参配黄芪,补气培元、补脾益肺为君,以后天益养先天,如是则诸气治而元气足,从而五脏得以给养,心气得以充足。《本草蒙筌》言:"参、芪甘温,俱能补益,证属虚损,堪并建功。但人参惟补元气调中,黄芪兼补卫气实表。"《药镜》亦云:"人参养气,无黄芪而力弱。"二药共用,相须相使,可增强补气培元之功,补脾益肺,亦增强卫外机能。脾气足,则气血生化得源;气血充盛,则心气、心脉得养;肺气盛则宗气不虚,胸中大气得以充盛。针对于冠状动脉性心脏病基本病机气虚血瘀,益气有助于行血,气为血之帅,气行则血行。临床多以党参代替人参,现代药理学表明党参有减少心肌耗氧量、抑制血小板活性、调节免疫功能紊乱等作用;而黄芪通过增加心肌的血流灌注,减轻心肌损伤,加快再灌注后心脏功能的恢复,对心功能损害和心肌缺血有较明显的保护作用。白术苦、甘温,归脾胃经,燥湿健脾、益气和胃,为臣,配合党参益气健脾胃,调节脾胃功能;茯苓甘淡,健脾渗湿为佐助,配合人参、黄芪共同达到益脾胃补中气作用;对党参、黄芪、白术等益气健脾药的实验室观察也发现,它们通过不同程度地修复微绒毛、改善小肠吸收功能、升高血清白蛋白等改善脾虚动物胃肠功能障碍,增加脾虚动物摄食,纠正大便异常,增加自发活动次数而达到健脾益气、改善脾胃运化功能的目的。《景岳全书》言:"气本属阳,阳气不足则寒从中生。"气虚和阳虚表示机体活动能力减退,气虚易致阳虚,阳虚多兼气虚,二者相互影响,互为因果,增强益气温阳以扶正。用温而不燥的荜澄茄温中健脾,降气止痛;性味辛热之干姜,入脾经,兼入心肺,既温中散寒健脾,又有助阳补心气的作用,有仿"附子理中"之意。在益气健脾温中原则的指导下,补益心气,气足血沛,气帅血以行,心脉得以充养,脉道通畅,在此基础上加入丹参、红花、鬼箭羽等活血化瘀药,使扶正以祛邪,益气以祛瘀,与冠状动脉粥样硬化性心脏病气虚血瘀的基本病机正相契合。

3. 诊治病毒性心肌炎,重视辨病辨证相结合

病毒性心肌炎属于中医"心悸"、"胸痹"范畴,因素体正虚,或者产后虚弱,外感温热之邪、时疫邪气,热毒炽盛,内陷心包,耗伤心阴心气所致。郭教授在40余年的临床工作中,对病毒性心肌炎的治疗,重视辨病与辨证相结合,临床疗效突出。

郭教授认为,辨病治疗是在熟悉疾病演变规律的基础上,针对疾病的共性,遣方用药;辨证论治则是依据八纲辨证、脏腑辨证而制定的不同治法,是对不同患者不同证型的个性研究,具有因人因证施治的灵活性、特异性。二者有机地结合,体现了共性与个性的统一。郭教授认为,病毒性心肌炎一般分为四期辨证施治。

(1)急性期 此期多因风热毒邪外袭,侵犯肺卫,宣肃失司,使肺卫失和,风扰热蕴,病及于心,心脉不利,心气心阴受损,此即叶天士所谓"温邪上受,首先犯肺,逆传心包"。症见发热恶寒,汗出,咽红肿痛,咳嗽,肌肉酸痛或皮疹,继之出现心悸、气短、乏力、胸痛等,舌质红、苔薄,脉浮数或促、代、结。但是也有素体湿盛或者热邪夹湿而影响脾胃者,湿热郁阻,气机升降失调,则见心悸、身热不扬、纳呆、腹胀、呕恶口腻、大便不调等。急性期的治疗主要以清热解毒为主。根据辨证的不同或注重清热,或注重解表,或注重化湿清热,或伍以益气,或伍以养阴。

(2)恢复期、迁延期 临床症状和心电图等逐渐好转,但尚未痊愈,病程多在6个月至1年以内,此为恢复期;临床症状、体征及心电图、心肌酶异常改变常在感冒后或疲劳后重新出现,病程多在1年以上,甚至数年,此为迁延期。这两期外感肺卫表证虽然已解,但正气已伤,余邪未尽,因热为阳邪,蕴结于心,既伤心体又伤心用,耗伤气阴。心气不足,鼓动血行无力,血流不畅而形成瘀血,瘀血既成,失去正常的濡养功能,瘀血阻塞脉络,进一步使气血滞塞不畅,加重病情。所以恢复期和迁延期主要表现为邪毒留恋、气阴两虚、毒瘀互结证。症见心悸、气短、头晕,或伴低热不退、咽红肿痛、咳嗽、口干、心烦、手足心热、乏力、多汗,舌质红或淡红、苔少或伴中间黄苔,脉滑数或细数无力。也可见到湿邪偏盛或者伤阳的表现,症见心悸胸闷、肢体倦怠、神疲乏力,或伴发热起伏、肢凉汗出、面色苍白、纳呆便溏,舌淡红、苔白腻,脉濡缓或结代。治疗上主要根据辨证的不同,或者以益气养阴、清热解毒为主,辅以活血化瘀,或者以清热解毒燥湿为主,辅以活血化瘀,或者益气温阳为主,辅以活血化瘀。

(3)后遗症期　即指病毒性心肌炎经治疗后,心脏大小、结构及心功能均恢复正常,但遗留有房室或束支传导阻滞、过早搏动及交界性心律等。本期虽然邪气已退,但正气亦损,脏腑失调,气血紊乱,气、火、虚、瘀并见,但以虚为本,火、瘀之实证为标,实者症见口唇发青、心悸怔忡,胸中刺痛,胸闷,脉律不整,舌黯红或有瘀斑瘀点,脉涩或结代迟滞;其虚者表现为气阴两虚、阳气亏虚、阴阳失调,症见心悸气短、胸闷憋气、汗出、神疲乏力、反复感冒、头晕、面色苍白或萎黄或面色暗滞、盗汗、苔薄白或无苔,脉沉细数或结代。治疗上以益气养阴清热为法,或者配伍活血化瘀,或者伍以益气养阴之品,或者配伍温阳益气之药。

具体治疗原则如下:

(1)驱邪扶正,驱邪务净。病毒性心肌炎主要是由于素体正虚(尤其是心肺气阴两虚),复感温热毒邪所致。发病早期多表现为外感实热证,如发热、恶寒、咽痛、舌质红、苔黄、脉浮数等。据此,郭教授认为,在本病急性期或反复发作伴有外感症状时,治疗以祛邪为原则,但是正气不足,不易驱邪外出,容易导致毒邪留恋,过早使用扶正之品,势必造成闭门留寇之弊,所以强调解毒祛邪务要彻底,急性期治疗不应以肺卫表证的消除而过早弃用解毒祛邪之品,应注意诊察有无余邪稽留,彻底清除隐患。

(2)益气养阴。"邪之所凑,其气必虚",对于本病来说虚主要是指心肺气阴两虚。"温邪上受,首先犯肺,逆传心包"病机中"逆传"的关键就在于心肺气阴不足。心之合脉也,脉为血之府,营行脉中,卫行脉外,营卫根于中焦,合于心肺。若感受外邪,营卫首当其冲,营行脉中,故所受外邪留而不去,或去而不尽,必由经脉及心,并且温热毒邪致病,传变迅速,极易耗气伤阴,必先损心体,继损心用,因此,气阴两虚不仅是病毒性心肌炎发病的内因,还是病变的必然结果,存在于疾病发展过程中的各个环节,故益气养阴法当贯穿治疗的始终。

(3)活血化瘀。不容忽视病毒性心肌炎主要是感受热毒之邪,因热为阳邪,蕴结于心,既伤心体,又伤心用,耗伤气阴。心气不足,鼓动血行无力,血流不畅而形成瘀血,阴虚生热,热邪灼伤阴液,容易导致瘀血的形成。瘀血既成,失去正常的濡养功能,瘀血阻塞脉络,进一步使气血滞塞不畅,加重病情,即所谓虚可致瘀,瘀亦可致虚。所以瘀血不仅是病毒性心肌炎病程中的病理产物,同时亦是致病、加重病情的重要因素,故活血化瘀是治疗中不容忽视的重要环节。

4. 心衰之治,善抓主要病机

心衰可分属于中医心悸、喘证、水肿、积聚等证范畴。其临床表现为心悸,伴呼吸短促难续,咳吐稀白泡沫痰,甚则粉红色泡沫痰;水肿,肿势多自下而上;心衰日久则爪甲口唇青紫,伴有瘀斑,颈部青筋暴露;腹胀纳呆,右胁下常可扪及积块,固定不移,患者乏力肢冷,四肢不温。多数患者的舌质紫黯,苔薄白或水滑;有的出现五心烦热、口干喜冷、舌红苔少等阴虚内热之象,甚则出现阳脱,脉微欲绝,喘促息微,汗出肢冷等。

郭教授认为,纵观心衰的舌、脉、症表现,可分为气阳、阳虚、阳脱及气阳两虚等证。然而各证型之间并不是孤立不变的,而是相互关联和相互转化的。同一病人,在整个病程中,以上各型都可能出现,但无论如何,气虚血瘀、阳虚水泛却是其最主要的病机。因心气虚,心失所养致心悸不宁,心阳不足,阴寒之邪上乘则水饮不化,上乘于心而心动悸(水气凌心);脾肾阳虚,水饮不化,聚成痰饮上泛于肺,故喘息咳吐白色或粉红色泡沫痰;水液不化,泛滥肌肤而为水肿;心阳不足,无力鼓动血脉,而出现血脉瘀阻之象;气虚阳损及阴,则出现气阴两虚。阳虚之极,则出现阳脱之症。总之,心气虚、心阳虚是其病理基础,血脉瘀滞为其中心环节,瘀血、痰浊、水饮乃其标实之候,由于瘀血、痰浊、水饮等实邪每在脏腑亏虚的基础上产生,可见标实乃因本虚所致,故本病为本虚标实。

与心衰气虚血瘀、阳虚水泛的主要病机相对应,在治疗心衰的过程中,要紧紧抓住益气活血、温阳利水这个重要治则。并强调扶正固本,绝不可本末倒置,一味攻逐,以伤正气。常用基本方是:黄芪15~30g,党参15~30g,益母草10~15g,泽兰10g,桂枝6~10g,制半夏10g,北五加皮4~10g。方中以参芪益气,益母草、泽兰活血利水,桂枝、北五加皮温阳利水,制半夏化痰止呕。临症加减,咳嗽喘息不得卧,加苏子、葶苈子、桑皮、白果等;水肿明显,伴咳吐稀白沫痰者,加白术、茯苓、猪苓、车前子、白芥子等健脾利水、祛痰之品；若阳虚明显、畏寒肢冷者，加附子、菟丝子、仙茅、补骨脂等温补肾阳；有阴虚表现者，去桂枝加麦冬、五味子；顽固性心衰，心脏扩大者，北五加皮用量减少；有呕吐者，加用竹茹、生姜；若见阳脱，用生脉、四逆合方以益气固阳救逆，并配合相应的西药急救，以图转危为安。通过观察，用补气、活血、利水之中药可降低血液黏稠度，提高脉压差，改善心功能而使血瘀水停自除，气血运行通畅。实际上，益气活血、温阳利水之剂与强心、利尿、扩张血管的西药有着共同的协同作用，共同促进心肌收缩力、减轻心脏前后负荷、提高有效循环血量、改善微循环、促进细胞代谢，从而缩短病程，提高疗效，还使洋地黄中毒发生率减少。

二、医案荟萃

1. 高血压病案（一）

范某，男，37岁。2004年5月27日初诊。

因工作紧张、熬夜致头晕头痛2周。两眼发红，分泌物增多，烦躁易怒，大便干燥，2～3日1行，舌红，苔黄腻少津，脉弦数。测血压160/90mmHg。其母有高血压病史。此前未发现过高血压，患者自以为是熬夜所致，故频食冷物以泻火，未用药物治疗。

［辨证］肝火内生，上扰于头。

［治法］清肝泻火。

［处方］龙胆草10g　菊花10g　钩藤15g　炒栀子10g　生地黄10g　赤白芍各10g　车前子（包煎）15g　泽泻10g　生大黄10g（后下）　川楝子10g　晚蚕沙（包煎）10g　水煎服，每日1剂。

二诊：头晕头痛明显减轻，大便已不干，每日1行，两眼分泌物减少，苔薄微黄，脉弦。血压：130/80mmHg。原方去大黄、晚蚕沙，再进7剂。

三诊：头晕头痛消失，眼不红，无分泌物，大便正常，苔薄白，脉弦。血压：120/70mmHg。

［按］本案为肝经实火上扰为患，治以龙胆草、炒栀子、生大黄苦寒泻热之品。因热邪易灼津伤阴，故在泻火同时必注意补养阴血，故方用

生地黄、白芍;龙胆泻肝汤中柴胡疏肝,而此案为肝火所致,故以性寒凉的川楝子代替;晚蚕沙祛风除湿活血,常用于目赤、分泌物多,即除肝脾湿热。方中用车前子、泽泻、生大黄,使肝火自二便清除则头目清爽,血压降为正常。

2. 高血压病案(二)

张某,女,63岁。2001年3月18日初诊。

头晕伴头痛20余年。头晕伴头痛,时轻时重,耳鸣如蝉,腰酸腿软,失眠多梦,时有胸闷胸痛,两目干涩,食欲好,二便正常,苔薄白,舌边尖红,脉沉细弦。血压:180/90mmHg。平素服降压0号,1片/日。

[辨证]肝肾阴虚,肝阳上亢。

[治法]滋阴潜阳。

[处方]钩藤15g 菊花10g 夏枯草10g 生龙牡各30g(先煎) 山茱萸10g 枸杞子15g 生白芍15g 丹参20g 红花10g 郁金10g 桑寄生15g 怀牛膝10g 水煎服,每日1剂。

二诊:药后头痛头晕、胸闷胸痛诸症均减轻,唯感腰酸腿软、乏力,睡眠亦较前踏实,食欲二便正常,苔薄白,脉沉细弦。血压:150/90mmHg。上方将夏枯草改为12g,加赤芍15g,太子参15g,杜仲10g,再进7剂。降压药不作调整。

三诊:药后胸闷胸痛未发作,腰酸腿软、乏力减轻,仍时有头晕,睡眠好转,仍有噩梦,食欲二便正常,苔薄白,脉沉细弦。血压:140/90mmHg。上方继进7剂。

[按]肝肾阴虚、肝阳上亢型为老年人高血压患者最常见的证型。治疗时,滋补肝肾之品中山茱萸和枸杞子经常一起使用,二者又有区别,前者酸敛,与重镇潜阳药并用,效果更佳;枸杞子,酸甘性凉,兼有肝热者,更为适宜。桑葚亦有补肝肾作用,兼能益脑,对肝肾阴虚健忘者,更为适宜。玄参、味苦、咸、性寒,具有滋阴降火作用。墨旱莲、女子亦常相配用,为二至丸,常用于精血不足、虚火而致出血者,墨旱莲偏于滋阴止血,红旱莲偏于清热凉血活血,外科治疗疮疡常用。一般处方旱莲草为墨旱莲。女贞子,补肝肾并除虚热、聪耳目,因肝肾阴虚致耳不聪、目不明者常用。平肝潜阳药与滋阴药共用,方中的生龙骨、生牡蛎二者

平肝潜阳、重镇安神；珍珠母，味咸寒，性凉，清肝镇肝，常用于肝阳上亢兼肝热或肝火者，同时可清心火，安心神；龟甲，在阴虚肝旺时为常用药，多用于阴虚有热、手足震颤之虚风内动时。平肝药钩藤、菊花、夏枯草常与镇肝潜阳药一起使用。

3. 高血压病案（三）

邱某，男，47岁。2006年4月3日初诊。

眩晕伴头胀沉重2个月。眩晕伴头胀沉重，好似颈部支撑困难，倦怠懒动，思维迟缓，记忆力差，食欲不佳，甚则恶心，但未呕吐，大便干燥，苔黄厚腻，脉弦滑。形体肥胖，患者有烟酒嗜好。血压：160/90mmHg。

[辨证] 肥甘烟酒太过，湿热内生，蒙闭清窍所致。

[治法] 化湿清热，和胃通便。

[处方] 黄连10g 竹茹10g 半夏10g 陈皮6g 茯苓10g 枳实10g 钩藤10g 夏枯草12g 炒栀子10g 石菖蒲10g 郁金10g 生大黄6g(后下) 水煎服，每日1剂。

二诊：眩晕、头胀沉重感减轻，大便已通，食欲略增，仍头眩，昏昏沉沉，注意力不集中，不愿思考问题，苔黄腻，脉弦滑。血压：150/90mmHg。上方去陈皮，加藿香、佩兰各10g，川芎10g，继进7剂。

三诊：眩晕、头胀明显减轻，头脑清爽，想干工作，思考问题有兴趣，大便通畅，每日1行，苔薄腻微黄。血压：130/80mmHg。上方去黄连、半夏，加砂仁10g，继进7剂。

[按] 该案属湿热中阻，清阳不升，浊阴不降的实证。肥甘烟酒太过，伤及脾胃，湿热内生，进一步围困脾土，湿浊难以运化，致蒙闭清窍，故治疗应化湿清热，而且要给积聚之湿热找出路，所以予苦寒泻下之大黄；还要注意芳香化浊醒脾，使脾阳振兴，恢复其运化功能，故予藿香、佩兰、郁金、石菖蒲；虽属实热证，苦寒药不可太过，故见其证好转，首先将黄连去掉，留炒栀子、生大黄，栀子经炒后，其寒性减轻，生大黄尚有通下积热之作用。若病情再有好转，亦可将生大黄去掉，一则以免苦寒太过伤及脾阳，二则苦能燥湿，若湿邪已去，继续用之则伤阴津。

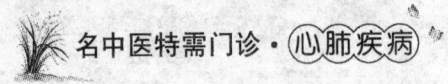

4. 高脂血症案（一）

马某，男，72岁。2003年5月8日初诊。

左手麻木6年。6年来，左手麻木，头痛头胀，烦热胸闷，食欲好，大便偏干，小便调，夜寐安。舌质略黯，苔薄白，脉弦细。血压：110/80mmHg，心率：76次/分，血脂为：胆固醇6.89mmol/L，甘油三酯4.42mmol/L。

[辨证] 湿热内蕴，瘀血阻络。

[治法] 清热利湿，活血通络。

[处方] 葛根20g 川芎12g 菊花15g 生地黄15g 丹参12g 泽泻15g 决明子20g 陈皮10g 茯苓15g 忍冬藤20g 全瓜蒌30g 水煎服，每日1剂。

二诊：大便得通，每日1~2行，稍稀，头痛、胸闷、烦热等症好转，仍有左手麻木，脉弦细，苔薄，仍宗前法，上方去生地黄，加络石藤15g，鸡血藤15g。

三诊：手麻好转，诸症减轻，复查血脂总胆固醇为5.2mmol/L，甘油三酯3.77mmol/L。

[按] 本例为污血。所谓"污血"为不洁之血及浊厚之血，血中夹有痰湿，流动缓慢易致瘀，阻于脉络。患者左手麻木，头痛头胀，烦热胸闷，食欲好，大便偏干，小便调，夜寐安，舌质略黯，苔薄白，脉弦细，血脂为：胆固醇6.89mmol/L，甘油三酯4.42mmol/L。辨证为湿热内蕴，瘀血阻络，治法为清热利湿，活血通络。方中以葛根、川芎、丹参、忍冬藤行气活血，化瘀通络；泽泻、决明子、陈皮、茯苓、全瓜蒌清利湿热，理气化痰。

5. 高脂血症案（二）

董某，男，54岁。1999年3月10日初诊。

胸闷并左侧肢体麻木1月余。1个月前无明显诱因出现胸闷、心慌，伴左侧肢体麻木，某医院诊为"高脂血症"。服用多烯康1月余，效果不明显，近1周胸闷加重，故来就诊。刻下症见：胸闷、心慌，活动后加重，乏力。左侧肢体麻木，嗜睡，二便调。舌质淡，苔薄白腻，脉沉无力。心电图：窦性心律，正常心电图。血脂：胆固醇5.1mmol/L，甘油三酯 4.6mmol/L,低密度脂蛋白 3.2mmol/L,高密度脂蛋白 0.5mmol/L,载脂蛋白 A 1.5g/L,载脂蛋白 B 1.5g/L。颈动脉 B 超示:左颈总动脉分支 1cm 处可见一 3.2cm×2.0cm 的包块。

［辨证］脾肾两虚,痰瘀内阻。

［治法］益气健脾补肾,活血化痰。

［处方］党参20g 茯苓20g 泽泻30g 海藻15g 石菖蒲10g 郁金10g 何首乌30g 山楂30g 熟大黄15g 水蛭10g 水煎服,每日1剂。

二诊:诸症明显缓解,除有轻度乏力外,余症均消失。血脂检查:胆固醇 4.4mmol/L,甘油三酯 1.8mmol/L,低密度脂蛋白 3.0mmol/L,高密度脂蛋白 0.4mmol/L,载脂蛋白 A 1.0g/L,载脂蛋白 B 1.0g/L。

［按］本例为胸痹。患者胸闷、心慌,活动后加重,乏力,左侧肢体麻木,嗜睡,二便调,舌质淡,苔薄白腻,脉沉无力。综观诸脉症,辨证为脾肾两虚,痰瘀内阻。湿困脾土,上蒙清窍,故而嗜睡胸闷,乏力;痰湿阻络则肢体麻木,以健脾祛湿醒脾入手,兼以祛痰湿、通经络之品治之。治法为益气健脾补肾,活血化痰,方中以党参、茯苓、何首乌健脾补肾,水蛭活血化瘀通络,泽泻、海藻、山楂、熟大黄化痰利湿。

6. 心力衰竭案(一)

杜某,男,60岁。2000年7月15日初诊。

有冠心病史10余年,陈旧性广泛前壁心肌梗死6年,近2年来渐次出现夜间阵发性呼吸困难、心悸、双下肢浮肿、口唇发绀,平素服用地高辛0.25mg,每日1次,间断应用氢氯噻嗪,每日1次,症状有所缓解,但仍时有气短、心悸、双下肢浮肿,近1周来因劳累诸症加重,遂来就诊。就诊时精神倦怠,呼吸困难,胸闷气短,心悸,动则加重,咳嗽,咳泡沫痰,尿少,发绀,双下肢浮肿,腹胀,纳差。查体:血压120/80mmHg,心率110次/分,两下肺可闻及中小水泡音,双下肢浮肿。舌体胖而淡黯,舌下脉络青紫,苔白而水滑,脉沉细而数,按之无力。

［辨证］气虚血瘀水停。

［治法］益气活血,泻肺行水。

［处方］党参30g 生黄芪30g 泽兰15g 车前子15g(包煎)

猪茯苓各15g　桑白皮20g　葶苈子30g　赤芍15g　益母草12g　白果10g　苏子梗各10g　桂枝6g　7剂,水煎服,每日1剂。

二诊:精神转佳,诸症均有好转,心率降为88次/分,两下肺偶可闻及湿啰音,饮食大增,原方继进7剂,诸症悉平,予益气活血、健脾温肾之剂调理善后。

[按]本例患者心病日久,心气虚,心阳衰微,致脾肾阳虚,活动则胸闷、心悸、气短;脾肾阳虚,脾失健运,则纳差、腹胀;水液运化不利、温煦不足则双下肢浮肿、尿少;寒水射肺可出现咳嗽,咳泡沫痰;心主血脉,心气虚,则血脉运行不畅,易形成血瘀,可见发绀,舌质淡黯,舌下脉络青紫。党参、生黄芪益气;桂枝、炮附子温阳;车前子、猪茯苓、桑白皮、葶苈子健脾、泻肺利水;泽兰、赤芍、益母草活血通脉;白果、紫苏子、苏梗降气平喘。

7. 心力衰竭案(二)

赵某,女,50岁。2004年9月2日初诊。

有冠心病史10余年。近1年来出现夜间阵发性呼吸困难,坐起后可缓解,自觉发作时心律不齐,心悸,乏力,双下肢发胀,口唇发绀,时有气短,近半个月来因劳累诸症加重,遂来就诊。就诊时精神倦怠,呼吸困难,胸闷气短,心悸,动则加重,乏力,发绀,双下肢发胀,纳差,大便秘结,夜寐欠安。查体:血压105/80mmHg,心率88次/分,两下肺底可闻及细小水泡音。舌体胖而淡黯,有齿痕,苔薄白,脉沉细,按之无力。

[辨证]气虚血瘀水停。

[治法]益气活血利水。

[处方]党参15g　生黄芪20g　泽兰15g　车前子15g(包煎)　猪茯苓各15g　葶苈子15g(包煎)　丹参20g　红花10g　桃仁10g　磁石30g(先煎)　远志10g　炒酸枣仁10g　郁金10g　枳壳10g　赤芍15g　7剂,水煎服,每日1剂。

二诊:药后夜间阵发性呼吸困难明显缓解,心慌减轻,睡眠好转,两下肢发胀,下垂时加重,食欲好,二便正常,苔薄白,舌质紫黯,脉沉细,血压115/80mmHg,心率92次/分,两下肺底可闻及细小水泡音。

[处方]党参15g　生黄芪20g　桑白皮12g　泽兰15g　车前子

15g(包煎) 猪茯苓各15g 葶苈子15g(包煎) 丹参20g 赤白芍各10g 鸡血藤30g 灵磁石30g(先煎) 远志10g 炒酸枣仁10g 合欢皮20g 夜交藤30g 郁金10g 枳壳10g 7剂,水煎服,每日1剂。

三诊:夜间阵发性呼吸困难未再发作,心慌缓解,两下肢发胀减轻,食欲好,二便正常,睡眠梦多,苔薄白,舌质紫黯,脉沉细,血压110/70mmHg,心率76次/分,左下肺底可闻及细小湿啰音。

[处方]党参15g 生黄芪20g 桑白皮12g 泽兰15g 车前子15g(包煎) 猪茯苓各15g 葶苈子15g(包煎) 桃仁10g 红花10g 鸡血藤30g 木瓜10g 生龙牡各30g(先煎) 远志10g 炒酸枣仁10g 合欢皮20g 郁金10g 枳壳10g 7剂,水煎服,每日1剂。

[按]本例患者为喘证。系心病日久,心气虚,心阳衰微,致脾肾阳虚,活动则胸闷、心悸、气短;脾肾阳虚,脾失健运,则纳差;水液运化不利、温煦不足则双上肢发胀;心主血脉,心气虚,则血脉运行不畅,易形成血瘀,可见舌质紫黯。证属气虚血瘀水停。方中以党参、生黄芪益气;车前子、猪茯苓、桑白皮、葶苈子健脾、泻肺利水;丹参、赤芍、白芍、鸡血藤、郁金、枳壳活血通脉,远志、炒酸枣仁、合欢皮、夜交藤养心安神。

8. 心律失常案(一)

李某,男,54岁。2009年9月18日初诊。

患者于2年前因生气发现心悸不适,去北京某医院查心电图为频发室性早搏,用西药治疗后,症状减轻,早搏明显减少。3个月后,心悸复发,曾服西药效果不明显,故来就诊。诊断为心律失常(频发室性早搏),经治疗,效果不明显。近1个月来,病情加重,自觉心悸,轻度胸闷,收入院治疗。现患者心悸,胸闷,头晕,眠差,无心绞痛及其他不适,舌胖质淡,边有齿痕,苔薄白,脉细结代。心率74次/分,心律不齐,早搏12次/分,血压140/90mmHg。

[辨证]气阴两虚,气滞血瘀。

[治法]益气养阴,活血宽胸复脉。

[处方]党参20g 丹参20g 麦冬15g 生地黄15g 红花10g

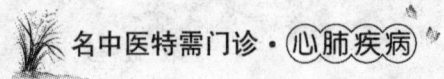

郁金20g 五味子12g 瓜蒌12g 薤白10g 高良姜10g 柏子仁12g 甘草6g 珍珠母30g 20剂,水煎服,每日1剂。

二诊:患者服药后,胸闷、心悸明显减轻,纳眠好,舌质胖质淡,苔白,脉弦细,心率68次/分,心电图示:1分钟内发现室性早搏1次,血压120/80mmHg。治以养阴疏肝,活血复脉。

[处方]党参30g 麦冬12g 五味子10g 川楝子12g 当归12g 生地黄12g 炒酸枣仁15g 首乌藤30g 丹参30g 苦参15g 柏子仁15g 柴胡12g 郁金12g 姜黄12g 20剂,水煎服,每日1剂。

三诊:患者自我感觉良好,未有明显早搏发作,一般情况好,带方出院。

[按]该患者有心慌胸闷、舌质淡胖、边有齿痕、脉结代等表现,证属气阴两虚、气滞血瘀,而以气虚气滞明显。心主血脉,心之合脉也,气血充足则血脉流通,心得血养;气血不足,则易发气滞,气滞则血行不畅,又致血瘀,脉行不利,发生心律失常。因此,治疗应以益气养阴为本,活血宽胸复脉为标。药用党参、麦冬、五味子益气养阴;瓜蒌、薤白、郁金理气宽胸,桂枝、高良姜温通血脉,丹参、红花活血化瘀,柏子仁、生地黄、珍珠母、炙甘草养阴复脉。服药后,病情明显缓解。

9. 心律失常案(二)

王某,男,61岁。2004年2月18日初诊。

阵发性心悸伴胸闷6年,加重2个月。患者6年前因惊吓出现心悸,当时未予重视,2年后,因劳累后心悸加重,伴胸闷,于当地医院诊断为"冠心病,频发房性早搏,阵发性房颤",住院予硝酸甘油、复方丹参片、异山梨酯、硝苯地平等药物治疗2个月,病情好转出院。出院后病情尚稳定,2个月前因劳累,病情加重,心悸、胸闷时作,持续20分钟左右,服硝酸甘油、速效救心丸能缓解,在当地医院就诊,动态心电图提示阵发性房颤、频发房早,住院治疗1个月,静脉滴注硝酸甘油、复方丹参注射液、口服维拉帕米、异山梨酯等,病情未见明显好转,遂来诊。现患者阵发心悸,胸闷乏力,气短,口干口苦,大便干,小便正常,舌质淡黯,苔薄黄,脉细数。

[辨证]气虚血瘀,热扰心神。

[治法]益气清心,活血化瘀安神。

[处方]党参20g 黄芪20g 黄连20g 干姜6g 炒蒲黄30g 鬼箭羽20g 远志6g 三七粉3g(分冲) 半夏10g 灵磁石30g(先煎) 琥珀粉3g(冲服)

上方加减治疗40天,心悸胸闷消失,体征全无,舌淡苔薄白,脉细。动态心电图示偶发房早,无阵发性房颤。考虑患者病情缓解,可以出院,出院后以上方为丸,继续服用。

[按]本例患者,病久耗气,气虚,气机不畅,郁而化热,热扰心神;病久入络,瘀血丛生,形成气虚血瘀、热扰心神之证。治以益气清热,活血化瘀安神。以党参、黄芪益心气;黄连、干姜辛开苦降,斡旋气机,鬼箭羽、炒蒲黄、三七粉活血化瘀;灵磁石、远志、琥珀粉安神定志;半夏、干姜防苦寒伤胃。诸药共用,效果良好。

10. 病态窦房结综合征案(一)

张某,女,38岁。1999年9月30日初诊。

头晕伴胸闷半年,加重1个月。患者于半年前因外感发热,体温达38℃,1周后感觉头晕、胸闷心悸、乏力,曾在某医院诊治,发现"心动过缓",服用阿托品后,心率可以达到50次/分,平时心率波动于36～45次/分。阿托品试验,静脉注射阿托品2mg后,心率最高达56次/分。近1个月来病情加重,头晕欲倒,胸闷心慌,乏力畏冷,舌质淡,苔白腻,脉沉迟结代,心率39次/分,心律不齐。心电图示:心率39次/分,窦性与结性心律交替,偶发室性、房性及结性期前收缩。

[辨证]心脾肾阳虚。

[治法]益气温阳。

[处方]党参25g 黄芪25g 升麻10g 柴胡6g 白术10g 陈皮12g 干姜10g 鸡血藤12g 炙麻黄10g 仙灵脾20g 甘草6g 川附片12g 水煎服,每日1剂。

二诊:上方服用5剂后,心率较前增加,晨起可达45～55次/分,早餐后最高达70次/分,上方继服。上方加减服用2个月后,心率维持在50～60次/分,结性心率减少,病人症状消失。

[按]本例病人心率缓慢达36次/分,心律不齐,头晕欲倒,胸闷心

慌,舌质淡,脉迟结代,证属心脾肾阳虚,治以益气温阳,处方以党参、黄芪益气健脾;升麻、柴胡提升清阳,鼓动血脉;麻黄、附子、仙灵脾、干姜补阳气以助心脉;陈皮、白术健脾;鸡血藤养血活血。故本方加减使用2个月,病情明显好转。

11. 病态窦房结综合征案(二)

于某,男,44岁。2003年4月16日初诊。

头晕、心慌2年。患者2年前无明显诱因出现头晕、心慌,同时出现心律不齐,心率40~49次/分,以后有经常晕倒史。心电图示:窦性心动过缓,窦房阻滞。2周前做阿托品试验,心率最高达57次/分,某医院诊断为病态窦房结综合征。现患者头晕心慌,畏寒下肢冷,夜尿多,舌胖质淡苔薄白,脉沉弱迟代,心律不齐,有较长间歇。心率46次/分,血压90/60mmHg。

[辨证] 脾肾阳虚。

[治法] 健脾温阳,补肾复脉。

[处方] 党参25g 黄芪25g 白术12g 升麻6g 柴胡10g 炙麻黄10g 巴戟天12g 菟丝子12g 干姜6g 陈皮12g 金樱子12g 川附片10g 红花10g 炙甘草10g 水煎服,每日1剂。

二诊:服药1个月后,精神好转,头晕减轻,心率较前增加,一般在50次/分,舌胖苔白,脉沉缓。心率66次/分,血压120/64mmHg。仍宗上法,加强补肾之力。

[处方] 党参25g 黄芪25g 白术12g 升麻6g 柴胡10g 炙麻黄10g 巴戟天12g 菟丝子12g 干姜10g 补骨脂15g 女贞子12g 川附片10g 陈皮12g 炙甘草6g 红花10g 水煎服,每日1剂。

三诊:患者精神好,头晕基本消失,能坚持长时间讲话,心率在50次/分以上。舌质正常,苔白,脉沉弦。心率65次/分,血压110/70mmHg。效不更方。

[处方] 党参25g 黄芪25g 白术12g 升麻6g 柴胡10g 炙麻黄10g 巴戟天12g 菟丝子18g 干姜12g 细辛3g 乌血藤25g 川附片10g 葛根18g 炙甘草10g 红花10g 水煎服,每日1剂。

[按]本例患者有头晕心慌,经常晕倒,畏寒肢冷,心率慢,血压低,有较长时间窦性停搏及窦房阻滞,舌质淡胖,脉迟结代,证属脾肾阳虚,以补中益气汤、四逆汤、五子衍宗丸等化裁治疗后,头晕基本消失,心率在50次/分,血压平稳。以后继服巩固疗效,随访5年,病人一般情况好,已经停服中药近3年,坚持正常工作,未出现明显症状。

12. 病态窦房结综合征案(三)

谢某,男,57岁。2005年1月16日初诊。

1年前无明显诱因出现心慌、乏力,未经正规治疗。1个月前患者回家途中发生晕厥,立即送往协和医院,查心电图:窦性心动过缓,心率42次/分,阿托品试验(+)。诊为"病态窦房结综合征",建议安装起搏器。患者拒绝,慕名来诊。自述其每日自测心率波动于39~65次/分,静止时尤其夜间心率慢,活动后心率可达到60次/分以上。现患者偶感心慌,并觉左胸憋闷,呈阵发性,乏力,眩晕,畏寒,夜寐欠佳,食欲正常,小便频,大便正常。查心率48次/分,血压130/75mmHg。舌胖有齿痕,质黯,苔薄白,脉沉缓。当日查24h心电图示:①窦性心动过缓伴心律不齐(窦房结内游走节律),最慢心率37次/分,最快心率67次/分;②窦性停搏(最长2.37s,R-R间期>2.0s,98个/24h);③偶发房早,偶见成对出现(单发25个/24h,成对1个/24h,次连发1个/24h);④偶发室性早搏,可见间位室早(单发28个/24h)。

[辨证]心肾阳虚,血脉瘀滞。

[治法]温补心肾,活血复脉。

[处方]党参15g 黄芪15g 炙麻黄10g 淫羊藿20g 补骨脂10g 川芎10g 红花10g 郁金10g 枳壳10g 巴戟天10g 菟丝子20g 麦冬10g 合欢皮20g 远志10g 炒酸枣仁10g 炙甘草6g 水煎服,每日1剂。

以此方为基础加减用药治疗3个月后,患者自述60次/分以上心率较前明显增多,活动后可达80次/分。已无乏力及眩晕感,精神体力增强,无明显不适感。查24h心电图示:①窦性心率,最慢心率50次/分,最快心率83次/分;②窦性停搏1个,最长2.0s③偶发房早,24个/24h;④偶发室性早搏,13个/24h。患者信心倍增。嘱其继续服药以巩固维持。

[按]患者心慌，胸憋闷，眩晕，畏寒，乏力，夜寐不安，小便频，舌胖有齿痕，质黯，苔薄白，脉沉缓。辨证为心肾阳虚，血脉瘀滞。以党参、黄芪、炙甘草健脾养心益气；淫羊藿、巴戟天温补肾阳；炙麻黄温阳祛寒复脉；川芎、红花、郁金、枳壳活血化瘀，宽胸理气；补骨脂、菟丝子补肾填精；远志、合欢皮、炒酸枣仁养心安神；麦冬一方面固敛心气，一方面制约温补药的燥性；炙甘草调和诸药。全方共奏益气温阳、活血复脉、养心安神之效，药证合拍，取效明显。

13. 病毒性心肌炎案（一）

赵某，女，14岁。2008年8月12日初诊。

10日前外感发热，咽痛咳嗽，继而自觉胸闷、心慌、心悸、乏力，大便燥结。心电图不正常。某医院诊断为心肌炎。检查：舌边尖赤，苔白，脉细数结代，咽红，扁桃体Ⅱ°肿大，心律不整，可闻早搏5～7次/分，心率120次/分。

[辨证]余热未尽，心气阴两虚。

[治法]益气养阴，清热解毒。

[处方]生地黄24g　玄参18g　大青叶15g　板蓝根15g　金银花15g　党参18g　川芎12g　藿香12g　柏子仁9g　石菖蒲12g　瓜蒌24g　苦参15g　炙甘草9g　珍珠母30g　水煎服，每日1剂。

二诊：药后心慌、心悸明显减轻，大便已通，舌尖略红，苔薄白，脉细数，心律齐，未闻及早搏，心率90次/分。宗上方加生黄芪24g，去藿香、瓜蒌，继服7剂。

三诊：药后自觉无不适感，心律整，未闻早搏，心率82次/分，舌质正常，苔薄白，脉细，咽部轻度充血，心电图仍有T波改变。上方去大青叶、石菖蒲和苦参，加用生黄芪18g，当归9g，炒酸枣仁12g，麦冬12g，茯苓12g，五味子9g，继续服用12剂。

四诊：药后自觉无不适感，复查心电图恢复正常。继服上方，巩固疗效。

[按]本例患儿因外感发热后，发生心悸、心慌、胸闷、乏力感，心电图不正常，心率快，早搏，舌尖红苔白，脉细数结代，诊断"心肌炎"，属中

医"心悸"。外感后余热未尽,热毒内陷心包,损耗心阴心气,致心悸、心慌、胸闷、脉细数结代。给予清热解毒,以驱热邪为主,益气养阴以扶正。热毒清除,咽不红、舌质正常后予以补心丹加减,扶正固表,养血育阴,少加清热之品,继续治疗至心电图恢复正常。

14. 病毒性心肌炎案(二)

张某,女,22岁。2000年3月2日初诊。

患者因自然流产后,有低热咽痛,关节痛,活动后心悸气短、胸闷,心率快(120~140次/分),某医院做心电图有广泛ST-T改变,诊断为心肌炎,曾服激素及中药治疗,一度症状好转,因劳累后复发,心率130次/分,心律齐,舌质淡红,苔黄腻,脉细数,心电图广泛ST-T改变,西医诊断为"心肌炎"。

[辨证] 气阴两虚,余热未尽。

[治法] 益气养阴,清热宁心。

[处方] 党参25g 北沙参25g 玄参15g 生地黄15g 麦冬15g 莲子心10g 远志10g 酸枣仁10g 败酱草25g 大青叶18g 珍珠母30g 石菖蒲12g 甘草10g 水煎服,每日1剂。

二诊:药后心悸、胸闷有好转,但活动后仍明显,心率120次/分,乏力,睡眠差,脉沉细,舌质淡红,苔白,继服上方7剂。

三诊:药后心悸减轻,活动后胸闷,心率最快100次/分,舌质正常,苔薄白,脉沉细,心率80次/分,继用前方治疗7剂。

四诊:患者服药后仅在活动后心率略快,安静时心率70次/分,心电图已正常,带药出院,巩固治疗。

[按] 本例流产后心气受损,又感风寒时邪,邪毒内陷心包,耗伤心阴心气,心失所养,心气不足,则心悸气短;胸阳不振则胸闷不舒,证属气阴两虚,余热未尽。给予益气养阴、清热解毒宁心之剂。党参益气;沙参、麦冬、生地黄、玄参养阴;败酱草、大青叶清余热毒邪;莲子心清心热;远志、石菖蒲清心化浊、去痰安神;酸枣仁、珍珠母养心安神。

15. 病毒性心肌炎案(三)

张某,男,33岁。2006年5月15日初诊。

心悸、胸闷、胸部隐痛、乏力7天。自述2周前患外感发热,之后逐渐有心慌、胸闷、心悸、胸痛、乏力感,近数日加重。医院诊断"心肌炎"。检查:舌尖红,苔白,咽部充血明显,扁桃体Ⅱ°肿大,脉细数,心率110次/分,心律齐。

[辨证] 外感时邪疫气,热毒内陷心包,损耗心阴心气。

[治法] 清热解毒,佐益气活血。

[处方] 丹参18g 玄参15g 生地黄15g 金银花15g 连翘12g 黄芩15g 薤白15g 瓜蒌18g 大青叶12g 郁金18g 柏子仁9g 麦冬12g 党参18g 炙甘草9g 水煎服,每日1剂。

二诊:药后心悸、胸闷减轻,咽充血,舌质正常,苔薄白,脉细,心率90次/分,继用前方7剂。

三诊:药后胸闷、心悸完全缓解,乏力感减轻。舌质正常,苔薄白,脉细。上方加用生黄芪30g,枸杞子12g,女贞子12g。水煎服,每日1剂。

四诊:药后自觉无何不适感,体力恢复正常,心电图正常,舌质正常,苔薄白,脉细,心率82次/分。宗上方去瓜蒌、薤白,加当归9g,白术9g,茯苓9g,继服。

[按] 患者半月前外感发热,之后逐渐发生心悸、胸闷、胸痛、乏力。心电图不正常,诊断"心肌炎"。咽赤,舌尖红,脉细数,证属邪毒内陷心包,余邪未尽,耗伤心阴心气,给予益气养阴、清热解毒之剂。党参、麦冬、玄参、生地黄、柏子仁益气养阴宁心;金银花、连翘、黄芩、大青叶清除余热;瓜蒌、薤白、郁金宽胸理气。服14剂后,心悸、胸闷完全缓解,体力增加,心电图正常,再给予益气固表、健脾补肾之剂,如生黄芪、女贞子、枸杞子、茯苓、白术,当归、丹参养血活血,以巩固疗效,预防感冒,增加抵抗力。

16. 冠心病案(一)

赵某,女,50岁。2004年9月2日初诊。

胸闷、胸痛反复发作4个月。自述近4个月胸憋闷,行走时间较长及饱食时明显,有时胸痛,心慌,乏力,气短,腿软,双下肢及上肢胀,食欲好,大便干燥,苔薄白,舌质紫黯,舌体胖,脉沉无力。血压:110/70mmHg,心率:76次/分,动态心电图检查:未见ST-T改变及心律失常,运动平板试验阴性。心电图检查(发作时):窦性心律,ST-T 改变,$V_4 \sim V_6$ ST 段略下移。

[辨证]气虚血瘀。

[治法]益气活血。

[处方]党参15g 黄芪20g 丹参20g 赤白芍各15g 红花10g 桃仁10g 郁金10g 枳壳10g 泽兰15g 灵磁石(先煎)30g 远志6g 炒酸枣仁10g 车前子(包煎)20g 牛膝10g 水煎服,每日1剂。

二诊:药后乏力、腿软减轻,仍胸憋闷、心慌,眠尚可,食欲好,二便正常,苔薄白,舌质黯,舌胖有齿痕,脉沉细无力。血压:120/80mmHg,心率:88次/分。

[处方]党参15g 黄芪15g 红花10g 桃仁10g 郁金10g 枳壳10g 川芎10g 薤白10g 灵磁石30g(先煎) 远志6g 炒酸枣仁10g 珍珠粉0.6g(冲服) 半夏曲10g 陈皮6g 焦三仙各10g 白术10g 水煎服,每日1剂。

三诊:药后胸部憋闷好转,无胸痛,乏力、手胀减轻,心悸,夜间尤甚,可因心跳而醒,食欲好,大便偏干,舌黯,舌体胖有齿痕,苔薄白,脉沉无力。

[处方]党参15g 黄芪20g 麦冬10g 五味子10g 丹参20g 红花10g 桃仁10g 赤白芍各15g 郁金10g 枳壳10g 灵磁石30g(先煎) 远志6g 炒酸枣仁10g 泽兰10g 车前子15g(包煎) 水煎服,每日1剂。

[按]本例为胸痹。胸憋闷,行走时间较长及饱食后明显,有时胸痛,心慌,乏力,气短,腿软,双下肢及上肢胀,食欲好,大便干燥,苔薄白,舌质紫黯,舌体胖、边有齿痕,脉沉无力,证属气虚血瘀,胸阳不振,治疗用益气活血,温通胸阳。方中以党参、黄芪益气;薤白温通心阳;丹参、川芎、红花、桃仁活血化瘀;远志、炒酸枣仁养心安神。

17. 冠心病案(二)

姜某,女,55岁。2008年3月19日初诊。

左胸痛发作1周,既往有高血压、冠心病史,无明显诱因出现左胸痛,呈阵发性发作,胸憋闷,乏力,气短,心慌,颜面胀热,两眼发热干涩,食欲不佳,多食则胃脘胀满,大便干燥,睡眠尚可,舌淡暗,苔薄腻微黄,脉细弦。血压:145/80mmHg,心率:66 次/分。

[辨证]肝肾不足,肝阳上亢,痰瘀阻络。

[治法]平肝潜阳,补益肝肾,活血祛痰。

[处方]钩藤15g　菊花10g　夏枯草12g　炒栀子10g　女贞子10g　墨旱莲10g　赤白芍各15g　郁金10g　枳壳10g　当归15g　片姜黄10g　半夏曲10g　灵磁石30g(先煎)　炒莱菔子12g　炒谷稻芽各10g　全瓜蒌30g　太子参15g　水煎服,每日1剂。

二诊:药后左胸痛消失,有时胸闷憋气、乏力减轻,活动时仍胸部憋闷,两眼干涩,食欲不佳,食后胀满消失,大便已1次/日,不干,睡眠尚可,舌胖有齿痕,苔腻微黄,脉沉弦。血压 150/80mmHg,心率 92 次/分。

[处方]钩藤15g　菊花10g　夏枯草12g　炒栀子10g　女贞子10g　墨旱莲10g　红花10g　郁金10g　枳壳10g　当归15g　桃仁10g　片姜黄10g　半夏曲10g　鸡内金19g　焦三仙各10g　全瓜蒌30g　水煎服,每日1剂。

三诊:药后左胸痛、胸闷憋气、乏力减轻,有时胸闷憋气,心慌、两眼干涩亦减轻,食欲好,二便正常,舌黯,苔薄白腻,脉沉无力。血压 130/80mmHg,心率82 次/分。

[处方]钩藤15g　菊花10g　潼白蒺藜各10g　当归12g　女贞子10g　红花10g　墨旱莲10g　灵磁石30g(先煎)　丹参20g　川芎10g　郁金10g　片姜黄10g　枳壳10g　远志6g　炒酸枣仁10g　全瓜蒌30g　水煎服,每日1剂。

[按]本例为胸痹。证属肝肾不足,肝阳上亢,痰瘀阻络,则胸闷、胸痛。治疗以平肝潜阳,补益肝肾,活血祛痰。方中以钩藤、菊花、夏枯草、炒栀子平肝潜阳,女贞子、墨旱莲补益肝肾,赤白芍、郁金、枳壳、当归、片姜黄活血化瘀养血,半夏曲、全瓜蒌化痰祛湿,炒莱菔子、炒谷稻芽健脾开胃。尤其是饱食后心痛发作者,更当和胃消导,加强脾胃消磨腐熟功能方能取效。

18. 冠心病案(三)

吕某,女,70岁。2004年11月22日初诊。

胸痛反复发作2个月,既往史:高血压病、冠心病。自述近2个月胸痛向后背放射,窜及左胁痛,疼痛难忍,情绪波动时明显,两眼干涩,乏力,面部浮肿,食欲不佳,不烧心,不反酸,小便正常,大便1周1次,睡眠尚可。检查:苔薄白腻,舌胖有齿痕,脉沉。血压150/80mmHg,心率76次/分,心电图检查:窦性心律,ST-T改变,Ⅰ、aVL T波低平,$V_3 \sim V_5$ 双向。

[辨证]肝郁气滞,痰瘀阻络。

[治法]疏肝理气,活血化痰。

[处方]柴胡10g 川楝子10g 当归10g 赤白芍各15g 片姜黄10g 郁金10g 枳壳10g 牡丹皮10g 半夏曲10g 茯苓10g 白术10g 焦三仙各10g 泽兰15g 水煎服,每日1剂。

二诊:药后胸痛减轻,偶尔胸痛彻背,自觉站立不稳,头晕,午后心慌,颈项强痛,食欲有增,二便正常,舌胖有齿痕,苔薄白腻,脉沉,血压150/70mmHg,心率76次/分。

[处方]柴胡10g 郁金10g 枳壳10g 当归10g 赤白芍各15g 片姜黄10g 薤白10g 瓜蒌30g 川芎10g 羌活10g 葛根15g 钩藤15g 灵磁石30g(先煎) 远志6g 炒酸枣仁10g 珍珠粉0.6g(冲服) 茵陈20g 车前子15g(包煎) 泽兰15g 水煎服,每日1剂。

三诊:左胸痛连及左腋下,伴有胸痛彻背,呈持续性疼痛,持续1天半,心慌减轻,仍头晕,食欲好,二便正常,苔薄白腻,舌胖有齿痕,脉沉。血压130/60mmHg,心率76次/分。

[处方]柴胡10g 郁金10g 枳壳10g 当归10g 赤白芍各15g 片姜黄10g 薤白10g 瓜蒌30g 丹参20g 红花10g 钩藤15g 菊花10g 夏枯草12g 炒栀子10g 淡豆豉10g 水煎服,每日1剂。

四诊:药后左胸痛及左腋下、后背疼痛明显减轻,心慌减轻,活动后明显,仍有时头晕,食欲好,二便正常,夜寐安,苔薄白腻,舌胖有齿痕,脉沉。血压130/60mmHg,心率70次/分。

[处方]柴胡10g 川楝子10g 郁金10g 当归10g 赤白芍各15g 片姜黄10g 薤白10g 瓜蒌10g 川芎10g 红花10g 钩藤15g 夏枯草12g 灵磁石30g(先煎) 远志6g 炒酸枣仁10g 水煎服,每日1剂。

五诊:药后左胸痛及左腋下、后背疼痛缓解,心慌减轻,偶尔有头晕,食欲好,二便正常,夜寐安,苔薄白腻,舌胖有齿痕,脉沉,血压130/60mmHg,心率64次/分。仍宗上法,上方加葛根,继服7剂以巩固疗效。

[按]本例为胸痹。患者胸痛向后背放射,窜及左胁痛,疼痛难忍,情绪波动时明显,两眼干涩。患者情绪波动时发作,情志所伤,气机不利,久则气滞血瘀,瘀阻于心系脉络则发胸痹;肝郁气滞,久则脾气虚弱,运化不利,痰湿内生,而出现乏力,面部浮肿,食欲不佳;苔薄白腻,舌胖有齿痕,脉沉为脾虚痰湿内生表现,故本例为胸痹,证属肝郁气滞,痰瘀阻络。立法以疏肝理气,活血化痰。方中以柴胡、川楝子疏肝理气,当归、赤芍、白芍、片姜黄、郁金、枳壳、牡丹皮理气活血,半夏、茯苓、白术健脾化湿,焦三仙健脾开胃。肝郁气滞,易灼伤肝阴,故常予养血柔肝,以使肝疏泄条达功能恢复,尤其是肝肾阴虚之女性或更年期女性,必在滋阴养血基础上疏肝。

19. 冠心病案(四)

翟某,男,62岁。2001年3月2日初诊。

心前区疼痛反复发作2年。近半年来疼痛加重,且发作频繁,每日疼痛发作4~5次,每次疼痛持续10~20分钟,常含"硝酸甘油"才能缓解,在某医院确诊为"冠心病心绞痛",现来要求中医治疗。刻下症:心前区疼痛向后背放射,多次发作,背如伏冰,手足凉,乏力气短,夜尿频。检查:舌紫暗,有瘀斑,脉沉紧。心电图检查:窦性心律,ST-T改变,Ⅰ、Ⅱ、Ⅲ、aVL、aVF导联下移,T波Ⅰ、aVL导联倒置,Ⅲ、aVF双向。

[辨证]心肾阳虚,胸阳不振。

[治法]温补心肾,通阳止痛。

[处方]党参15g 黄芪15g 桂枝10g 荜茇10g 丹参20g 瓜蒌10g 薤白10g 赤芍15g 鸡血藤30g 补骨脂10g 胡芦巴10g

水煎服,每日1剂。

二诊:心前区疼痛偶发,且呈隐痛,背部略温,手足温,精神体力均较前好转,夜尿次数减少,舌紫黯,有瘀斑,脉沉紧,上方又进7剂。

三诊:心前区疼痛未发作,背温,可以去买菜,不感疲乏,夜尿1~2次,以此方配成丸药继服以巩固疗效。

[按]本例为胸痹。心前区疼痛反复发作,近半年来,疼痛加重,且发作频繁。刻下症:心前区疼痛向后背放射,多次发作,背如伏冰,手足凉,乏力气短,夜尿频,舌紫黯,有瘀斑。患者为心肾阳虚,胸阳不振,血脉失于温运,血流不畅,痹阻于心系脉络则发为胸痹。立法以温补心肾,通阳止痛。方中以党参、黄芪、桂枝益气温阳,瓜蒌、荜茇、薤白温通胸阳,补骨脂、胡芦巴温补肾阳,丹参、赤芍、鸡血藤活血化瘀。

20. 冠心病案(五)

赖某,女,54岁。2002年9月2日初诊。

心前区疼痛反复发作2年,加重1周。患者高血压病史已15年,血压最高220/110mmHg。患者形体肥胖,素食肥甘。2年前突然胸骨后呈闷痛,伴汗出,即到某医院住院治疗2月余,此后血压未再升高,经常维持在130/90mmHg。出院后常服"异山梨酯"、"双嘧达莫"、"冠心苏合丸"等。近1周来疼痛加重,每日发作4~5次,有时伴汗出,每次疼痛持续10分钟左右,胸满憋闷,食欲不振,时有恶心,嗜睡,大便正常,小便黄少,苔黄厚腻,脉弦滑小数。心电图检查:窦性心律,陈旧前壁心肌梗死。

[辨证]湿热阻遏,胸阳不振。

[治法]清热化湿,通阳活血止痛。

[处方]全瓜蒌10g 半夏10g 黄连10g 茯苓10g 厚朴10g 炒栀子10g 枳实10g 薤白10g 丹参20g 赤芍15g 红花10g 石菖蒲10g 藿香10g 佩兰10g 水煎服,每日1剂。

二诊:胸痛减轻,呈闷痛,无汗出,每日疼痛1次,不恶心,不嗜睡,仍食欲欠佳。苔薄腻微黄,脉弦滑,上方去红花加焦三仙各10g,又进5剂。

三诊:心前区疼痛偶发,且呈隐痛,背部略温,手足温,精神体力均

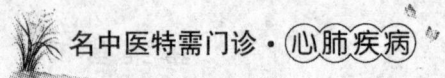

较前好转,夜尿次数减少,舌紫黯,有瘀斑,脉沉紧,上方又进7剂。

四诊:心前区疼痛未发作,背温,可以去买菜,不感疲乏,夜尿1~2次,以此方配成丸药继服以巩固疗效。

[按]本例为胸痹。患者心前区疼痛反复发作2年,加重1周。患者为高血压,形体肥胖,素食肥甘,素体阴虚肝旺,且习惯进食肥甘,故易生湿化热,湿热上泛,阻遏心阳,血脉失于温运,血流不畅,痹阻于心系脉络则发为胸痹。湿热内蕴,脾阳不振则患者表现为食欲不振,时有恶心,苔黄厚腻,脉弦滑小数。该患者证属湿热阻遏,胸阳不振。立法以清热化湿,通阳活血止痛。方中以全瓜蒌、半夏、黄连、茯苓健脾清热化湿,厚朴、枳实理气,薤白、石菖蒲通阳散结,丹参、赤芍、红花活血化瘀,藿香、佩兰芳香化湿,佐瓜蒌、黄连、半夏共进化湿醒脾之功。

21. 中风案(一)

原某,男,84岁。2000年7月2日初诊。

3年内有2次脑梗死病史,原有高血压病史10余年,间断服用降压药物治疗。近日自觉醒后头晕、眼花,右腿麻木、沉重,腰酸痛,烧心,饮食可,二便通畅,苔薄白,舌胖大,脉沉弦,尺不足,心率72次/分,两肺未闻干湿啰音,血压180/85mmHg,肢体活动无障碍,但患侧痿软无力。

[辨证]肝肾阴虚,肝阳上亢。

[治法]平肝潜阳,活血通络。

[处方]钩藤15g 菊花10g 夏枯草12g 赤白芍各15g 丹参20g 红花10g 桃仁10g 鸡血藤30g 木瓜10g 地龙10g 杜仲10g 桑寄生15g 怀牛膝10g 半夏曲10g 海螵蛸12g 水煎服,每日1剂。

同时服用降压药:硝苯地平缓释片10mg,每日2次,美托洛尔12.5mg,每日2次。

二诊:药后头晕、眼花、右腿麻木均减轻,烧心已除,食欲好,二便正常,苔薄腻微黄,舌胖大,脉沉弦,心率84次/分,心律齐,两肺未闻干湿啰音,血压160/80mmHg。上方去丹参,加潼白蒺藜、当归、生黄芪。水煎服,每日1剂。

三诊:药后头晕、眼花午后明显,右腿麻木消失,惟右手指麻木,肢体较前有力,已不烧心,食欲好,二便正常,苔薄腻微黄,脉沉弦,心率88次/分,心律齐,两肺未闻干湿啰音,血压130/70mmHg。上方去潼白蒺藜、赤白芍,加川芎、桑螵蛸、虎杖、葛根。继续服用14剂中药,水煎服。

四诊:药后腿麻、腰酸、乏力均减轻。食欲有增,惟头晕,晨起尤甚,眠可,二便正常,夜尿2~3次,苔薄白,脉沉弦、尺不足。心率72次/分,心律齐,两肺未闻及干湿啰音,血压150/80mmHg。上方加金樱子,继续服用14剂,水煎服,每日1剂。

五诊:药后腿麻、腰酸肢软均减轻,头晕、眼花上午重,餐后眼花、腿软,食欲好,二便正常,夜尿3次,苔薄白,舌胖大,脉沉弦、尺不足,心率76次/分,心律齐。两肺未闻及干湿啰音,血压145/80mmHg。继用上方14剂,水煎服。

六诊:进前方14剂后,腿麻、腰酸肢软、乏力诸症均消失,两眼干涩、餐后眼花、腿软均缓解,饮食可,二便通畅,夜尿次数减少,苔薄白,脉沉涩结代,心率84次/分,心律齐,两肺未闻及干湿啰音,血压130/70mmHg。继续服用上方7剂。巩固疗效,改善脑供血。

[按]本例患者年老体弱,脑梗死病史3年,久病气血亏虚,肝肾阴虚,阴血亏虚则阴不制阳,内风动越,则见头晕、眼花、腰酸痛、肢痿软、血压升高;日久气虚运血不畅,致脉络血瘀,经络不和,则右腿麻木,内风夹痰、瘀血上扰清窍则见头沉重;给予平肝泻火,活血通络之剂。钩藤、菊花、夏枯草平肝息风,配以滋补肝肾之品,桑寄生、杜仲补益肝肾、强壮筋骨;怀牛膝兼能活血通络;丹参活血养血,红花、桃仁、赤白芍、川芎活血化瘀;鸡血藤、木瓜活血化瘀通络;地龙兼能息风止痉,活血通络,改善肢体麻木;半夏曲、海螵蛸健脾和胃;潼白蒺藜苦辛,平肝明目。

22. 中风案(二)

李某,男,78岁。2005年8月7日初诊。

右侧肢体麻木1个月,头沉不晕不痛,头皮发紧,饮食可,眠可,尿黄,大便每天1~2次,为成形便,易困倦,舌胖有齿痕,苔薄白腻,脉沉无力。心率72次/分,心律齐,两肺未闻及干湿啰音,血压130/70mmHg,

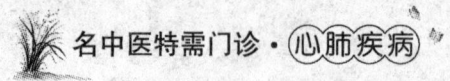

CT提示双基底节腔隙性梗死。

[辨证]风痰瘀血,痹阻脉络。

[治法]健脾和胃,化痰息风,活血通络。

[处方]天麻10g 钩藤15g 葛根15g 川芎10g 半夏10g 白术10g 茯苓15g 丹参20g 红花10g 桃仁10g 鸡血藤30g 生黄芪15g 荜澄茄10g 木瓜10g 地龙10g 水煎服,每日1剂。

二诊:药后右侧肢体麻木减轻,头沉,反酸水,食欲好,睡眠可,尿黄,大便每日1~2次,为成形便,苔薄白腻,舌胖有齿痕,脉沉无力,检查:心率72次/分,血压140/70mmHg。上方加海螵蛸,继续服用14剂。

三诊:药后肢体麻木、头沉、反酸均缓解,食欲好,睡眠可,小便正常,大便每日1次,为成形便。苔薄白腻,舌胖有齿痕,脉沉无力,检查:心率70次/分,血压130/70mmHg。原方继服7剂。

[按]此案为脾胃虚寒、痰湿中阻所致。脾虚运化失职,水湿停留,痰浊内生,日久痰郁互结,携风阳之邪窜扰经脉,而致头沉易困倦、头皮发紧等浊阴上扰之症状。不同于湿热中阻,属于实证。二者共同点为湿浊中阻,清阳不升,浊阴不降。郭教授在辨证用药基础上使用升清药,常用葛根、川芎之类。白术、茯苓健脾燥湿,为治痰之本。天麻甘平,息风止痉,平肝潜阳;钩藤甘微寒,息风止痉,清热平肝,二者为降浊阴药。以黄芪补虚健脾;半夏燥湿化痰,降逆止呕;丹参、红花、桃仁养血活血,化瘀通络;鸡血藤、木瓜、地龙活血通络息风,治疗肢体麻木;舌苔薄白腻,舌胖有齿痕,脉沉无力,考虑为脾阳虚所致,在益气健脾的基础上加用荜澄茄以温阳散寒。

23. 中风案(三)

赵某,男,58岁。1999年12月2日初诊。

半个月前突然出现左侧下肢活动不利,头部CT示:基底前腔梗死。现左侧肢体活动不利,左颜面、嘴角麻木,嘴角流涎。全身乏力,嗜睡,纳食尚可,大便干燥,排便不畅。小便正常。舌苔薄白,舌质嫩红,脉沉无力。血压130/90mmHg。既往有脑梗死病史。

[治法]补肾健脾,益气活血通络。

[处方]生黄芪15g　葛根15g　川芎10g　红花10g　桃仁10g　地龙10g　桑枝30g　钩藤15g　九节菖蒲10g　郁金10g　白术10g　茯苓15g　天竺黄10g　天麻10g　水煎服,每日1剂。

二诊:药后乏力缓解,仍左颜面、嘴角麻木,嘴角流涎,肢体活动恢复。舌苔薄白,舌质嫩红,脉沉弦,血压120/90mmHg。

[处方]生黄芪15g　党参15g　钩藤15g　菊花10g　生白术30g　生首乌30g　地龙10g　蜈蚣2条　丹参20g　红花10g　桃仁10g　夏枯草12g　菟丝子20g　补骨脂10g　山茱萸10g　水煎服,每日1剂。

三诊:药后乏力明显缓解,左颜面、嘴角麻木,嘴角流涎明显减轻,肢体活动恢复。舌苔薄白,舌质嫩红,脉沉弦,血压120/90mmHg。继续服用上方14剂。

[按]因脾主四肢,在体合肌肉。《素问·痿论》"脾主身之肌肉",脾胃为气血生化之源,全身的肌肉都需要依靠脾胃所运化的水谷精微来营养。《素问·阴阳应象大论》谓"清阳实四肢",脾气健运则四肢的营养充足,活动也轻劲有力。本患者全身乏力,嗜睡,提示气血亏虚,脾失健运。舌质嫩红是脾虚表现。治疗通过健脾增强肌力。九节菖蒲、郁金醒脾开窍;茯苓、白术健脾利湿,增强脾的运化功能。脾阳健运需借助于肾阳的温煦,故用菟丝子、补骨脂、山茱萸补肾加强健脾。中风为内风,故方中用钩藤、菊花、夏枯草平肝息风,蜈蚣、地龙息风止痉。党参、黄芪、生白术、生首乌健脾利湿,促进胃肠蠕动。生黄芪、党参、丹参、红花、桃仁益气活血通络。

24. 肺源性心脏病(一)

张某,男,47岁。2009年9月9日初诊。

咳喘12年。患者于12年前外感后出现咳喘,逐年加重。6年前因敌敌畏气味刺激,病情恶化,在某医院住院诊断为慢性喘息性支气管炎、肺气肿、肺心病。此次咳喘加重1周来诊。刻下症见:咳喘不能平卧,痰白而黏不易咳出,唇舌青紫,苔黄白,两肺布满哮鸣音及水泡音,脉细数,经常用哮喘气雾剂才能缓解片刻。

[辨证]喘咳(外感风寒)。

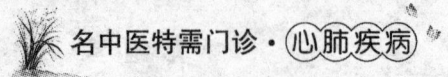

[治法]益气散寒,止咳平喘。

[处方]党参15g 桂枝6g 细辛3g 干姜6g 麻黄5g 白芍12g 五味子6g 瓜蒌12g 白果10g 桑白皮12g 款冬花10g 紫菀10g 甘草6g 生石膏20g(先煎) 水煎服,每日1剂。

二诊:药后咳喘明显减轻,外感已除,精神见好,已不再使用哮喘气雾剂,但有黏痰不易咳出,舌质淡红,苔黄,脉细滑。上方加地骨皮10g,继服12剂。

三诊:近日不慎又感风寒,自觉畏寒,脊背发凉,咳嗽流涕,咳白色泡沫痰,晨起痰浓不易咳出,喘轻。唇略黯,舌质黯红,苔薄白,脉细数。

[辨证]咳喘(外寒内饮)。

[治法]益气温饮,止咳化痰。

[处方]党参18g 桂枝6g 麻黄12g 杏仁10g 细辛3g 干姜6g 桑白皮15g 地骨皮10g 贝母10g 瓜蒌皮10g 甘草10g 水煎服,每日1剂。

四诊:上诊药后1个月未感冒,喘息已止,两肺哮鸣音消失,咳嗽及痰量均减少,体力明显增强,可以散步活动,舌质略黯,苔薄白,脉细。

[辨证]咳喘缓解期(肺肾两虚)。

[治法]益气补肾纳气。

[处方]党参15g 桂枝6g 赤芍20g 麻黄5g 干姜10g 桃仁10g 款冬花10g 白果10g 苏木10g 葶苈子10g(包煎) 川芎12g 补骨脂10g 巴戟天10g

五诊:上方服20剂,未外感,咳、痰均减轻,喘未发作,体力逐渐增强,食欲、睡眠均好转,坚持每天跑步,逐渐增加到每日跑2000米。

[治法]益气温阳,活血滋肾。

[处方]党参20g 桂枝12g 赤芍20g 苏木15g 丹参15g 干姜6g 川芎10g 玉竹20g 玄参10g 葶苈子10g(包煎) 补骨脂15g 巴戟天12g 女贞子15g

六诊:坚持服用上方40余剂,精力体力均较好,很少咳嗽,每天坚持长跑3000米,恢复正常工作。

[按]本病咳喘为慢性喘息性支气管炎、肺气肿、肺心病,首诊时急

性发病1周,痰多喘重不得平卧,为正虚痰浊兼外感风寒之证。初诊以益气散寒治其本,止咳平喘治其标,标本兼治。《景岳全书》曰:"发久者,气无不虚,故于消散中酌加温补,或于温补中加消散,此等症候,当倦倦以元气为念。"故以小青龙加石膏汤为主方散寒解表、温化痰饮,同时加入益气补肺健脾的党参以益气固本,扶助正气,标本同治,收到增强体质,兼以平喘止咳之效,使卫气固,外感亦愈。肺胀的病理因素主要为痰浊水饮与血瘀相互为患,肺、脾、肾亏虚,痰浊水饮内停,自不待言。瘀血的产生,当责之于痰浊内阻,气机不畅,气滞则血瘀。肺胀病人多为慢性病程,反复发作,久病咳喘之人不仅肺、脾、肾脏腑功能亏虚,病久则肺病及心,损及心之阳气,血失心气之推动,瘀阻血脉,痰瘀互阻于内,疾病迁延不愈,可见唇甲发绀,舌质青紫或黯红。《丹溪心法》曰:"肺胀而咳……此痰夹瘀血碍气而病。"可见痰瘀互结作为本病的主要病理因素,并且痰瘀还是加重正虚以及水停、痰阻等病理变化的重要原因,故活血化瘀法在肺胀的治疗中占重要的地位。方中先后佐以川芎、赤芍、桃仁、苏木、丹参等理气活血、化瘀通经,才能使痰瘀共去,咳喘减轻,所以活血化瘀应贯穿于肺胀治疗的始终。复诊中,患者痰黏不易咳出,舌质黯红,苔黄,提示肺内有郁热,酌加少量地骨皮以清肺降火,因为内有郁热时最易外感风寒,而地骨皮甘、淡、寒,善清泄肺热,除肺中伏火,则清肃之令自行,使肺热清又不伤及正气,故应及时应用。三诊后外感症状消失,本着"急则治其标,缓则治其本"原则,以培补正气为要,其中更以益气补肾培元为重。肺主气,肾纳气,肺为气之本,肾为气之根,肺肾金水相连,久病肺脾亏虚,肾气衰惫,肺不主气,肾不纳气,肺肾同治,才能从根本上控制肺胀的反复发作及病情的进一步发展,所以用补骨脂、巴戟天补肾纳气,顾护元气,增强机体抗病能力。

25. 肺源性心脏病案(二)

曹某,女,57岁。2003年8月2日初诊。

咳喘16年。16年前因外感后引起咳喘,以后每年复发,逐年加重。4年前始有咳喘伴心慌气短,下肢水肿,诊断为慢性支气管炎、肺气肿、肺心病,此后间断服用利尿药。1年前病情加重,出现意识障碍,诊断为肺性脑病。此次因外感复发咳喘而入院,刻下症:咳嗽、喘息、痰黄稠不易咳出,乏力自汗,经常感冒。查体:咽部充血,口唇指甲发绀,肺部叩诊过清音,两肺中下部小水泡音及散在喘鸣音,心率96次/分,心律整,下肢水肿。舌质黯紫,苔黄腻,脉沉细数。

[辨证]痰热阻肺,正气不足。

[治法]清肺化痰,佐以益气活血。

[处方]炙麻黄3g 杏仁10g 生石膏30g 紫花地丁15g 蒲公英20g 金银花15g 败酱草10g 鱼腥草20g 生黄芪20g 党参15g 车前子(包煎)10g 丹参20g 当归15g 水煎服,每日1剂。

二诊:药后咳喘气短,唇指青紫均减轻,浮肿消退,两肺啰音减少,心率90次/分,舌黯紫,苔黄,脉细数。继服上方。

三诊:病情平稳,精神好转,安稳状态无气喘、气短,下床活动次数增多,活动后略有憋气感,休息后缓解,食欲好,睡眠佳,舌质暗红,苔薄黄,脉沉细,两肺底少量中小水泡音,心率80次/分,下肢不肿。继续上方加减。

[治法]益气宣肺,清热解毒。

[处方]生黄芪30g 党参20g 杏仁10g 丹参30g 前胡10g 红花10g 地骨皮10g 百部10g 白花蛇舌草30g 紫苏叶6g 当归15g 败酱草30g 大青叶20g

四诊:药后病情一直平稳,活动后轻度气短,咳嗽少,继服上方以巩固疗效。

[按]本例患者为较严重的肺心病,反复发生感染,病情难以控制,以至曾经出现痰蒙神窍、影响神志的肺性脑病,所以及时纠正肺部感染,控制病情发展,对于本例患者尤为重要。本虚与标实同在是肺心病发作期的主要特点,如何掌握用药寒热攻补的分寸,是本例用药的难点所在。经云:"有者求之,无者求之",首先以麻杏石甘汤宣肺平喘泻肺中郁热,重用大量清热解毒药金银花、紫花地丁、蒲公英、败酱草、鱼腥草清热解毒。车前子既清肺化痰止咳,又甘寒利尿以消肿,配合活血化瘀养血的当归、芍药。王清任的《医林改错》中说"血不利则为水",化瘀以利水,使水肿易消。党参、生黄芪益气固表,健脾益肺,生黄芪还有益气利水之功效,甘温与苦寒同用,补益与攻邪并行,使痰祛热解,本固正

复,标本兼顾,而实则以突出攻邪为主。

26. 肺源性心脏病(三)

贾某,男,63岁。2002年1月21日初诊。

患者有咳喘史20余年,加重2周。20年前外感后咳嗽,此后每到冬季受凉后反复咳嗽。15年前始喘,约10年前出现心慌、气短、水肿,曾反复多次住院诊为肺心病。2周前外感受凉后,咳喘加重,痰多,黄白相间有泡沫,喘憋不能平卧,后背怕凉。查体:体温39.5℃,心率100次/分,呼吸26次/分,血压138/88mmHg,双肺可闻及湿啰音及哮鸣音,心律齐,三尖瓣区可闻及Ⅱ级收缩期杂音,双下肢中度水肿。舌质紫黯,苔白,脉滑数。

[辨证]痰瘀互阻,水气凌心。

[治法]清热化痰,佐以益气活血。

[处方]茯苓15g 桂枝9g 白术15g 甘草6g 马尾连12g 瓜蒌18g 半夏12g 杏仁10g 连翘15g 鱼腥草18g 紫花地丁15g 板蓝根30g 丹参30g 黄芪30g 防风10g 荆芥10g 水煎服,每日1剂。

二诊:服上方6剂后,喘咳减轻,痰量减少、仍黏稠,不易咳出,痰量40ml/日,尚感心慌气短,胸闷。查体:体温36.8℃,双肺仍可闻及湿啰音及哮鸣音,心率92次/分,心律整,舌质黯、苔黄腻,脉弦滑,继服上方。

三诊:咳喘减轻,可平卧入睡,痰减少,查体:体温36.6℃,双肺仍可闻及散在湿啰音,心率70次/分,心律整,舌质黯,苔黄腻,脉弦滑。

[处方]黄芪30g 紫花地丁30g 板蓝根30g 丹参30g 连翘30g 桑白皮10g 菊花10g 桔梗10g 羌活10g 杏仁10g 川芎12g 甘草10g 水煎服,每日1剂。

四诊:一般情况好,咳嗽少,气短减轻,食欲好转,睡眠佳;二便调,左腋下可闻少许湿啰音,心率70次/分,心律整,舌质黯,苔白,脉弦滑。病情好转,出院调养。

[按]本例为新感引动伏邪,痰浊内储,郁而化热,痰热壅肺。肺气郁闭,肺气上逆,故喘憋、咳喘;痰阻肺络,血行不畅,故口唇发绀;饮凌

心肺，则心悸气短，不能平卧。《金匮要略》曰："病痰饮者，当以温药和之"，温药有振奋阳气、开发腠理、通行水道的作用，故以苓桂术甘汤使患者表里阳气得以宣通，水饮得化为精微而营贯周身。饮郁化热，咳痰黄白，脉滑数，配合小陷胸汤宽胸开结清痰热。在使用大剂量清热解毒药的同时，加黄芪以益气健脾益肺以扶正，通过扶正以抗邪，在用药中苦寒与甘温得到协调相合。三诊后，咳喘减轻，双肺啰音明显减少，能平卧，说明饮邪已化，此后则以益气宣肺解毒为主调理肺气。

参 考 文 献

1. 唐大眶,江涛,王亚红,等．动脉粥样硬化病变处血管生成与络病的关系初探[J]．中医药学刊,2004,22(6):1098～1099
2. 梁晋普,王亚红．郭维琴教授从脾胃论治冠状动脉粥样硬化性心脏病经验[J]．环球中医药,2011,4(3):223～225
3. 谢连娣,陈立新,王宗华．郭维琴治疗病毒性心肌炎经验[J]．中医杂志,2009,50(6):490～491
4. 谭璐芸,安莉萍．谈郭维琴教授辨治心衰经验[J]．新疆中医药,2000,18(4):51～52
5. 郭维琴．郭维琴临证精华[M]．北京:人民军医出版社,2006:4～7,14～16,26～29,46～48,54～58,82～85,92～99,130～133,139～143,150～154,222～228

（王　源）

翁维良

翁维良，男，汉族，浙江宁波人。1960年毕业于上海医科大学。1960—1962年于北京中医药大学学习中医2年。曾任中国中医科学院西苑医院心血管研究室副主任、主任，中国中医科学院西苑医院副院长，临床药理基地主任，老年医学研究所副所长。现任中国中医科学院首席研究员，科学技术委员会委员、优势病种临床研究专家委员会常务副主任委员，国家药典委员会委员，科技部中医(973)专家组成员，国家食品药品监督管理局新药审评专家，中华中医药学会临床药理学会副主任委员，北京中西医结合学会常务理事，中国保健学会理事，中国医药信息学会心功能学会常委，北京疑难病学会名誉会长，中国微循环学会理事。博士生导师，全国老中医药专家学术经验继承指导老师，获政府特殊津贴。长期从事中医、中西医结合内科心血管病临床、科研、教学工作。

一、医论医话

(一)强调血瘀病机

翁维良教授早年学习西医，之后又学习中医多年，尤其在心血管系统疾病方面有着深刻的理解和深厚的造诣，特别对冠心病的认识别具一格。他在传统医学的基础上，借鉴现代医学的研究进展和诊治思路，对冠心病的病机有着较为明确的认识。现代医学认为，冠心病是因供应心脏本身的冠状动脉管壁形成粥样斑块造成血管腔狭窄，从而导致心脏供血供氧不足而发生的心脏病变。翁维良教授在结合中西医对本病的认识后总结认为，冠心病的中医基础病机离不开血瘀，血瘀证是冠心病的主要证型,治疗冠心病也应该遵循活血化瘀这一基本法则。翁教授多年来潜心研究血瘀证以及活血化瘀治法,在对血瘀证的认识以及活血化瘀治法上,有许多新的见解,为活血化瘀理论在当代的发展和临床应用做出了贡献,尤其是对活血化瘀法治疗冠心病形成了自己独特而有效的治疗方法。

1. 血瘀证的形成

气和血是人体最重要的两种物质,气和血能经过全身的一切脏腑组织,温煦濡养人体的五脏六腑、四肢百骸,维持并发挥正常的生理功能。血与气,一阴一阳,互相依存,互相滋生,关系十分密切。气为血之帅,血随气而运行,血为气之守,气得之则静谧,气滞则血凝,气虚则血脱,气迫则血走,血瘀气亦滞。也就是说,气滞则血行不畅,气虚血行无力,血液滞涩于内则成瘀血,瘀血阻滞于心脉,则见胸闷、胸痛、心悸等症状,中医称之为"胸痹"。气血失调所形成的瘀血是胸痹的病因,也是胸痹的结果,换句话说,瘀血作为一种病理产物而存在,既因疾病而不断产生,同时又发挥着致病作用,恶性循环。翁教授多年从事临床,接触了大量的中老年患者,他认为:"元气既虚,必不能达于血管,血管无气,必停留而瘀",既而出现胸痛、心慌、气短、乏力等症状,属虚中夹实;另外,部分中年患者尤其是更年期冠心病患者,由于久坐、嗜食无度、工作压力或情志因素等,造成气血郁滞、心脉瘀阻而引发胸痹,出现胸闷痛、胁肋胀痛、急躁易怒、睡眠不安等症状。由于气虚血瘀和气滞血瘀是冠心病发病的主要原因,故而他倡导临床治疗上要平衡气血,多运用"补气活血"和"理气活血"两大法则。

造成血瘀证的原因很多,如寒凝致瘀,寒为阴邪,其性收引,血液遇寒会引起凝聚,血流缓慢,从而导致瘀证。正如《灵枢·痈疽》所说:"寒邪客于经脉之中,则血泣而脉不通。"说明寒邪能导致血液不通。再如热邪致瘀,血受热煎熬,凝聚成瘀,《伤寒论》中有这样的论述:"阳明证其人善忘者,必有蓄血也。""发热七八日至六七日不大便,有瘀血也",其中所叙述的蓄血证,瘀热在里证,皆属于热致瘀血。再有阴虚致瘀证,肾阴不足,阴津亏损,致使阴虚火旺,灼伤脉络而出血,《血证论》中说:"肺为娇脏,无论外感内伤,但一伤其津液,则阴虚火动……金失清肃下降之令,其气上逆,嗽痰咯血。"

2. 血瘀证的诊断

(1)中医问诊　通过问诊可以了解瘀血证的形成原因、部位、程度,对临床诊断及治疗具有重要意义。翁维良教授十分重视对病人的问诊。从外伤史、出血史、久病史、年龄、情志改变、经带胎产等诸多方面一一询问,事无巨细。翁维良教授还特别关心病人的临床症候,如①疼痛:包括疼痛的部位、性质、喜按或拒按、有无红肿、时间持续长短等;②出血:包括出血的部位、颜色等,神经精神症状,口渴,咳喘,发热,心悸怔忡,腹满,肢体运动情况,肌肤甲错等等。

(2)中医舌诊　翁教授十分重视冠心病病人舌质的变化,舌质黯红、青紫或舌体瘀点瘀斑、舌下脉络青紫粗张是临床诊断血瘀证的重要依据,尤其对于冠心病无临床症状者,舌象的辨证尤为重要。如汉·张仲景《金匮要略》曰:"病人胸满,唇痿舌青,口燥,但欲漱水不欲咽……为有瘀血。"翁教授对冠心病病人进行舌象资料照片的收集,90%以上的病人都有不同程度的瘀血表现,且随冠心病病情的不断进展,血瘀舌象的演变呈现一定的规律性。起病时,舌质常为黯红或紫红,伴有瘀点;病情越重,则舌黯紫的程度越明显,甚至出现瘀斑;治疗后,病情好转者的舌质黯紫程度有所减轻或转为正常。所以,舌诊在翁教授运用活血化瘀药物治疗冠心病中起到关键作用。

在中医诊断的基础上,对于一些没有症状的人群,翁教授更多地采用现代医学的手段,如血管彩超、血管造影、血液流变学检查等,如能够看到斑块、钙化、狭窄等病变,同样能证明血瘀证的存在,在治疗上也可以选用活血化瘀法治疗。

(二)善用活血化瘀法

1. 概述

活血化瘀法,是指用具有消散作用的、或能攻逐体内瘀血的药物治疗瘀血病证的方法。有通畅血脉,消散瘀滞,调经止痛的作用。清代王清任《医林改错》一书中详细阐述了活血化瘀法,书中向人们展示了经典的活血化瘀"逐瘀汤"系列方剂,如血府逐瘀汤、身痛逐瘀汤等,至今仍然被广大医疗工作者广泛应用。活血化瘀法适用范围很广，如瘀阻于心所致的胸闷心痛、口唇青紫；瘀阻于肺所致的胸痛咳血；瘀阻于肝所致的胁痛痞块；瘀阻于胞宫所致的小腹疼痛，月经不调，痛经等；瘀阻于肢体所致的局部肿痛青紫；瘀阻于脉络所致的半身不遂等。常用川芎、桃仁、红花、赤芍、丹参、蒲黄、乳香、没药等药物组成方剂，代表方剂有桃仁承气汤、复元活血汤、温经汤等。活血化瘀常同补气、养血、温经散寒、清热、行气、攻下等治法配合使用。

2. 用药特点

翁教授在多年的临床工作中刻苦钻研，博采众长，仔细体会及研究活血化瘀法，在继承先前医家经验的基础之上，总结出一套活血化瘀药物的用药经验，具有独立而鲜明的特点。

(1)善用和血及活血类药物，谨慎应用破血类药物 活血化瘀类药物品种繁多，各有特点。根据古代文献论述，结合临床观察和现代实验研究，目前将常用活血化瘀中药分为和血药、活血药和破血药三类：一是和血类药物，指有养血、和血脉作用者，包括当归、丹参、丹皮、生地黄、赤芍药、鸡血藤等；二是活血类药物，指有活血、行血、通瘀作用者，包括川芎、红花、三七、牛膝、蒲黄、穿山甲、刘寄奴、五灵脂、郁金、姜黄、益母草、泽兰、苏木、海风藤、一支蒿、马鞭草、延胡索、鬼箭羽、紫葳、酒等；三是破血类药物，指有破血消瘀作用者，包括大黄、桃仁、水蛭、虻虫、蛴螬、自然铜、乳香、没药、血竭、三棱、莪术等。翁教授在治疗冠心病患者中，根据各种药物的特点，广泛使用活血药取得良好疗效。翁教授和血类药物使用依频率的高低依次为：丹参、赤芍、红花、当归、丹皮，活血类药物使用依频率的高低依次为：郁金、川芎、红花、姜黄、牛膝、元胡等。翁教授很少使用破血类药物，对于瘀血深重者偶用三棱、莪术等，且剂量较小。在用药上，他用得最多的是丹参、赤芍、郁金、川芎、红花配合，这5味药普通易得，价格便宜，且疗效显著，安全性好。

(2)重视气药与血药的配伍应用 充分运用气血之间相互作用的关系，因气虚气滞是冠心病致瘀的重要病因，补气理气与活血化瘀结合，可以使气通血活，达到治愈疾病的目的。翁教授常用补气药有黄芪、太子参、白术、党参、大枣等，常用理气药有柴胡、陈皮、枳实、香附。

补气药中,翁教授应用最多的为黄芪,黄芪益气又能实卫气,且价廉物美,针对性胜于参类,疗效较好,临床上多配伍太子参、党参、白术以加强健脾益气之力。理气药中应用最多的为陈皮,陈皮理气健脾,燥湿化痰,对于肥胖痰湿体质病人尤其适宜;薤白通阳散结、行气导滞,为治疗阴寒胸痹的要药;由于气滞血瘀为冠心病常见致病原因,柴胡、香附能调达肝气、疏肝解郁,常与川芎、白芍配合使用。

(3)用药量小,安全性高 中药毒副作用小的特点远远优于西药,但也容易造成医生忽视其安全性。近年来,由于服用中药造成不良事件的情况屡有发生,也使中药的安全使用提升到前所未有的高度。翁教授临床就诊患者多为老年心脑血管病人,需要长期坚持服药,应最大限度避免药物毒副作用的发生。所以翁教授临床用药在注重疗效的同时,在用药安全性上遵循几条原则:一是严格按照国家药典规定剂量范围使用中草药,不超剂量使用。经统计治疗冠心病处方61张,单味药平均使用剂量为12.76g,远低于医院平均使用剂量。二是用药数量少而精当。61张处方中,平均每剂中草药品种为12.38种,最多不超过15种。三是不使用相反、相畏的药物。如治疗冠心病心律失常患者,在使用附子的同时避免使用半夏。四是不使用刺激性强、毒性大、副作用大的药物。如对失眠患者不使用朱砂、磁石等。五是熟悉中草药的现代药理研究,避免使用经现代药理研究证实对人体副作用大的药物。如不使用木通,避免对肾脏的损害。六是不使用保护性动物药材,如麝香、虎骨、犀角、龙骨等。

3. 活血化瘀法的临床使用

(1)单独应用活血化瘀之法 单独使用活血化瘀法在临床中并不多见,翁教授在这方面颇有研究。拿冠心病来说,冠心病为血脉之病,冠状动脉粥样硬化形成斑块,斑块本身或者破裂出血形成血栓阻塞血管,导致血脉瘀阻、不通则痛,所以冠心病的基本病机是血脉瘀阻。翁教授治疗冠心病以活血化瘀为其根本,在众多冠心病病人中,对于病情单纯,或病人体质较强,或瘀滞过甚者,通脉是改善心肌供血最为重要的手段。目的在于攻逐瘀滞,使心脉畅通。翁教授在活血药物选择上很有讲究,若病人瘀血重但体质虚弱,多选用养血活血之品,如丹参"破宿血,生新血";佐当归、川芎、赤芍、鸡血藤等养血而通瘀,活血不伤正;若病人体质尚强,多选用活血类药物,包括川芎、红花、三七、牛膝、郁金、姜黄、益母草等;对于瘀血重而体质坚实者,慎用破血类药物,如大黄、三棱、莪术等。

(2)活血化瘀配合其他治法　此种在临床中较为多见,大多数情况下翁维良教授都会根据患者的病情,如阳虚、阴虚、肝郁等在活血化瘀的基础之上佐以温通、养阴、行气等药物来达到治愈疾病的目的。如治疗冠心病血瘀病人兼其他证候,如气虚、气滞、寒凝、痰阻、热结、脏腑虚损,应佐理气、温阳、清热、疏肝、和胃、理脾、温肾、育阴之品。此类病人多为在瘀血为主的证候基础上,出现失眠心悸、纳差、倦怠乏力、口干喜饮、便秘、苔黄各种兼症。翁教授即在活血化瘀为主要治疗方法的同时,加用珍珠母、酸枣仁、夜交藤改善失眠,党参、黄芪益气,香附、陈皮理气,焦三仙、厚朴、白术健脾消食,黄芩、黄连清热,北沙参、百合养阴,决明子缓解便秘,苦参治疗心律失常。

心阳不足,心血不得温煦而血凝导致的瘀血常常较重,一般的活血化瘀或者补气活血药往往疗效欠佳,因此翁教授常选用芳香开窍、温通心阳、通散血脉之品,如宽胸丸。宽胸丸是翁教授治疗冠心病不稳定型心绞痛的常用方剂,以芳香温通、活血化瘀的荜茇、良姜、细辛、檀香、元胡等药物为主。荜茇辛热,"破滞气,开郁结";高良姜"辛热纯阳,除一切陈寒痼冷";细辛"芳香最烈,故善开结气,宣泄郁滞",有"开通诸窍之功";檀香"芳香辛行,温散寒邪",元胡"能行血中气滞,气中血滞,里一身内外上下诸痛",诸药合用,芳香开窍,温通活血。翁教授在临床上对于心绞痛发作频繁的病人,常常用此方缓急止痛,达到迅速缓解心绞痛的目的,症状稍轻者可根据病情选用其中一二味药物,配伍其他活血药灵活使用。

临床上一些病人心绞痛较为顽固,患者常常服用多种中药和西药但仍难以控制。翁教授认为,这些病人瘀血较重,日久耗伤气血,气虚运血无力,瘀血日益加重,气虚与瘀血形成恶性循环。对于此类病人,非在补气的基础上应用破血药不可。翁教授补气常用黄芪、党参或太子参,破血在常用活血药的基础上加用三棱、莪术,以攻逐顽血,缓解顽痛。

4. 自创活血化瘀方剂

（1）"冠心3号" "冠心3号"由红花、赤芍、丹参、郁金、川芎组成，其中红花"破血、和血、调血"、"通利血脉"，丹参"功同四物"、"破宿血，补生新血"，与红花并入心经，并有"补心定志、安神宁心"之功，二者一温一凉，相得益彰。川芎，血中气药，辛燥温散；赤芍柔肝活血；与川芎相配一刚一柔，刚柔相济。郁金，行气、解郁、凉血、破瘀。此方是由已故名老中医郭士魁先生创立的冠心2号变化而来，两方仅有一味之差，即冠心2号用降香，而冠心3号用郁金。冠心2号用降香是取其芳香温通、行血破滞之功，降香配伍活血药，蕴含了王清任通窍活血汤活血通窍之意。用降香有麝香芳香通窍之意，但避免了麝香的耗散峻烈之缺点，而且降香兼能行气活血，又蕴含了血府逐瘀汤行气活血、"气为血之帅"的制方原理。一药兼有两方之长，使"冠心2号"集理气活血、芳香温通于一体，成为冠心病治疗的一个经典方剂。

翁维良教授在临床中应用"冠心2号"得心应手。但在不断的临床实践中翁教授发现由于冠心病是一种慢性疾病，往往需要长期服药，因此临床上就需要一个适合长期服用的方剂。"冠心2号"的药性虽然已近平和，但降香一味长期服用毕竟芳香耗散，用于冠心病急性期有较好的缓解心绞痛作用，但若长期服仍嫌其有伤正之弊，因此翁教授从临床出发，改降香为郁金，用郁金既保留了降香活血、行气、通窍的长处又较为温和，避免了降香久服耗散气血的弊端，因此郁金、红花、川芎、丹参、赤芍成为翁教授临床常用的固定方剂，翁教授称为"冠心3号"。翁教授应用此方非常灵活，郁金通散活血，但性味寒凉，改降香为郁金，是变"温通"为"凉通"，为血瘀有热不适合温通的冠心病病人提供了一个新的方法。而对于血瘀有寒又要长期服药的病人，翁教授则又巧妙地改郁金为姜黄，姜黄性味辛、苦、温，与郁金是同一植物的不同部位，但性味变温，换郁金为姜黄，"凉通"又变为"温通"，但不伤正气，一药之换，颇具巧思。即使对于同一个病人，翁教授也常常根据其寒热变化，甚至季节的改变，交替应用郁金和姜黄，以应对病情的需要，灵活辨证由此可见一斑。

(2) 宽胸丸 宽胸丸是西苑医院治疗冠心病不稳定心绞痛的一个经典方剂,以芳香温通、活血化瘀的荜茇、良姜、细辛、檀香、元胡等药物为主。荜茇,性味辛热,"破滞气,开郁结";高良姜,"辛热纯阳,除一切陈寒痼冷";细辛,"芳香最烈,故善开结气,宣泄郁滞",有"开通诸窍之功";檀香,"芳香辛行,温散寒邪",元胡,"能行血中气滞,气中血滞,里一身内外上下诸痛"。诸药合用,芳香开窍,温通活血。翁教授在临床常常应用此方,或用成方,或是根据病情的轻重缓急选用其中的一两味药物,配伍其他活血药灵活选用。然此方温散,临床多用于气虚、阳虚有寒的病人。而翁维良教授对于血瘀有热的病人亦敢于应用此法,通过配伍清热的凉药如黄芩、黄连等等,既避免了温热药物性温助热之过,又保留了荜茇、檀香等药物芳香通窍之长。对于阴虚有热的病人则配伍生地、麦冬、玄参等滋阴清热但不滋腻的药物,避免了温散之品助热伤阴的弊端,同时又加强了通窍活血的力量,这种不拘一格、灵活变通的思想在翁维良教授的临床治疗中颇为多见。

二、医案荟萃

1. 冠心病案(一)

王某,男性,59岁。2002年11月12日初诊。

患者心前区不适9年余,症状不重,未系统服药治疗。1个月前做心脏CT诊断为多发性狭窄,最窄部位达90%以上,造影提示双支病变,狭窄70%~90%,建议做心脏搭桥手术。患者无心痛症状,偶感心前区不适,症状轻。舌质黯红,苔薄有裂纹,脉弦。既往有肝内血管瘤病史,血脂偏高。

[辨证] 血脉瘀阻。

[治法] 活血通脉。

[处方] 丹参15g 川芎12g 红花12g 赤芍12g 姜黄12g 桂枝10g 郁金12g 当归15g 鸡血藤15g 路路通15g 络石藤15g
水煎服,每日1剂。

患者在此方基础上随症加减,纳食不香加焦三仙、佛手;大便稀溏加白术、山药;皮肤过敏加地丁、地肤子。服药9个月,诸症平稳,心前区症状基本消失。

[按]造成胸痹的最根本原因是各种因素致瘀血阻滞心脉,即"不通则痛",与血瘀证的现代机制研究和冠心病的发病机制相吻合。本例患者病史9年,心脏造影显示多支血管狭窄,程度较重,即中医之瘀阻脉络,肝血管瘤亦血瘀日久,积聚成块所致。病人体质尚强,瘀血重,故翁教授用冠心2号方为主组方,活血化瘀通脉,加姜黄、郁金、当归等加强活血、养血之力;同时翁教授还擅用藤类药物治疗瘀血致血脉不通的病证。如《本草便读》:"凡藤类之属,皆可通经入络"所述,根据取类比象原则,对于久病不愈、邪气入络、络脉瘀阻者,加鸡血藤、络石藤以理气活血,散结通络。通过活血化瘀药物的配伍应用,能够疏通气血、调整阴阳、平衡气血,最终达到消除瘀血的目的。

2. 冠心病案(二)

李某,男,56岁。2004年7月17日初诊。

陈旧性心梗病史8年,因冠心病于某医院做支架术后3个月,心绞痛发作频繁,西医建议再置支架,患者拒绝再行手术,求治于中医。目前心痛如针刺刀割,胸闷憋气,两肩背痛,面胀目赤,头晕而沉,口唇青紫,舌质紫红,舌体有瘀斑点,舌苔薄白,脉弦。

[辨证]气滞血瘀。

[治法]理气止痛、活血化瘀。

[处方]黄芪12g 太子参12g 桃仁12g 川芎12g 丹参15g 赤芍12g 红花12g 枣仁15g 柴胡10g 郁金12g 香附12g 良姜10g 水煎服,每日1剂。

服药20剂,无明显心绞痛发作,硝酸甘油减量,精神可,余症改善,舌脉同前,再进前方理气活血治疗。以上方加减,如咳嗽加杏仁、枇杷叶、百部,外感加防风、羌活,便秘加瓜蒌、胖大海,服药治疗1年余,心绞痛未发,一般情况好,嘱仍理气活血调理。

[按]冠心病心绞痛属于中医胸痹心痛范畴,病机包括本虚和标实两个方面。本虚有气虚、阴虚、阴阳两虚之不同,标实有气滞、痰阻、血瘀、寒凝之异。因此,辨证时应详审病机。本例患者支架术后,心痛如刺,舌紫有瘀斑点,标实血瘀明显,血脉瘀滞是病机关键,治疗重在活血

化瘀，翁教授以冠心2号组方；术后体虚，用黄芪、柴胡、郁金、香附等补气行气之品，活血不忘理气。本方是以活血祛瘀止痛为主而气血兼顾的方剂，寓行气于活血之中，使之疏泄正常，则气分之郁结得散，血分之瘀得除。

3. 冠心病案（三）

崔某，女性，58岁。2000年5月7日初诊。

冠心病史10年。8年前因急性心梗在安贞医院做支架2个（左前），术后5年心绞痛症状无明显发作，日常活动基本正常。3年前心脏超声发现室壁瘤，且逐渐增大，自觉症状也逐渐加重。现患者心前区不适间断发作，有时牵引至左上臂内侧，活动后气短，体力下降，无明显心悸，食纳差，夜眠可。舌质淡紫，口唇紫绀，苔微黄，脉弦细。患者有胃下垂、子宫轻度脱垂病史。

［辨证］气虚血瘀。

［治法］益气活血，通脉止痛。

［处方］升麻10g　生黄芪15g　丹参15g　川芎12g　党参15g　红花12g　赤芍12g　郁金12g　姜黄12g　当归12g　良姜10g　白术12g　神曲15g　元胡粉3g　水煎服，每日1剂。

上方连服21剂，心前区疼痛症状减轻，仍感乏力，食纳较前增加。时感头晕、耳鸣，间断发作。舌质黯红，苔薄中黄，脉弦细。前方去白术、神曲，加黄精、葛根15g。患者服药后症状逐渐减轻，翁教授根据病情变化加减，睡眠不佳加珍珠母、枣仁；咳嗽痰多加桔梗、杏仁，长夏季节加藿香、荷叶，初冬渐冷时加防风预防感冒以免加重病情。现患者已治疗1年，诸症改善，无明显心绞痛发作，复查室壁瘤未增大。

［按］随着介入技术的进步，对冠心病患者采用支架治疗逐渐增多，中医药对术后并发症的治疗及其再发心绞痛的预防均具有较好的效果。本例患者术后心气不足、乏力，且患者有胃下垂、子宫脱垂病史，气虚症状明显。气虚则推动血液运行之气亏虚，帅血无力，而致血流不畅，阻塞脉道致血瘀证。且患者术后留瘀，室壁瘤形成，说明血瘀明显。患者气虚血瘀并重，属本虚标实，气虚是本，血瘀是标，气虚是因，血瘀是果，应标本兼顾、气血同治。方用补中益气汤合冠心2号方加减。选

用黄芪、党参等甘温益气之品以扶正培本，温壮元气；脾为气血生化之源，脾旺则气充，故用白术健脾益气；冠心2号方活血通脉；加元胡粉活血化瘀、行气镇痛；复诊加葛根、黄精，不仅缓解良姜、姜黄、白术温燥之性，更体现了翁教授益气不忘养阴的治疗特点。综观全方，标本兼治，药证相合，病情好转。

4. 冠心病案（四）

程某，女，36岁。1998年12月23日初诊。

体检发现心电图 ST-T 改变2个月，追问病史偶有心前区闷痛，性情急躁，心烦易怒，睡眠多梦。高血压病史5年，未系统治疗，血压控制不好，前几日测血压 178/100mmHg，时有头晕。舌质略黯，苔白，脉弦。

[辨证] 阴虚阳亢兼有瘀血。

[治法] 平肝潜阳，活血通脉。

[处方] 葛根15g　天麻12g　钩藤12g　郁金12g　决明子12g　菊花15g　生杜仲12g　丹皮12g　丹参15g　川芎12g　赤芍12g　枣仁15g　水煎服，每日1剂。

服药2周后复诊，仍有头晕，有时胸闷，心痛不显，睡眠多梦，前方去郁金、丹皮、丹参、川芎、红花、降香，加五味子、白薇、桑寄生、土茯苓，服药2周后患者诸症明显改善。

[按] 根据《素问·痹论》"心痛者，脉不通"的认识，很多学者认为冠心病为血瘀为患，采用活血祛瘀的治法，这当然是对的。但翁教授不拘泥于活血化瘀治疗，强调治病要详审病机，辨别虚实标本主次，有针对性地治疗。本例患者心前区闷痛、舌黯红，为有瘀证候，但以性情急躁、心烦易怒、睡眠多梦、头晕脉弦为主要表现，肝肾阴虚、肝阳上亢为主要病机，故治宜平肝潜阳为主、活血化瘀为辅。本案以天麻钩藤饮为主方，配合冠心2号方，共奏平肝潜阳、活血通脉之效。复诊患者血瘀证减，原方去活血化瘀之品，加强养阴清热之力。

5. 冠心病案（五）

时某，女性，59岁。2006年11月7日初诊。

阵发胸痛6~7年，每次疼痛5~10分钟，自服硝酸甘油3分钟可缓解,走路快或上楼时发作,尤其着急时胸痛发作明显,秋冬重,春夏较轻,眠差。舌质紫黯,苔薄白,脉细。

[辨证]气滞血瘀,心脉瘀阻。

[治法]活血理气。

[处方]柴胡10g 郁金12g 红花12g 赤芍12g 川芎12g 丹参15g 元胡12g 川牛膝15g 珍珠母20g 夜交藤20g 五味子10g 枣仁12g 路路通15g 决明子12g 水煎服,每日1剂。

2周后复诊,患者走路、上楼胸痛减轻,睡眠好转,脉细,舌质紫黯,苔薄白。原方去夜交藤、路路通,继服14剂后复诊,患者诸症明显改善。

[按]患者着急时胸痛发作明显,舌质紫黯,为气滞血瘀之证。翁教授应用冠心2号为主,红花、赤芍、丹参、郁金、川芎活血,又加柴胡、元胡、川牛膝、路路通理气活血通络,珍珠母、夜交藤、酸枣仁安神养心,使胸痛得以明显缓解。

6. 冠心病案(六)

患者,男,79岁。2008年11月6日初诊。

患者20年前开始间断胸痛,1990年因心梗入院行冠脉造影,前降支植入2个支架,1991年因心前区不适再次行冠造,回旋支植入2个支架。平时规律服用拜阿司匹林100mg,每晚1次,波立维75mg,每日1次,欣康20mg,每日2次,此后多次因胸痛住院。高血压病史38年,最高血压180/100mmHg,糖尿病病史2年,肾功不全病史1年,脑梗塞病史3年,脂代谢异常病史年份不详,吸烟史20年,平均每日5~10支,已戒10年。饮酒史30年,白酒多少不等,已戒10年。近2个月来频发心前区疼痛,每日发作1~2次,活动后加重,自服硝酸甘油可以好转,每日吸氧2次,伴心慌,乏力,头晕,大便秘结,2日1次。舌黯红苔薄黄,脉弦。心电图示:窦性心律,Ⅰ、Ⅱ、aVF导联P波低平,Ⅰ、V_6导联T波倒置,Ⅱ导T波消失,V_5导联T波撇向,V_6 ST段压低0.1mV。

[辨证]气虚血瘀。

[治法]益气活血,温通心脉。

[处方]葛根15g　生黄芪15g　太子参15g　川芎12g　红花12g　郁金12g　丹参15g　赤芍12g　当归12g　良姜10g　姜黄12g　水煎服,每日1剂。

宽胸丸1丸,每日3次。

二诊:白天心绞痛明显好转,但夜间心绞痛发作1～2次,服硝酸甘油可缓解,纳差,大便干,舌黯苔薄黄,脉弦。

[辨证]气阴两虚兼血瘀。

[治法]益气养阴活血。

[处方]葛根15g　生黄芪15g　太子参15g　黄精15g　玉竹12g　五味子12g　川芎12g　红花12g　郁金12g　丹参15g　姜黄12g

三诊:心绞痛好转,大便仍干,纳差,眠可,原方去姜黄加麻仁12g、决明子15g润肠通便。

[按]患者心绞痛频繁发作,随时有发生心肌梗死的可能,因此要迅速有效地控制其发作。翁教授在益气活血的汤药基础上加良姜10g、姜黄12g,再加宽胸丸芳香通络,温通血脉,心绞痛得以迅速控制;二诊患者夜间心绞痛发作频繁,因此加用养阴之黄精、玉竹,但仍用姜黄温通血脉,使心绞痛进一步得到控制。可见温通心阳对于缓急止痛、迅速缓解心绞痛有较好的疗效。

7. 冠心病案(七)

患者,男,65岁。2008年6月30日初诊。

患者2005年9月因心力衰竭、房颤在某院诊断为扩张型心肌病,左室内径74mm,射血分数39%,2007年进一步加重,喘憋不能平卧,经治疗好转。近日时有喘憋,但可平卧,活动后加重,出汗多,烦躁,心悸,咳嗽咳痰,耳鸣,舌质黯,苔中部黄,脉结代。

[辨证]气阴两虚,瘀血内阻。

[治法]益气养阴,兼以活血。

[处方]生黄芪15g　黄精15g　玉竹12g　丹参15g　红花12g　赤芍12g　葛根15g　杏仁10g　桔梗15g　远志10g　茯苓10g　泽泻15g　水煎服,每日1剂。

服7剂。2008年7月14日复诊,喘憋减轻,活动量增加,仍汗出,但较前稍好,早上痰多,乏力较重。

[辨证] 气阴两虚,瘀血内阻。

[治法] 益气养阴,兼以活血。

[处方] 生黄芪15g　黄精15g　白术12g　防风12g　玉竹12g　丹参15g　红花12g　赤芍12g　桔梗15g　土茯苓15g　车前草15g　水煎服,每日1剂。

服14剂,以后以此方出入加减,至2009年4月30日就诊,患者活动量较大,可上五层楼,每天可去集贸市场购物,出汗减少,少量咳痰,脉细弦,苔干而黄。

[辨证] 气阴两虚,瘀血内阻。

[治法] 益气养阴,兼以活血。

[处方] 太子参15g　北沙参15g　麦冬15g　五味子10g　玉竹12g　黄芪20g　山萸肉10g　赤芍12g　红花12g　川芎12g　银杏10g　茯苓15g　水煎服,每日1剂。

服14剂。患者一直以益气养阴活血之法出入加减,于2009年10月复查超声。左室内径60mm,射血分数45%。

[按] 患者诊断为扩张型心肌病,心衰较重,翁教授辨证为气虚血瘀,以生黄芪、太子参、白术益气,黄芪、白术、防风又为玉屏风散之意;黄精、玉竹、北沙参、麦冬、五味子、山萸肉养阴,太子参、麦冬、五味子又为生脉饮,为益气养阴之代表方;赤芍、红花、川芎活血,桔梗、杏仁等止咳化痰,茯苓、泽泻利水。翁教授以此方出入加减,患者坚持服用,终使活动耐量明显增加,左室内径减小,射血分数增加,取得了较好的疗效。

8. 冠心病案(八)

患者,女,57岁。2008年5月26日初诊。

阵发心前区疼痛3年。3年前诊断冠心病,近1个月时有胸痛、胸闷,走路时发作较明显,伴乏力,气短,睡眠可,大便日2次,不溏,脉细,舌质黯,苔薄白。

[辨证] 气虚血瘀。

[治法] 益气活血,佐以安神。

[处方] 生黄芪15g　黄精12g　葛根15g　珍珠母20g　枣仁15g

夜交藤15g　菊花12g　荷叶15g　丹参15g　赤芍12g　郁金12g　红花12g　川芎12g　水煎服,每日1剂。

二诊:胸痛减轻,但仍与劳累有关,胸闷亦减轻,但天气闷热时会偶有加重,脉细,舌质黯,苔薄黄。辨证:胸痹,气虚血瘀。治以益气活血,佐以安神,处方:原方去菊花、珍珠母、夜交藤,加神曲12g,路路通15g,藿香12g,14剂继服。

[按]患者胸痛、胸闷、乏力、气短、舌质黯,翁教授辨证为气虚血瘀,以生黄芪、黄精益气养阴,丹参、赤芍、郁金、红花、川芎活血,患者虽然睡眠可,但翁教授仍用了珍珠母、枣仁、夜交藤安神养心,意在心神安定才能使血脉通畅,使瘀血去而胸痛止。

9. 冠心病案(九)

患者,男,51岁,2008年8月21日初诊。

高血压病1年余,血压波动在90～200/50～100mmHg,2007年在某院诊断为肾动脉狭窄,置入2枚支架,后又因为急性左心衰、阵发房颤、慢性肾衰多次住院。目前血压仍波动较大,170/100mmHg,头晕、头发麻、头胀、视物不清、睡眠差,偶有胸闷,脉弦细,舌质黯红,舌苔薄黄。

[辨证]气虚血瘀,络脉瘀阻。

[治法]益气活血通络。

[处方]生黄芪15g　北沙参12g　路路通15g　络石藤15g　川牛膝12g　丹参12g　赤芍12g　红花12g　姜黄12g　川芎12g　当归12g　天麻12g　钩藤15g　薏米15g　水煎服,每日1剂。

复诊:血压波动减轻,波动在150～90/60～80mmHg,头发麻、头胀、视物不清等症状减轻,脉弦细,舌质黯红,苔黄。

[辨证]肝阳上亢,络脉瘀阻。

[治法]平肝通络。

[处方]葛根15g　天麻12g　钩藤15g　杜仲12g　丹参15g　红花12g　赤芍12g　川芎12g　路路通15g　络石藤15g　珍珠母20g　土茯苓15g　黄芩15g　泽泻12g　水煎服,每日1剂。

[按]患者患肾动脉狭窄,继发性高血压,头晕,脉弦细,舌质黯红,

翁教授辨证气虚血瘀，络脉瘀阻，以生黄芪、北沙参益气养阴，路路通、络石藤祛风湿，通经络，配伍丹参、红花、赤芍、川芎共奏化瘀通络之功，兼天麻、钩藤平肝，土茯苓、泽泻、黄芩、薏米化湿清热，全方益气活血、通络祛湿，扶正祛邪兼顾，相得益彰。

10. 冠心病案（十）

崔某某，男，69岁。2008年10月23日初诊。

患者1992年就有过"心绞痛"发作，未给予系统治疗。2004年9月诊断"急性下壁心肌梗死"，在河南某医院住院治疗，出院后仍有阵发胸痛，伴气短、心悸、出汗，活动后尤甚，经常服用速效救心丸，餐后有食管烧灼感，眠安，大便干，脉弦，舌苔白，舌质黯红。

［辨证］瘀血阻络。

［治法］益气活血。

［处方］葛根15g　北沙参12g　丹参15g　川芎12g　红花12g　赤芍12g　郁金12g　全瓜蒌15g　薤白12g　姜黄10g　良姜10g　路路通15g　水煎服，每日1剂。

二诊：前方服用2个月，胸痛减轻，活动后有胸前发紧，气短减轻，体力好转，口干，下肢痒，脉弦，舌苔白少津，舌质黯红。处方：上方去薤白、路路通，加桂枝12g、生黄芪12g、地肤子12g，水煎服，每日1剂。

三诊：胸痛基本缓解，偶有胸前刺痛，气短改善。目前餐后走路时有胸前不适，有时乏力，中午尤甚，睡眠约6小时，胃胀满，嗳气不反酸，大便日1~2次，脉弦，舌苔黄厚腻，舌质黯红。

［处方］全瓜蒌15g　薤白12g　法半夏12g　葛根15g　北沙参12g　丹参15g　川芎12g　红花12g　赤芍12g　郁金12g　玉竹12g　焦三仙15g　土茯苓15g　枣仁15g　水煎服，每日1剂。

四诊：餐后活动时胸痛约1分钟可缓解，走路时尤甚，天气转冷时发作胸痛1次，服用速效救心丸后好转。脉弦，舌苔黄少津，舌质黯红。

［处方］生黄芪15g　北沙参12g　丹参15g　川芎12g　红花12g　赤芍12g　郁金12g　枣仁15g　神曲15g　白术12g　茯苓15g　葛根15g　佛手12g　水煎服，每日1剂。元胡粉50g，每日2次，每次2g。

五诊:胸痛未发,偶有胸前刺痛,食管仍有烧灼感,较前减轻,活动尚可;口干,脉弦,舌中黄,舌质黯红。处方:前方去枣仁、神曲、佛手,加焦三仙 15g,香附 10g,随访一直病情平稳。

[按]本例病人翁教授无论温散化痰、益气温通、养心养阴还是疏肝健脾,都应用了红花、赤芍、郁金、川芎、丹参这 5 味活血药,可见翁教授认为活血化瘀是治疗冠心病的基础,而且可以根据病机的变化、病情的轻重、病人的体质灵活加减。

11. 心力衰竭案

刘某,女,61 岁。1990 年 11 月 12 日初诊。

风湿性联合瓣膜病变将近 30 年,现心悸、气短,不能平卧,下肢浮肿,服地高辛 5 年。X 线检查心脏扩大达 100%,呈牛心状,心律不齐,心率 106 次/分,肺内有干啰音,肝肋下 6cm,有压痛,下肢高度浮肿。目前心悸喘促,不能平卧,尿少而黄,腹部胀满肋下叩痛,纳呆便干,脉促,苔黄腻,舌质紫红。下肢浮肿(+++)。心电图为心房颤动。

[辨证]心肾阳虚。

[治法]健脾补肾,温阳利水。

[处方]炮附片 12g(先煎)　红人参 12g(先煎)　茯苓 15g　苍白术各 12g　桂枝 12g　车前草 20g　丹参 20g　泽泻 15g　川牛膝 12g　干姜 6g　五加皮 10g　水煎服,每日 1 剂。

二诊:前方服 6 剂,尿量增多,心悸气短略有减轻,大便仍干,腹胀气短,不能平卧,咳嗽吐白痰,黏而难咳出,脉促,苔黄而干,舌质紫红。仍按前法,前方加全瓜蒌 25g,杏仁 10g,枇杷叶 12g。

三诊:又进 6 剂,尿量增多,咳嗽减轻,痰能咳出,色白,大便已通畅,腹胀浮肿均有减轻,但仍不能平卧,影响睡眠,感到口麻,脉促,苔黄,舌质紫红,下肢浮肿。前方加减。

[处方]炮附片 6g(先煎)　红人参 12g　苍白术各 12g　生地 15g　桂枝 12g　车前草 20g　丹参 15g　泽泻 15g　全瓜蒌 20g　五加皮 12g　水煎服,每日 1 剂。

四诊:服 6 剂,尿量多,浮肿减轻,咳嗽好转,大便每日 1 行。不干,夜间虽不能平卧,取半卧位尚可睡,精神体力改善,但感恶心,影响食

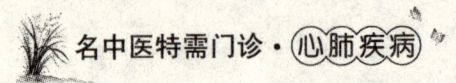

纳,苔薄黄,舌质紫红,前方北五加皮减为6g,继服。

随诊1年余,病情相对稳定,心力衰竭得到控制,轻度浮肿,尿量多。

[按] 本例为风湿性心脏病联合瓣膜病、心力衰竭,心房颤动,中医辨证属脾肾阳虚,用健脾补肾,温阳利水治疗后,病情好转,心力衰竭逐渐控制,诸症减轻。方中附子、人参先煎,但意义不同,人参先煎为使药能充分煎出,提高疗效;而附子先煎为减少毒性,保证疗效,减少不良反应,但病人用后仍有口麻感觉,由12g减为6g后,口麻感消失。病人服本方曾出现恶心呕吐,与北五加皮有关,北五加皮又称杠柳,含有强心苷成分,可用于各种心力衰竭,但要注意临床观察其反应,以防出现强心苷中毒反应,一旦出现,宜减量或停用。

12. 心律失常案(一)

李某,女,40岁。2008年9月18日初诊。

患者体检时发现频发室早,未予治疗。近2天来情绪紧张后心悸、胸闷,口咽干燥,夜眠不安,舌红嫩、苔薄白,脉结代。既往有慢性咽炎、口腔溃疡史。动态心电图显示24h心率873 552次,室早10 603次。

[辨证] 心肾气阴两虚,阴虚火旺证。

[治法] 益气养阴。

[处方] 生黄芪15g 北沙参12g 太子参12g 百合15g 玉竹12g 苦参12g 麦冬10g 五味子10g 丹参12g 赤芍15g 白术12g 女贞子12g 土茯苓15g 薏苡仁15g 酸枣仁15g 夜交藤15g 珍珠母30g(先煎) 水煎服,每日1剂。

二诊:上方间断服用,现心悸好转,仍时有胸闷,舌红,脉结代。上方去土茯苓,加枸杞子15g,玄参12g,黄精12g,莲子心10g,加强滋肾清心之功,并以延胡索粉3g,每日3次冲服。

三诊:上方每日1剂服用,现无口干咽燥,舌淡红、苔薄白,原方去麦冬。继续服用,每日1剂。

四诊:患者偶感情绪紧张后胸闷,余无不适,口腔溃疡已痊愈,未再复发,时有大便不成形,舌淡红,脉细。复查动态心电图显示心搏773 552次,室早5 930次。原方去珍珠母,每日1剂,延胡索粉继服。

［按］本方以大队甘寒养阴药沙参、百合、玉竹、麦冬、玄参、黄精、女贞子、枸杞子填补心肾虚损,太子参、生黄芪为益气而设,并配合丹参、赤芍、珍珠母活血、镇心。延胡索为活血、理气、止痛之良药,制成散剂应用,更有利于其有效成分的发挥,但用量不宜过大,一般3g/次,每日2～3次。以上配伍,标本同治,是为取效的根本原因。

13. 心律失常案(二)

杨某,男,19岁。2008年12月11日初诊。

5年前患心肌炎,当时心动过速,经治疗后好转。2个月前无明显诱因出现心慌胸闷,心电图示房室传导阻滞。现心慌、气短、胸闷,每因劳累而作,发作时脉搏30～40次/分,舌淡,苔白腻,脉沉缓。动态心电图显示,24h心率99813次,平均心率69.8次/分(44～126次/分),最大R-R间期2.0s,室性期前收缩83次,二度Ⅰ型房室传导阻滞。

［辨证］阴阳两虚,瘀血痰浊阻滞。

［治法］阴阳并补,活血豁痰。

［处方］太子参12g　麦冬12g　百合15g　莲子心10g　苦参10g　陈皮10g　法半夏10g　白术12g　茯苓15g　红花12g　姜黄10g　生黄芪12g　桂枝12g　炮附子10g(先煎)　桔梗12g　水煎服,每日1剂。

红参30g　五味子40g　玉竹50g　良姜30g　延胡索100g　赤芍80g　三七粉30g　郁金100g　黄连80g　上药研为细粉,每次3g,每日3次口服。

二诊:胸闷、气短好转,舌尖红,苔薄白。动态心电图检查无明显变化。苔腻已除,上方去陈皮、法半夏、白术、茯苓等燥湿化痰健脾药,加黄精以增养阴之力。中药散剂调整如下:

白人参50g　郁金100g　延胡索100g　五味子30g　三七30g　良姜30g　荜茇25g　上药研细末,每次3g,每日3次口服。

三诊:患者诉仅上楼梯时偶感胸闷,余无不适。舌偏红,苔薄白腻。原方加陈皮10g,法半夏10g,白术12g,茯苓15g以燥湿化痰健脾,因舌偏红,去桂枝、附子,以防热药太过而伤阴。口服散剂不变。

四诊:患者偶感上楼时胸闷,能从事轻体力活动,坚持正常学习。

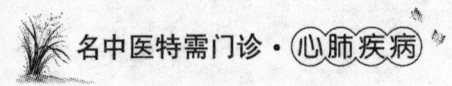

复查动态心电图显示：24h 心率 108 172 次，平均 75.3 次/分(51～118 次/分)，最大 R-R 间期 1.3s，室性期前收缩 7 次，Ⅰ型传导阻滞。上药继续服用。

[按] 心阴阳气血不足、心脉失养，有形实邪阻滞，从而出现心悸等症状，治疗当正邪兼顾。本例即以生脉、百合心滋阴；桂枝、附子温阳；姜黄、红花活血；陈皮、法半夏、白术、茯苓健脾豁痰。散剂入药，服法简便，节省药材，患者依从性好，是翁教授喜用的有效治疗手段之一。本例患者所服散剂益气温阳活血，补汤剂之不足，从而取得了较好效果。

14. 心律失常案(三)

陈某，女，58 岁。2009 年 4 月 23 日初诊。

阵发性眩晕半年，当地医院诊断为病态窦房结综合征，曾以西药治疗，效果不明显，建议患者使用心脏起搏器，患者拒绝。目前患者仍有发作性眩晕、心慌、胸闷、神色紧张，面色晦暗，舌质黯，苔薄黄，脉迟。动态心电图显示 24h 心率 87392 次，最慢心率 28 次/分，平均心率 61 次/分，R-R 间期＞2.0s 19 次。

[辨证] 阳虚血瘀证。

[治法] 温阳行气活血，兼养阴。

[处方] 炮附子 12g(先煎) 良姜 10g 玉竹 10g 麦冬 12g 苦参 12g 补骨脂 12g 葛根 15g 香附 12g 红花 12g 川芎 12g 细辛 3g 桂枝 10g 清半夏 10g 水煎服，每日 1 剂。

肉桂 20g 郁金 100g 黄连 60g 赤芍 80g 枣仁 30g 五味子 40g 延胡索 100g 荜茇 25g 檀香 20g 上药研为细粉，每次 3g，每日 3 次。

二诊：患者时有头晕、心慌，胸闷较前好转，舌质淡红，苔薄白，脉迟。时值夏季，原方加藿香 12g 以清解暑热。散剂继续服用。

三诊：患者自觉眩晕、心慌、胸闷明显好转，面色晦暗减轻，动态心电图显示 24h 心率 99 180 次，最慢心率为 52 次/分，平均心率 69 次/分，R-R 间期＞2.0s 3 次。效不更方，原方案继续。

[按] 阳为阴之基，阴为阳之偶。阴阳互生，本方重用附子、桂枝、良姜、细辛、葛根、补骨脂温通阳气，配合玉竹、麦冬养阴，并以香附、川

芎、红花疏肝、行气、活血。该患者所服散剂是宽胸丸的化裁变通,原方荜茇900g,良姜、延胡索、檀香各450g,细辛450g,冰片30g,共奏温中散寒、理气止痛、芳香开窍之功,治疗阳虚寒凝气滞的胸痹心痛、心动过缓症。本患者以此方为基本方,取其温通散寒之意,并配以养心、清心之枣仁、五味子、郁金、黄连等而取效。

15. 心律失常案(四)

蒋某,男,32岁。1998年10月9日初诊。

心悸1年余,在一次严重感冒后发生,心电图示频发室性期前收缩,有时是三联律,作动态心电图,24小时室性期前收缩15 326次,短阵呈二联律、三联律,曾服普罗帕酮(心律平)每日9片,3个月,期前收缩减少,但减药后又复发,经多种治疗仍未见效。目前胸闷心悸、疲乏无力,睡眠差,多梦,咽干舌燥,纳呆,大便干,每2日1次;脉结代,苔白腻,舌质红、边有齿痕。

[辨证] 气阴两虚。

[治法] 益气养阴,宁心安神。

[处方] 党参15g 丹参20g 北沙参15g 苦参20g 生地15g 桂枝10g 五味子各10g 郁金12g 麦冬10g 玉竹12g 珍珠母30g 炙甘草6g 元胡粉4g(分冲) 水煎服,每日1剂。

二诊:前方服12剂,心悸减轻,联律减少,体力有改善。仍觉胸闷憋气,睡眠差,大便仍干燥,脉结代,苔薄白舌质正常,边有齿痕,仍需前方加减。

[处方] 太子参15g 党参12g 丹参20g 苦参20g 北沙参15g 珍珠母30g 元胡粉4g 麦冬10g 五味子各10g 生地15g 玉竹12g(分冲) 郁金粉4g(分冲) 水煎服,每日1剂。

三诊:前方服20剂,期前收缩明显减少,精神体力好转,胸闷憋气减轻,睡眠仍差,大便已不干燥,每日1次,纳香。查心电图为偶发室性期前收缩,未见有联律,脉弦而结,苔薄白,舌质正常,边有齿痕。继服前方,去生地加枣仁15g,合欢皮20g。

四诊:前方服30剂,未再有联律,症状基本缓解,睡眠有改善,作梦减少,复查动态心电图,显示24小时室性期前收缩3514次,偶有四联律,脉结,苔薄白但正常,边有齿痕,前方继服,隔日1次,配合散剂,益气养心。

[处方] 三七50g　五味子各50g　枣仁100g　郁金150g　元胡100g　玉竹各100g　共研细末,每日3次,每次3g。

五诊:前药服用45天,期前收缩基本控制,偶有心悸,余症未减,有时失眠,脉细,苔薄白,舌质正常,边有齿痕。继用上法以巩固疗效。

[按] 本例为频发室性期前收缩,24小时达15326次,且形成联律致心悸,其原因为感受外邪,内舍于心而发生脉痹。多见于心肌炎所致的心律失常。按临床证候来看属于气阴两虚,而以气虚为主,气虚导致心失所养,脉行不利。因此治疗上当以益气养阴为主要治法。配合养心安神之品,用自拟"四参汤"。方中以党参和太子参为君药,配五味子、麦冬有生脉之意,丹参养心安神,北沙参、苦参滋阴活血,生地、玉竹滋阴,桂枝通阳,甘草和中,珍珠母宁心安神,郁金理气清热,诸药配合,得以奏效,期前收缩日益减少。改用散剂巩固疗效。

16. 心律失常案(五)

丁某,女,42岁。1997年9月16日初诊。

心悸1年多,脉搏有间歇,尤以夜间为甚,胸闷气短,疲乏无力,食纳不香,失眠心烦,曾作动态心电图检测为房性期前收缩,24小时有8874次,有时呈二联律、三联律,曾服多种西药治疗,病情反复。脉结代(每分钟约6～7次),舌苔薄白,舌质淡,边有齿痕。

[辨证] 气阴两虚。

[治法] 益气复脉,养血滋阴。

[处方] 北沙参12g　党参12g　苦参15g　麦冬10g　五味子6g　炙甘草6g　丹参12g　百合15g　玉竹12g　生地12g　枸杞子12g　珍珠母30g　枣仁20g　水煎服,每日1剂。

二诊:连服上方12剂,心悸减轻,夜间睡眠有好转,期前收缩减少,但仍有胸闷、食纳不香,脉结代,苔薄白腻,舌质淡红,边有齿痕,仍宗前方加减。

[处方] 北沙参12g　党参12g　丹参15g　麦冬10g　五味子6g　百合15g　玉竹12g　珍珠母30g　枣仁20g　莱菔子12g　全瓜蒌

15g　郁金12g　水煎服,每日1剂。

三诊:服药月余,心悸明显减轻,间歇减少,白天尤为显著,胸闷气短好转,食纳有改善,脉细偶有间歇(每分钟0～3次),舌苔薄白,舌质淡红,边有齿痕。随诊3个月,期前收缩基本消失,夜间偶有,未再发心动过速,动态心电图复查,24小时房性期前收缩1426次,诸症悉减。

［按］房性期前收缩属中医"心悸"、"怔忡"范畴,为内科心血管常见病症,可见于各种年龄,尤以中老年多见,临床差异很大。本例属心气不足,气阴两虚,治疗宜用"四参汤"加减,补益心气,温养心阳。二诊复查时诉胸闷,且食纳不香,舌苔由薄变厚,恐与补益太过,尤其与生地等滋补之品有关,故去之,而加瓜蒌通心气,郁金理气活血,莱服子理气和胃,药后病情好转,间歇减少,动态心电图复查期前收缩已十去其八。

17. 心律失常案(六)

李某,男,48岁。1998年8月20日初诊。

阵发性心悸8个月,每次发作心悸气短,胸闷憋气,脉快而不规则,心电图检查是心房颤动。心室率在100次/分以上,短则20分钟,长达几天,常需注射毛花苷丙(西地兰)才能终止发作。发作时间不定,少则每月1～2次,多时每周发作2次,8个月来发作达50次以上,平时有期前收缩(心电图检查为房性期前收缩),次数不稳定,情绪激动、紧张、劳累时易发作,感到胸闷气短,心烦易怒,睡眠多梦,大便偏干,每2日1行,脉弦,舌苔白腻,舌质黯红。

［辨证］痰浊血瘀。

［治法］健脾祛痰,活血化瘀。

［处方］自拟三参止颤汤。

丹参15g　北沙参12g　苦参15g　陈皮10g　法半夏12g　胆南星10g　茯苓12g　苡米15g　郁金12g　珍珠母30g　三七粉3g(分冲)　元胡粉3g(分冲)　水煎服,每日1剂。

二诊:上方连服12剂,心房颤动发作1次,约40分钟自行中止,胸闷气短有减轻,仍易激动、心烦,尚有口苦口干,脉弦,苔薄白腻,舌质黯红,仍宗前法。上方去苡米、茯苓,加黄连6g,莲子心10g,以祛心火。

三诊:前方服12剂,心房颤动发作2次,持续时间一次25分钟,另一次50分钟,二次均在夜间发作,睡眠多梦,口苦口干减轻,烦躁好转,食纳佳,大便每日1行,不干燥,脉弦,舌苔薄白,舌质暗红。痰浊减轻,血瘀仍在,治宜前方加活血化瘀药。

[处方]丹参20g　北沙参12g　苦参15g　陈皮10g　法半夏10g　郁金12g　莲子心10g　枣仁15g　珍珠母30g　茯苓15g　黄连粉3g(分冲)　三七粉3g(分冲)　红花15g　桃仁12g　水煎服,每日1剂。

四诊:前方连服30剂,1个月内心房颤动发作2次,时间一次20分钟,另一次30分钟,时间短,发作次数减少,且自行缓解,自觉诸症均有减轻,仍有烦躁,脉弦,苔薄白,舌质黯红。前方去莲子心,加柴胡6g。随诊:病人连续服药4个月,心房颤动基本控制,偶有发作,时间均短暂,在10~30分钟即可缓解,诸症悉减。能正常工作。

[按]阵发心房颤动发病有增加之势,尤以老年人为多,亦见于中年人,给病人生活、工作带来很大不便,反复发作易转为持续性心房颤动。本例属痰浊血瘀,初治以健脾祛痰为主,活血化瘀为辅,当治疗后痰浊证候缓解时,则以活血化瘀为主,方用自拟"三参汤"为主。方中丹参养血活血,沙参生津化痰,苦参清热祛湿,三参相得益彰。

18. 高血压案(一)

王某,男,32岁。2008年7月15日初诊。

头晕1年余,体检发现血压增高,当时为160/100mmHg,几次复查血压均在150~160/90~100mmHg之间,曾服复方降压片,每日1片,血压在130~140/80~90mmHg之间波动。现头晕,心烦,失眠,易怒,工作忙或者着急时血压升高,大便偏干,舌质红,舌苔黄,脉弦而有力。有烟酒嗜好,其父有高血压。测血压150/90mmHg。

[辨证]肝火上炎,肝阳上亢。

[治法]清肝泻火,平肝潜阳。

[处方]天麻15g　钩藤20g(后下)　黄芩15g　生地黄12g　决明子15g　野菊花12g　栀子12g　川牛膝12g　泽泻15g　枣仁15g　水煎服,每日1剂。

二诊:前方连服7剂,头晕症状减轻,心烦也有好转,睡眠仍差,大便已不干,舌质红,苔薄黄,脉弦,血压135/80mmHg。仍宗前方,加合欢皮30g。

三诊：又进7剂，睡眠有好转，仍有心烦，工作紧张或长时间在电脑前工作血压就会升高，舌质红，苔薄黄，脉弦。

［处方］天麻15g　钩藤20g（后下）　龙胆草12g　栀子10g　胡黄连10g　黄芩12g　决明子15g　枣仁15g　合欢皮20g　五味子10g　川牛膝15g　珍珠母30g（先煎）　水煎服，每日1剂。

四诊：前方又进7剂，药后心烦明显减轻，血压趋于正常，睡眠有好转，舌质红，苔薄，脉弦，血压130/80mmHg。因工作忙要求改服成药。处方：牛黄降压丸，每日3次，每次1丸；愈风宁心片，每日3次，每次5片。

［按］翁教授认为，高血压病初期，病理因素为风、阳，多属于实证、热证，病位主要在肝，患者表现为头晕头痛，口干口渴，目赤，便秘尿黄，烦躁易怒，舌红苔黄，脉弦数或弦滑有力。治宜平肝潜阳，清热降火，方为龙胆泻肝汤加减。本例患者为青年男性，平素工作紧张，临床表现为肝火上炎、肝阳上亢证，虚证不显。治疗以清肝热、平肝阳为主，方为龙胆泻肝汤加减。二诊时症状好转，而睡眠较差，加合欢皮以解郁安神。三诊患者有心烦，肝火未清，故加龙胆草清肝热，珍珠母潜阳安神。四诊患者症状缓解，血压稳定，暂改用成药。翁教授认为，高血压表现为肝热上冲实证时，不用苦寒药（龙胆草、黄芩、栀子等）不能清其火，且不易收到降压效果。但久用、重用苦寒药易伤阴败胃，故不宜久用，并应配合养阴健脾药，如生地黄、陈皮等。龙胆草性味苦、大寒，本患者初诊未用该药，就是考虑到苦寒药的伤阴败胃作用。而三诊患者仍肝火炽盛，故加该药顿挫热邪，症状好转后，改用成药。肝体阴而用阳，本患者未用柴胡，恐用之截肝阴，俾肝火更盛。

19. 高血压案（二）

蔡某，女，58岁。2009年3月12日初诊。

高血压已30年，血压最高达180/110mmHg，服过多种西药，血压控制在130～150/80～90mmHg。近2年来，头晕头痛，心烦失眠，右手脚麻木，足跟痛，腰酸乏力，舌质黯红，苔薄，脉弦细，曾做CT检查示腔隙性脑梗塞。测血压140/90mmHg。

[辨证]阴虚阳亢,瘀血阻滞。

[治法]滋阴潜阳,活血化瘀。

[处方]天麻12g 钩藤15g(后下) 黄芩15g 生地黄15g 生杜仲12g 女贞子15g 桑寄生15g 广地龙12g 川牛膝15g 红花15g 水煎服,每日1剂。

二诊:前方服7剂,头痛减轻,而手足麻木不减,腰酸乏力,足跟痛,睡眠早醒,舌质黯红,苔薄,脉弦细,血压130/85mmHg,仍宗前法加减:

天麻12g 钩藤12g 生杜仲12g 川牛膝12g 桑寄生12g 广地龙15g 川芎15g 红花15g 赤芍15g 桃仁12g 路路通15g 络石藤20g 生地黄15g 水煎服,每日1剂。

三诊:上方连服14剂,手足麻木有所减轻,足跟痛好转,仍有头晕头痛,睡眠差,易早醒。血压130/85mmHg,舌质黯红,苔薄,脉弦细。前方加决明子15g,白薇12g。

四诊:再服14剂,头晕头痛、腰酸乏力明显好转,手足麻木减轻,心烦时有加重,睡眠仍较少,每日约5~6小时,纳食差,舌质黯红好转,苔薄,脉弦细,血压130/80mmHg。治宜滋补肝肾,活血通络。

[处方]天麻12g 钩藤15g(后下) 生地黄12g 黄连10g 川芎15g 红花15g 赤芍15g 桃仁12g 路路通15g 络石藤20g 水煎服,每日1剂。

[按]翁教授认为,肝肾阴虚,肝阳上亢证临床表现头晕头痛,耳鸣眼花,失眠多梦,腰酸腿软,四肢麻木,舌质红,苔薄黄,脉沉细。治宜平肝滋肾,方选天麻钩藤饮或杞菊地黄汤加减。本例患者病史长,上盛症状明显,有头晕头痛,心烦失眠,下虚症状亦明显,有腰酸、足跟痛,并且出现了络脉瘀阻的手足麻木症状,所以治疗当标本兼治。本方以天麻、钩藤、黄芩,清热平肝,以生地黄、杜仲、女贞子、桑寄生、牛膝滋补肝肾。二诊时上盛下虚症状减轻,而手足麻木不减,说明活血化瘀之品不足,故加用赤芍、红花、桃仁等。此后患者血压基本平稳,症状减轻,治法不变,原方微作调整。翁教授亦认为络病是高血压发病机制的重要方面,络病的虚(络中血虚、气虚)、实(络中血瘀、浊毒内蕴),与高血压本虚标

实的发病机制具有一致性。在临床上高血压患者常常有口唇色黯、舌下络脉青紫等末梢循环障碍的症状,这些正是络病的表现。久病入络,患者的舌象有不同程度的瘀阻表现,并且随病程的延长而加重,这一点也证明了高血压与络病在临床表现上具有一致性。在治疗上,翁教授认为在中医辨证的基础上,配合活血通络药物,可提高疗效。本例患者运用了广地龙、路路通、络石藤3味通络药物。广地龙咸寒,清热通络,对预防中风有重要作用;路路通苦、辛、平,功能祛风通络,活血理气止痛,《本草纲目拾遗》曰:"其性大能通十二经穴";络石藤苦、微寒,祛风通络,凉血消肿。两药具有活血通络,对缓解头晕头痛等症状和降低血压均有一定作用。

20. 心肌炎案

程某,男,19岁。1997年9月15日初诊。

2个月前咽痛发热,继而心慌气短,活动后加重,曾住院诊断为心肌炎,1个月前出院,休学,易反复感冒。2天前发热,微恶风寒,心慌气短,汗出不畅,身痛,鼻塞涕浊,口干口渴,咽喉肿痛,咳嗽,痰色黄。查体温37.5℃,咽部充血,扁桃体Ⅰ°肿大,两肺阴性,心界不大,心律齐,未闻及杂音。心电图有T波改变。舌质红,白苔。脉浮数。

[辨证] 外感风热,急则治其标。

[治法] 疏风清热,解毒宁心。

[处方] 金银花15g 连翘15g 芦根20g 牛蒡子12g 丹参10g 苦参10g 杏仁10g 竹茹10g 甘草6g 水煎服,每日1剂。

二诊:患者时有心悸,心率100次/分,气短,精神好转,睡眠差,心烦,食纳可,体温36.8℃,舌红,脉细弱。此为表邪已解,气阴不足。治宜益气养阴。

[处方] 太子参10g 黄芪12g 麦冬10g 五味子10g 玉竹10g 丹参12g 枸杞子12g 枣仁15g 合欢皮15g 制首乌10g 杏仁10g 炙甘草6g 珍珠母20g 水煎服,每日1剂。

随诊:上方加减治疗3个月后,已无心悸,心电图正常,心率80次/分。无明显症状,精神体力尚可,恢复学习。

[按] 心肌炎多与外邪侵袭有关,加之体虚劳累,正不胜邪,温热毒

邪耗伤气阴而发病。本例外有表邪,当先解表,表解后则宜益气养阴为主,佐以解毒活血。药证相合,邪去正复,病情痊愈。心肌炎患者,外邪多温热毒邪,易伤心气心阴,气阴耗伤,容易产生瘀血内阻,治疗常加活血通络之品,如丹参。

21. 扩张性心肌病(一)

曹某,女,49岁。1998年10月15日初诊。

患者心悸、胸闷、心烦易怒,头痛头晕,体倦乏力,气短,舌苔薄黄腻,舌质红,脉弦细结代。心电图、胸片等示:扩张性心肌病,室性期前收缩。

[辨证] 心阴不足,心肾不交。

[治法] 育阴潜阳,宁心复脉。

[处方] 元参12g　麦冬10g　五味子10g　珍珠母30g　生地20g　苦参15g　黄芪12g　太子参15g　玉竹15g　远志10g　茯苓15g　水煎服,每日1剂。

二诊:服前方12剂后,室早减少,乏力少气好转,又受风寒,鼻塞,咳嗽,苔少中剥,脉细。处方:太子参15g,丹参15g,苦参15g,杏仁10g,甘草10g,枇杷叶12g,茯苓15g,珍珠母20g,黄芪15g,防风10g,白术10g,胆南星10g,五味子10g,生地12g,水煎服,每日1剂。

三诊:上方连服12剂,上楼时气短,睡眠差,每天睡3小时,偶有期前收缩,脉齐、细,苔薄中剥,质红。前方去杏仁、枇杷叶、防风、茯苓、白术,加羌活、沙参各12g。

四诊:又连服20剂,已无明显心悸,睡眠好转,乏力减轻,舌淡红,苔薄白。处方:太子参、黄芪、丹皮各12g,丹参15g,五味子、麦冬、胆南星各10g,元参、苦参各12g,羌活10g,珍珠母20g,炙甘草6g,益气养阴、化痰活血以巩固疗效。

[按] 本例为轻型扩张性心肌病,以心慌心悸、气短乏力、期前收缩为主症,乃心阴不足所致。治宜滋阴活血,养心安神,药后期前收缩渐减,余症也有好转,但仍宜继续治疗,以防病情反复。

22. 扩张性心肌病案(二)

魏某,男,69岁。1998年9月25日初诊。

患者曾在长春某院住院确诊扩张性心肌病，心功能不全。来诊时，外感未愈，心悸，动则气短，胸痛明显，咳嗽有痰，舌黯红，苔黄，脉弦而结代。心电图示：ST-T改变，室性期前收缩。

[辨证] 气阴不足，痰瘀互阻。

[治法] 益气养阴，活血化瘀，佐以祛风宣肺化痰。

[处方] 太子参15g　防风15g　党参15g　茯苓15g　丹参12g　红花12g　桃仁12g　泽泻15g　沙参12g　百合12g　车前草15g　柏子仁15g　水煎服，每日1剂。

二诊：经治疗2周后胸痛、胸闷减轻，快走时胸痛气短，晨起喉间有痰，偶有一过性心律失常，舌淡红，苔黄，脉细。治疗以益气养阴、活血化瘀为主。

[处方] 黄芪15g　防风10g　太子参15g　茯苓15g　泽泻15g　丹皮15g　丹参15g　川芎15g　红花12g　桃仁12g　郁金15g　三棱12g　莪术12g　五味子10g　水煎服，每日1剂。

三诊：连服12剂，心律失常减少，心痛减轻，舌尖红，苔黄。前方去泽泻、丹皮、川芎、红花，加白术12g，沙参15g。再进14剂。

四诊：又服12剂，期前收缩偶有，乏力气短，咳嗽痰少，活动时汗出，舌红、苔黄。前方加桃仁、红花、苍术各12g，浮小麦15g，因患者要回长春，嘱用本方加减坚持治疗。

五诊：用药约1年，曾于长春住院复查，胸片示心脏扩大减轻，期前收缩偶有，天气变化时气短，体力有改善，食纳及二便调，舌红、苔白腻，脉弦。以益气活血巩固疗效。丹参20g，党参15g，沙参12g，黄芪15g，三棱、莪术各12g，防风、白术各10g，茯苓15g，薏苡仁12g，红花、川芎、决明子各15g。

[按] 心肌病的发病常与心肌炎关系密切，因正气虚弱，邪毒入侵，正不胜邪，气阴两伤，治当益气养阴为主，随症加减，配以祛风散邪、活血通络、化痰除湿、养心安神等，药证相符，使正气渐复，邪气得祛，诸症可除，可使病情好转。心肌病及其期前收缩的产生，多有气阴不足，气虚血滞，阴虚血稠，容易形成瘀血、痰浊、水湿、热毒等，痹阻心脉，因此，临床上常需加活血化瘀、化痰除湿、清热解毒等药，以提高疗效。

参 考 文 献

1. 李秋艳,董延芬,张东,等.翁维良活血化瘀治疗冠心病辨证思路[J].中国中医基础医学杂志,2011,17(9):1030~1031
2. 翁维良.翁维良临床经验辑要[M].北京:中国医药科技出版社,2001:61~63,90~107,217~225
3. 李秋艳,王辉,张东,等.翁维良活血化瘀治疗冠心病用药特点[J].中国中医基础医学杂志,2011,17(4):398,403
4. 张东,李秋艳.翁维良治疗冠心病临证经验[J].中国中医基础医学杂志,2010,16(11):1072~1073
5. 李秋艳,张东,董延芬,等.翁维良活血化瘀治疗冠心病临证验案[J].中国中医基础医学杂志,2011,17(6):698~699
6. 张东,李秋艳.翁维良运用活血化瘀法的学术经验[J].北京中医药,2010,29(11):823~826
7. 于大君,翁维良.翁维良教授治疗心律失常经验[J].河南中医,2010,30(8):749~750
8. 于大君.翁维良教授治疗高血压病验案分析[J].中华中医药杂志,2011,26(10):2292~2294

(李晨钰)

特需诊 曹洪欣

曹洪欣,男,汉族,1958年2月出生,医学博士,博士研究生导师。2003年至2010年间任中国中医科学院院长,兼任中华中医药学会副会长,中国中西医结合学会副会长等职务,享受国务院特殊津贴。

曹教授主要从事中医药治疗心血管病、中医理论的传承与创新、中医药发展战略等方面的研究工作。先后承担了国家863项目"中医学关于SARS发病、证候演变规律与治疗方案研究"、973专项课题"中医各家学说及其理论创新研究"和国家自然科学基金重点项目"中医关键诊断信息获取与处理理论与技术研究"等国家级科研项目十余项。主持完成的科研成果"益气升陷法在病毒性心肌炎中的应用与研究"获2005年国家科技进步二等奖、2004年中华中医药学会科学技术一等奖;"中医药类专业实践教学改革研究与实践"课题获国家教学成果二等奖;已完成的国家863项目"中医学关于SARS发病、证候演变规律与治疗方案研究"获2005年中华中医药学会科学技术一等奖;研究成果"中医瘟疫研究及其方法体系构建"获2006年国家科技进步二等奖;研究成果"人工种植龙胆等药用植物斑枯病的无公害防治技术"获国家技术发明二等奖;其他主持完成的科研成果获省部级科技进步一等奖4项。共发表论文290余篇,出版著作37部,主编"十五""十一五"国家规划教材《中医基础理论》(七年制)。

一、医论医话

1. 强调辨证论治

辨证论治是中医学的基本特色之一。中医与西医不同,中医临床认识和治疗疾病,既辨病又辨证,但主要不是着眼于"病"的异同,而是将重点放在"证"的区别上,通过辨证而进一步认识疾病。辨证即是认证识证的过程。证是对机体在疾病发展过程中某一阶段病理反应的概括,包括病变的部位、原因、性质以及邪正关系,反映这一阶段病理变化的本质。因而,证比症状更全面、更深刻、更正确地揭示疾病的本质。辨证论治就是把四诊(望诊、闻诊、问诊、切诊)所收集的病史资料、症状和体征,通过综合、分析,辨清疾病的病因、性质、部位,以及邪正之间的关系,概括、判断为某种性质的证,根据所判定的证候对"证"下药。曹洪欣教授作为一名中医临床大家,特别重视辨证论治。如治疗一位心悸患者吴某,症见心悸,气短,时有夜间憋醒,语声低微,晨起面虚浮,偶有心前痛,下肢浮肿,便溏,口唇发绀。心脏彩超示:全心扩大,二尖瓣、三尖瓣反流,心包积液,心脏收缩功能减低,心电图示:房颤。血压:95/65mmHg。舌紫黯、苔白,脉沉滑时促。曹教授辨证为"大气下陷"证,给予升陷汤加减,患者服药后,诸症明显好转。可见,曹教授在临证中,不仅强调要辨病,更是强调辨证,务必在辨证之基础之上,投以合适之方药,方可达到满意的疗效。在他所擅长治疗的疾病中,运用中医药治疗临床总显效率可高达90%以上,几乎所有的患者二诊时各项症状均有不同程度的减轻及好转,更有很多患者达到了临床治愈。这说明在辨证准确的前提下,辨证施治给予合适之方药,中医药在治疗各种疾病上都有着极好的临床效果。这也是中医学在临床中最别具一格之处。

2. 重视整体观念

中医学认为任何疾病的发生、发展都不是由单纯的一个因素所导致的,所以在治疗上也不单纯是针对某一靶器官、靶细胞或某一单纯原发病因发挥作用,而是在整体观念的指导下,注重综合的、整体的治疗与调节,调和阴阳、以平为期,调和气血,达到全身整体的治疗。这种综合调节对多因素所致的重大疾病以及疑难病症在整体上更有疗效,更可以从根本上改善机体的状态,甚至改善患者的体质,从而改善生存质量。同时中医药的干预效果不仅是症状的改善,也可使各项现代医学检查指标趋于正常,使自觉不适的亚健康状态患者回归健康人群,不同程度地改善人们的生活质量。

3. 注重"治未病"

"治未病"一词见于《内经》，是指采取预防或治疗手段，防止疾病发生、发展的方法，是中医治则学说的基本法则，是中医药学的核心理念之一，也是中医预防保健的重要理论基础和准则。它包括未病先防、既病防变、已变防渐等多个方面的内容，这就要求人们不但要治病，而且要防病，不但要防病，而且要注意阻挡病变发生的趋势，并且在病变未产生之前就想好能够采用的救急方法，这样才能掌握疾病的主动权，达到"治病十全"的"上工之术"。治未病包含三种意义：一是防病于未然，强调摄生，预防疾病的发生；二是既病之后防其传变，强调早期诊断和早期治疗，及时控制疾病的发展演变；三是防止疾病的复发及治愈后遗症。

医学发展的趋势是防治战略前移，提倡以预防为主，早期诊断，早期干预。中医药从养生保健到治疗疾病也都具有前移的优势。无论在维护健康、干预亚健康方面，还是在疾病的防治方面，中医学都提倡未病先防、既病防变，有效的体现了"治未病"的理念。在临床上常遇到出现高热症状的一些急性热病患者，其本质性病因——现代医学中的病原体的查找论证不能迅速完成，曹教授一般根据一组由症状组成的证候群，审证求因、据因处方。通常3～5剂药就可退热，这种早期干预可以抢得治疗先机，对急性热病的治疗以及控制疾病的发展很有意义，这便是中医的特色和优势所在。如一患者表现为突起高热1天，恶寒无汗，便干，舌红苔黄，脉数。曾自服感冒药效果不显。查 T：38.6℃。WBC：3.5×10^9/L。自服感冒药治疗无效。曹教授辨证为外邪侵袭肺卫，卫气被郁，气机升降失常。方用小柴胡汤合升降散，酌加金银花、连翘以清热解毒，山药以养阴而起到表里双解，升清降浊，通腑泄热，养阴生津之效。患者服药4剂后热退神清而愈。可以看出，中医对疾病的早期干预和防治既可防患于未然，预防新的疾病的发生，并且在疾病的萌芽时期就能预见疾病的发展趋势，有效地进行控制，防止疾病的进一步发展。真正做到预防疾病发生、发展和复发的目的。

4. 重视个体化的诊疗模式

长期以来医学以"疾病"为研究重点，侧重于研究人的"病"，而忽略研究病的"人"。世界卫生组织《迎接21世纪的挑战》报告指出,21世纪的医学将从"疾病医学"向"健康医学"转变;从群体治疗向个体治疗转变。健康医学与个体化诊疗是当今和未来医学发展的重要方向。个体化诊疗是基于以人为本、因人制宜的思想,充分注重人的个体差异性,进行个体医疗设计,采取优化的、针对性的治疗干预措施,使之更具有有效性与安全性,并据此拓展到个性化养生保健及包括人类生命前期的生命全过程,从而实现由疾病医学向健康医学的转化。

中医学倡导辨证论治,每个人所患疾病不同,其体质不同,证型也不尽相同。也就是说,每个人都有一个他自己独立的情况,这就要求我们必须根据每个人不同的情况,加以辨证施治,自然每个人的施治方法也是不同的,药物也就会不同。这就解答了很多人关于"这个方子是不是所有得这个病的人都能服用"的问题,答案当然是否定的。中医学针对不同个体精准的辨证论治,是中医取得疗效的关键所在。辨证论治就是中医处理人体疾病信息所采用的科学方法,是中医学的精髓和实质。在临床上对患者的个体化诊疗主要体现在对每一个患者的治疗方案都是建立在针对其个体情况而制定的。

曹教授作为中医临床的实践者,自然注重辨证论治基础上的个体化诊疗。其强调诊疗疾病时要注意正确把握每个患者的关键症状,同时结合患者自身的体质、生活环境、工作性质以及发病时的气候特点等辨证论治,不拘于一法一方。例如治疗同样是失眠的患者,伴以心悸神疲、头晕乏力、舌淡等辨证为心脾两虚者用归脾汤加减治疗;伴以痰多胸闷、恶心、苔黄腻等证属痰热内扰者给予温胆汤治疗;有虚烦不眠等证的给予酸枣仁汤治疗,临床疗效都非常好,患者接受治疗后睡眠较前都有很大改善,达到不依赖于西药即可入睡的状态。而且对同一患者根据病情的不断变化随症改变用药,也不是一味固守原方;对患者的治疗根据季节气候的变化而有所偏重;将病因治疗与对症治疗相结合,整体调节与局部对症相结合,这些都说明了中医诊疗疾病是针对具体个体并且根据个体变化而变化的。这种以人为本、灵活科学的诊疗模式应是医学的发展方向,是中医的思维体系和诊治模式的先进性所在。

5. 巧用温阳益气法

曹教授认为，冠心病的基本病机为本虚标实，本虚为心阳虚，心阳虚致使心气推动无力，血脉瘀阻，构成标实。根据"治病必求于本"的治疗原则，曹教授提出温阳益气法是治疗冠心病的基本原则。曹教授认为，冠心病的缓解期重在温补心阳，从根本上治疗，有利于心脏自身功能的恢复，并且温阳有助于活血化痰。治疗可在瓜蒌、薤白、半夏、赤芍、川芎组成的基本方上加桂枝、黄芪、人参等以温阳益气。此外，心阳不足，失于温煦，寒自内生，血寒而凝，不通则痛，从而进一步加重痰瘀互结，症见胸闷、胸痛，感寒甚或遇寒而发病，心悸、气短、面色苍白，四肢厥冷，舌淡黯、苔白，脉弱。治疗在前方的基础上加仙茅根、干姜、肉桂等药物，以加强温中散寒之效。痰瘀之邪互结致病常常可致病情缠绵，经久不愈。痰瘀之邪在体内郁结日久化热，热邪又会灼津成痰，痰热互结而致瘀，加重痰瘀阻滞。因此，临床上患者可见心中灼热、胀痛，苔黄或黄腻，脉弦滑或滑数等症状。此外，温阳药物，如薤白、桂枝等多为温燥之品，久用伤阴。因此，治疗时常在基础方上加黄连、竹茹、知母、麦冬等清热化痰或滋阴清热的药物，一是防痰瘀日久化热；一是佐制温燥的药物，以防日久伤阴。

曹教授在温阳益气治疗冠心病缓解期的基础之上，根据阳虚易致痰瘀的理论，提出痰瘀同治的治疗原则。痰瘀同治，宜先调畅人体气机，贵乎流通畅达，气行则津液布达，气滞则津液停滞而生痰。另一方面，血随气而动，气有郁滞，血亦随之停积而为瘀血；一则津液成痰，一则血滞成瘀而致痰瘀互结。朱丹溪说："善治痰者不治痰而治气，气顺则一身津液亦随之而顺。"因此，运用活血化瘀法也要结合补气行气。治疗中在活血化瘀基本方的基础上加枳实、厚朴、郁金、柴胡等以疏肝理气，使气机通畅而痰瘀之邪自消。

对于心血管疾病中另一个较为棘手的疾病——房颤，曹教授根据多年的临床观察，总结经验，指出心阳气虚是房颤的基本病机。房颤状态下，心房收缩功能丧失，心室的收缩变为不规则，心排血量下降，这种病理状态与心的阳气不足密切相关。心阳不足的房颤主要表现为心悸、气短、胸闷、乏力、动则尤甚、肢冷、畏寒、舌淡胖苔白、脉沉缓或结代促等表现；若以胸闷或憋闷疼痛等胸部症状为主兼见上述症状，则为胸阳不振、心气不足的表现。

曹教授认为心阳气不足为房颤的主要病机，但房颤的证候变化十分复杂。从临床患者的表现来看，单纯表现为心阳气不足虚证的极为少见。由于阳气不足，气血运行不畅，痰浊、瘀血、水湿、气滞等病邪的形成是本病的一大特点。临床观察发现，一些房颤患者初次就诊时并不明显的表现为阳气虚弱的表现，而往往是痰热、痰瘀、气滞等证的表现比较突出，如心前区刺痛、部位较固定、舌黯红的瘀血症状等。曹教授认为上述症状是因心阳气不足，鼓动无力，导致脏腑功能失调后，气血津液输布障碍而致。但在进行一段对症治疗后，随着标实症状缓解，心悸、胸闷、气短、畏寒、肢冷、舌淡苔白等阳气虚弱的本质变化就明显表现出来。故曹教授认为温阳益心安神法是防治房颤的基本法则，即温心阳、益心气、重镇安神。并据痰浊、瘀血、气滞为其主要病理产物，多为虚实并见的证候特点，佐以化痰理气之品。

总之，曹教授在治疗冠心病、房颤等心脏疾病时，常常辨证为心阳不足，根据治病求本的原则，经常使用温阳益气法，虽然治疗大法相同，但在临证中，曹教授从来不拘泥于一方一法，而是灵活多变，善于根据患者的不同体质、不同气候条件、不同的居住环境以及不同的饮食习惯等调理方药，真正做到个体化诊治。

6. 善用益气升陷法

益气升陷法是治疗大气下陷的基本法则，清末民初医家张锡纯所创制的升陷汤是治疗大气下陷的代表方剂。曹教授在多年的临床实践中，总结出一套以益气升陷法治疗心脏病的方法。特别是在心律失常、心力衰竭、冠心病等疾病的治疗中，益气升陷法都有很好的疗效。

心律失常是多种心血管系统疾病的并发症，属于中医"心悸"、"怔忡"范畴。曹教授认为，心律失常临床上纯实证较少，多见虚证或虚实夹杂，而虚又以"大气下陷"为主要病机。人体内大气下陷则不能运转行血，血脉不畅而发此病。脉象上可见促、结、代、脉无力等脉象表现。心电图多表现为期前收缩或房颤，临证应用在升陷汤的基础上加用苦参、白茅根等。苦参、白茅根等据药理研究是有抗心律失常作用的中药,临床治疗上均能获得良好的疗效。临证加减是根据患者其他不同的症状化裁,如伴睡眠欠佳,则加入酸枣仁、柏子仁等宁心安神;或用生龙骨、珍珠母等重镇安神。

心力衰竭尤其是慢性心力衰竭是多种心血管系统疾病发展至终末期的极危重证,以夜间阵发性呼吸困难、劳力性呼吸困难、咳粉红色泡沫痰、乏力甚至不能行动为主要症状,中医学认为,本病是宗气耗散,由虚而竭的重证。大气下陷兼有阳虚是其本,痰瘀、水饮是其标,故曹教授常用益气升陷法治疗本病,并在此基础上加入温阳活血利水之剂,效果颇佳。

冠心病是心血管疾病中最常见的,若不及时治疗,很可能发展成为心力衰竭,预后不佳。患者很多时候没有典型的心前区疼痛,而仅以气短、胸闷为主。若兼见舌淡、苔白、脉弱或沉迟等,可以辨证为大气下陷,用益气升陷法加减治疗。但曹教授认为,本病单纯虚证者较少,虽大气下陷是此证的本虚之一,但痰瘀互阻是常见的标实之象,故临证时除应用益气升陷法补虚之外,常加入活血化痰之品,如赤芍、川芎、瓜蒌、薤白、半夏等。

7. 分期分型论治疾病,方便临证用药

自西方医学进入中国以来,其缜密的诊疗思路深刻影响着中国的医生,尤其是其分期分型论治的思路,极大地方便临床医生诊治疾病,使临床用药有章可循,有法可依。曹教授借鉴西医,给中医用药添加了这种分期分型的方法,方便了医生的用药。曹教授善治病毒性心肌炎,在病因病机以及分期分型论治上有独到的见解,现以此为例简单介绍如下。

病毒性心肌炎系病毒感染致全身多系统受累,其中以侵犯心脏尤为突出的一组临床综合征。心肌炎常是全身性的一部分。病毒性心肌炎的发病多数与消化道、呼吸道的病毒感染有关,临床表现主要有心悸、气促、心前区不适及乏力。大部分患者经适当治疗可得以完全恢复,少部分患者可转为慢性心肌炎,最终发展为非特异性扩张型心肌病。

(1)病因病机 病毒性心肌炎多为温热邪毒或风寒、风热之邪侵袭人体，酿为热毒，侵及心脏而发。素体气虚、阴亏者易感受热毒，并且热毒侵袭人体，耗气伤阴又是其必然趋势，因此，曹教授认为气阴两虚证是病毒性心肌炎的常见证候。曹教授曾经做过相关的临床观察，发现气阴两虚证在病毒性心肌炎后期经常出现，并且在疾病的发展过程中反复出现，有些病例在经过一段时间治疗后，临床已无明显症状，临床亦常守益气养阴法而巩固疗效。可见，气阴两虚证不仅多见，而且贯穿于病毒性心肌炎的全过程。观察还发现，有近25%的患者属热毒侵心、气阴两虚证，且每次感邪后，气阴两虚征象都会更加明显，由此可见，在病毒性心肌炎的发展过程中，外邪侵袭是诱发和加重病毒性心肌炎的主要因素，而其病理基础则是气阴两虚。曹教授认为，气阴两虚是贯穿于整个疾病过程中的基本病理变化，益气养阴法是治疗本病的基本方法。

（2）分型论治　曹洪欣教授在多年的临床工作中，详细观察了病毒性心肌炎患者的患病特点，总结了大量经验，创造性地将病毒性心肌炎分为以下几类。

1) 初期：热毒侵心证多出现在病毒性心肌炎的初期，也可见于中期和后期。本证的发生是由于素体虚弱，卫外不能，感邪而发。风寒、风热或湿热之邪由鼻咽、肌表、皮毛等外部途径侵袭肺胃，邪气侵心，蕴为热毒，故而发病。其临床常先出现咽赤、咽痛、咳嗽、痰黄、鼻塞、黄涕、发热等感冒、发热等呼吸系统症状，也可表现为腹泻、腹痛、恶心、呕吐等消化系统症状。若邪郁不解，侵及心脉，则见心悸、气短、胸闷、心前痛或背痛，舌脉表现为舌黯红或红、苔黄少或黄干、脉数等。外邪侵袭，肺卫失宣，则表现为咽赤、咽痛、咳嗽、痰黄、鼻塞、黄涕、发热等肺卫表证，此谓"温邪上受，首先犯肺"。腹泻、恶心、呕吐等症，为湿热蕴脾之征。心悸、气短、胸闷等症，乃由邪毒侵心所致。乏力、苔黄干或少提示热毒耗气伤阴之象。其审证要点为发热、心悸、咽痛等。本期的治法当以清热解毒为主，兼以益气养阴，选用竹叶石膏汤加减应用。

2) 中期

①痰阻心络证：本证的发生是由于素体痰盛，或热毒、湿热之邪耗伤正气，损及脾胃，脾失健运，水谷失于运化，聚为水湿，助湿生痰而成。

临床常表现为胸中憋闷、气短、心悸、头晕、恶心呕吐、腹胀症状,舌脉上则为舌黯红、苔白厚或白腻,脉滑等。痰湿内蕴,阻滞血脉,气血运行不通,心脉不畅,则发为胸闷、气短、心悸。痰湿碍脾,脾胃为气机升降之枢,湿气困脾,故而气机不畅,则出现恶心呕吐、腹胀等症。苔白厚或白腻、脉滑皆为痰湿之征。本证以胸中憋闷、恶心、腹胀、苔腻为审证要点。若痰湿之邪日久酿为痰热,则见胸闷痛、口苦、失眠、苔黄腻、脉滑数等痰热之象。本证的治法当以化痰宣痹为主,兼以健脾运湿,选用瓜蒌薤白半夏汤加味。

②心血瘀阻证:本证发生或因素体瘀滞,或热毒侵心,阻闭心脉,伤及气阴,气不行血,营阴涩滞而成。其临床表现为心前区痛、心悸、胸闷、气短、手足心热、便秘、乏力等症状,舌脉为舌黯红或紫黯或淡黯、苔白或少,脉弦等。瘀血阻滞,气机不畅,血运不行,脉络阻滞,不通则痛,故表现为心前痛、心悸、胸闷等,且心前区痛为其主症。手足心热、便秘、乏力为耗气伤阴之征。舌黯、脉弦亦是瘀血之象。心前区痛、背痛及血瘀证是本证的审证要点。本证的治法当以活血化瘀为主,兼以益气养阴,选用血府逐瘀汤加减应用。

③气阴两虚证:本证的发生是由于邪毒之势较重,气阴重耗,或失治、误治,耗气伤阴,气阴虚损而成。其临床表现为气短、乏力、心悸、胸闷、自汗或盗汗、少寐、咽干、口渴等症状,舌脉为舌淡红、苔少,脉细数等。心之气阴两伤,心失所养,鼓动无力,故致气短、乏力、心悸、自汗或盗汗等。苔少、脉细数均示气阴已伤。本证的审证要点为气短、乏力,自汗或盗汗、苔少。本证的治法当以益气养阴为主,选用生脉饮加味。

3)后期

①大气下陷证:大气下陷证是病毒性心肌炎较为常见的证候。大气即积于胸中之宗气,胸中乃心肺所居之地,素体心肺气虚,复被邪毒侵袭,正气更伤,致宗气亏虚,虚而下陷,故成本证。其临床表现为气短、心悸、胸闷、乏力、咽中拘急、胸中坠胀、舌淡白或淡红、苔白、脉滑或叁伍不调等。宗气亏虚,无以奉养心肺,心肺失养,心主血脉,肺主气,心肺失养则无力运行气血,气血不能达于周身,脏腑失于濡养,故气短、心悸、乏力。气短、心悸、乏力是本证的主症。咽中拘急、胸中坠胀是本

证常见的主要兼症,亦是气虚气陷、心肺失司的表现,如张锡纯所云:"呼吸之气不能上达,胸中之气息息下坠,咽喉发紧,努力呼吸似乎喘"。舌淡、脉见叁伍不调均是宗气亏虚,运转无力,无以行血,血脉失养的具体体现。其中气短、咽中拘急、胸中坠胀,脉叁伍不调是本证的审证要点。结合现代医学,若结合心电图,该证心电图多表现为期前收缩。本证的治法当以益气升陷为主,兼以解毒、化痰、健脾、养阴、温阳等法,选用升陷汤加减应用。

②气血两虚证:气血两虚证形成原因有两方面:一方面,素体脾胃虚弱,感受外邪,外邪客于脾胃中焦,则脾胃更伤,由于脾胃为气血生化之源,脾胃已伤,气血无以化生,心失所养,从而出现心脾两虚;另一方面,由于病程日久,邪毒留恋,正气渐耗,耗伤气血,也可发为本证。其临床表现为心悸、气短、乏力、少寐、纳少、腹胀、腹泻、舌淡白、苔白,脉细弱等。心脾两虚,气血不足,心阳不足,心失所养,故心悸、气短、乏力。心血不足,心神失养,则少寐多梦。脾气虚弱,脾失健运,水谷失于运化,水湿内聚,中焦气机阻滞,胃失于受纳,则出现纳少、腹胀、腹泻。舌淡、脉细弱均是气血亏虚之征。心悸、少寐、纳少、舌淡白是本证的审证要点。本证的治法当以益气养血为主,兼以化痰、活血升陷等法,选用归脾汤加减应用。

③阴虚火旺证:本证发生的原因或因热毒之势较重,或素体羸弱,不耐攻伐,伤阴明显,阴不制阳,阳亢于内,故虚火上扰,心神被扰,心神不宁,发为本证。其临床表现为心悸、气短、胸闷、心前区痛、心烦、少寐多梦、手足心热、盗汗、口干咽燥、舌红或尖红、苔少或剥、脉细数等。心阴不足,心神失养,则见心悸、气短、心前痛。虚火内生,扰及心神,则见心烦、少寐多梦。手足心热、盗汗、口干咽燥、舌红少苔、脉细数均是阴虚火旺之征。其中,心悸、心烦、舌红、脉细数为该证的审证要点。若结合心电图,该证心电图表现常以心动过速为主要特征。本证的治法当以滋阴降火为主,选用天王补心丹加减应用。

④阴阳两虚证:阴阳两虚证主因病程日久,失治误治,迁延不愈,病及五脏,阴液亏耗,不能荣养心血,阳气虚损,不能宣通脉气,遂为阴阳两虚。临床多表现为心动悸、胸中憋闷、气短甚、乏力、手足冷、畏寒、周

身浮肿，舌淡白或淡紫，苔白，脉沉迟或结代等。人体阴阳俱亏，心失所养，故心动悸、气短甚、乏力。肺、脾、肾、三焦等脏腑功能失调，津液代谢障碍，水饮内盛，上凌心肺，故致周身浮肿。阴阳两虚，血脉失养，而见结代脉。心动悸、气短甚、脉结代是本证的审证要点。若结合心电图，本证心电图常表现为心动过缓。本证的治法当以滋阴补阳为主，选用炙甘草汤加减应用。

综上所述，曹教授将病毒性心肌炎分为3期看待，每一期又可出现多种证型，临证中把握住气阴两虚这一基本病理基础，不拘一格，灵活多变，在益气养阴这一基本治则的基础之上，根据病人的患病特点及主症的不同，逐一辨证论治，方可达到满意的疗效。体现出曹教授重视辨证论治、重视个体化诊疗的特点，也体现出分期分型论治疾病在临床中的可操作性。

二、医案荟萃

1. 心律失常案（一）

王某，女，59岁。2006年7月5日初诊。

近来出现腹泻，同时发现频发室上性早搏，24h动态心电图示房早10072次/24h，一直服用倍他乐克，每次12.5mg，每日2次。症见：心悸、胸闷、头晕、多梦、大便不调、晨起2次。舌淡红、苔白黄，脉弱而结。

［辨证］大气下陷。

［治法］益气升陷。

［处方］黄芪20g　麦冬10g　桔梗10　升麻10g　柴胡15g　黄连5g　清半夏10g　瓜蒌15g　薤白15g　茯苓15g　赤芍15g　川芎15g　川牛膝15g　甘草10g　水煎服，每日1剂。

二诊：服7剂后心悸、胸闷、气短减轻，头晕不显，仍每日大便2～3次，腹胀，多梦，舌淡红、苔白，脉沉滑，遂改方如下：

清半夏10g　瓜蒌15g　薤白15g　赤芍15g，川芎15g　茯苓15g　炒白术15g　山药30g　葛根20g　秦艽15g　夜交藤30g　生龙牡各30g　甘草10g　水煎服，每日1剂，分2次服。

三诊：服7剂后腹胀、便溏明显好转，守益气升陷法调治心律失常，

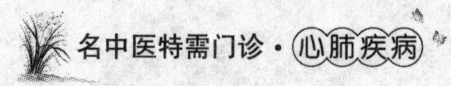

服42剂心悸未作,胸闷消失,倍他乐克停用。

[按]本例中患者为中老年女性,宗气亏虚,无以濡养心脉,心脉失养则大气更虚,以致大气下陷,症见心悸、胸闷、头晕、多梦、大便不调。大气下陷,心脉失养,心阳不足,胸阳不振,血脉鼓动无力,则见心悸,胸闷。气陷于下,清阳不升,脑髓不充,故见头晕,多梦。脾胃为气机升降之枢,气陷于下,脾胃功能受损,故升清不能,浊不得以降,可见大便不调。辨证为大气下陷证,用益气升陷汤,因黄芪为补气升提之要药,因此,方中重用黄芪,佐以桔梗、升麻、柴胡共奏升提之效,其中柴胡味苦、辛,为少阳之药,能引大气之陷者自左上升;升麻味辛、甘、微寒,为阳明之药,引大气之陷者自右上升。患者服药后症状减轻,但仍见大便不调,每日2~3次,仍有多梦,说明大气下陷有所好转,故方中取消黄芪等补气升提之品,改为以调理脾胃为主,用茯苓、白术、山药补脾胃,仍用葛根稍升提,用半夏、赤芍、川芎等活血祛痰。因患者仍有失眠,用龙骨、牡蛎镇静安神。

2. 扩张性心肌病案

吴某,男,53岁。2006年11月26日初诊。

2003年1月确诊为扩张性心肌病。2005年9月出现心力衰竭。症见:心悸,气短,时有夜间憋醒,语声低微,晨起面虚浮,偶有心前痛,下肢浮肿,便溏,口唇发绀。心脏彩超示:全心扩大,二尖瓣、三尖瓣反流,心包积液,心脏收缩功能减低。心电图示:房颤。血压:95/65mmHg。舌紫黯、苔白,脉沉滑时促。

[辨证]大气下陷。

[治法]益气升陷。

[处方]升陷汤加减。

人参10g 黄芪30g 麦冬15g 桔梗10g 升麻10g 柴胡15g 黄连5g 清半夏10g 瓜蒌15g 薤白15g 茯苓15g 赤芍15g 生龙牡各30g 甘草10g 水煎服,每日1剂。

二诊:服7剂后心悸、气短、夜间憋醒、晨起面虚浮均明显好转,言语有力,偶有心前区痛,改为生脉散加小陷胸汤加减,守方继服14剂。

诸症明显好转,共服药300余剂,停用所有西药,随访2年未复发。

[按]扩张型心肌病(扩张性心肌病充血性心肌病)是一侧或双侧心腔扩大并伴有心肌肥厚,心肌收缩期泵血功能障碍,发生充血性心力衰竭。中医认为,本病虽病位在心,但与脾、肾关系密切,引起本病的病机特点是本虚标实,本虚强调气虚、阳虚、血虚、阴虚等,标实则主要是血瘀、痰阻、寒凝和气滞等,以上因素交互为患,多因素致病。本病例中患者为中老年男性,因长期心脏病致使心气亏虚、心脉失养,日久则可使心气更虚,恶性循环而成大气下陷。其症见:心悸,气短,时有夜间憋醒,语声低微,晨起面虚浮,偶有心前区痛,下肢浮肿,便溏,口唇发绀。心脉失养,胸阳不宣,血脉鼓动无力,则见心悸;肺主气,肺气不足,故而出现气短、语声低微;肺主通调水道,脾主运化,肺脾气机不足,则水液代谢失调,水湿内聚,故而出现晨起面虚浮,下肢浮肿;气血不通,故而可见口唇发绀;便溏等症状皆是典型的大气下陷的症状。使用益气升陷汤治疗,本方重用黄芪,因黄芪重在补气升提,同时现代研究表明黄芪还有调节免疫的功效。人参大补元气,桔梗、升麻、柴胡等药物亦有升提效果。患者服药后气短、夜间憋醒、晨起面虚浮等气虚症状明显好转,可见辨证准确。

3. 冠心病案(一)

王某,女,49岁。2007年4月2日初诊。

胸闷气短,活动后心悸尤甚,言语多或劳累后乏力甚,时感左侧头部发麻,入睡困难,便干,舌淡黯、苔黄微腻,脉滑。心电图示:心肌缺血。

[辨证]大气下陷,痰瘀互阻。

[治法]益气升陷,祛痰活血。

[处方]升陷汤加小陷胸汤加减。

黄芪30g 麦冬15g 桔梗10g 升麻10g 柴胡15g 黄连7g 清半夏10g 瓜蒌15g 薤白15g 赤芍15g 川芎15g 茯苓15g 柏子仁20g 甘草10g 水煎服,每日1剂。

二诊:服21剂后,胸闷气短明显好转,每次发作持续时间缩短,程度减轻。

守法调治42剂,心电图恢复正常,诸症消失,体力增加,未再反复。

［按］本病辨证为大气下陷、痰瘀互阻，以升陷汤治疗，重用黄芪30g，佐以桔梗10g，升麻10g，柴胡15g，以期达到补气升阳的功效，患者服药后症状好转，足见升陷汤在治疗冠心病气虚下陷证的疗效。很多时候冠心病患者没有典型的心前区疼痛，若见舌淡、苔白，脉弱或沉迟等，可以用益气升陷法加减治疗。但曹教授认为，本病单纯虚证者较少，虚实夹杂者多见，大气下陷是此证的本虚，痰瘀互阻是常见的标实之象，故临证时除应用益气升陷法补虚之外，也应加入活血化痰之品，以求标本同治。

4. 冠心病案（二）

患者，男，71岁。2007年4月9日初诊。

房性早搏史20余年、房颤史10余年。动则心悸，近2个月加重，每于凌晨3—4时于睡中憋醒。现心前区痛频作，服用硝酸甘油后可缓解。胸闷、气短，动则尤甚，肩背痛，腹胀，晨起睑肿，下肢微肿，畏寒，舌淡紫胖，苔白黄，脉微时促。2007年4月2日心脏多普勒超声示：左心室、左心房、右心房增大，二尖瓣、三尖瓣、主动脉瓣关闭不全。射血分数33%。心电图示：ST段下移、T波倒置、房颤。现服用速尿40mg/d，地高辛0.25mg/d。

［辨证］阴阳两虚，痰瘀互阻。

［治法］温阳益心，活血化痰。

［处方］生脉饮合瓜蒌薤白半夏汤、枳实薤白桂枝汤加减。

西洋参10g（先煎） 麦冬15g 五味子10g 清半夏15g 瓜蒌15g 薤白15g 茯苓15g 白术15g 赤芍15g 川芎15g 桂枝10g 枳实15 生龙骨30g（先煎） 生牡蛎30g（先煎） 甘草10g 生姜3片 水煎服，每日1剂。

二诊：服上方14剂，仅有1次夜间憋醒，心前区痛明显减轻，未服硝酸甘油即缓解。心悸、胸闷、下肢肿减轻，力气增加，睡眠好转，惟气短，略腹胀，舌淡黯胖，苔白，脉沉偶促。嘱停服速尿，地高辛减半。

［处方］白参10g（先煎） 麦冬15g 清半夏10g 瓜蒌15g 薤白15g 厚朴15g 枳实15g 赤芍15g 川芎15g 茯苓15g 葶苈子20g（包） 生龙骨30g（先煎） 甘草10g 生姜3片 水煎服，每日

1剂。

三诊：服上方21剂，夜间憋醒未作，心前痛、心悸、胸闷、下肢肿、腹胀基本不显，略气短，舌淡紫，苔白，脉沉滑。嘱停服地高辛。仍守上方加减，调治3月余。2007年6月3日心电图示：窦性心律，T波倒置。

［按］冠心病属于中医"胸痹"、"心痛"等范畴，病位在心，证属本虚标实。本例患者病已日久，本虚之象尽呈，阴阳两亏，无以养心，心脉失养，血脉不畅，不通则通，则发为心悸、心前区痛；动则耗气，而晨时阳气内敛，阴血运行更缓，心失所养更甚；阳虚不振，痰浊内生，遏阻气机，胸阳郁遏，不能宣达胸中气机，则见胸闷、气短、畏寒；中焦气机不畅，水谷运化无力，水湿内聚则腹胀；脾、肺、肾等脏腑阴阳失调，则影响津液代谢，故而出现睑肿、下肢肿；舌脉亦是阳虚不能行血、输布津液之象。故治以益气养阴治其本，活血化痰治其标。方选生脉饮补养心之气阴，合瓜蒌薤白半夏汤治其"阳微阴弦"，合枳实薤白桂枝汤温通心脉、行气化痰。方中加赤芍、川芎活血化瘀；白术、茯苓健脾以杜生痰之源；生龙骨、生牡蛎镇惊安神。全方标本同治，共奏温阳益心之效。复诊时症状明显减轻，效不更法，以白参易西洋参加强温通心脉之功。前后加减续服3月余，全部停用西药，复查心电图已恢复并维持窦性心律，房颤未作。

5. 病毒性心肌炎案（一）

杨某，男，12岁。2007年5月28日初诊。

2003年诊为病毒性心肌炎，症见心前区痛，胸闷，气短，头痛，舌黯红、苔白，脉滑偶结。平时心率偏慢，动态心电图示S-T段抬高，室上性早搏19次/24h。

［辨证］大气下陷。

［治法］益气升陷。

［处方］升陷汤加减。

黄芪30g 麦冬15g 桔梗10g 升麻10g 柴胡15g 太子参30g 苦参10g 丹参10 白茅根15g 茯苓15g 赤芍15g 生龙骨30g 生牡蛎30 甘草10g 水煎服，每日1剂。

二诊：服14剂后心前区痛、胸闷、气短减轻，头痛未作，心率仍偏慢,遂将太子参改为西洋参10g,继服14剂后诸症好转,心率由每分钟45次提高到每分钟54次。

[按]本病例中患者为儿童,素体虚弱,感受热毒,并且患病时间长,心气虚日久导致大气下陷,气虚心脉失养见胸闷、气短,气陷清阳不生则头痛。曹教授辨证为气陷证,投以升陷汤加减治疗,重用黄芪补气助升,服药后患者气陷症状好转。

6. 病毒性心肌炎案(二)

患者,女,29岁。2007年3月2日初诊。

病毒性心肌炎史1年余。患者心悸,近半个月加重,胸闷,偶有心前区隐痛。现气短,咽干,咽中拘急不适,头晕,乏力,睡眠不实,舌黯红,苔白黄,脉滑时结。心电图示:频发房早。

[辨证]大气下陷,心失所养。

[治法]益气升陷,养心安神。

[处方]升陷汤加减。

黄芪20g　麦冬15g　桔梗10g　升麻10g　柴胡15g　苦参10g　丹参15g　党参20g　白茅根20g　茯苓15g　生龙骨30g(先煎)　甘草10g　水煎服,每日1剂。

二诊:服上方21剂,患者心悸、胸闷、气短、咽干、咽中拘急等基本不显,舌淡红,苔白黄,脉滑。心电图示:心律不齐。续服上方加减50余剂,巩固疗效。

[按]本案中患者以气短、咽中拘急、脉时结为主要兼证,这正是大气下陷的特征性症状,亦是宗气不足、心肺失司的重要表现,故治宜益气升陷、养心安神。方选张锡纯所创升陷汤,以黄芪为君,既能补气,又升提气机,且能固表,善举胸中下陷之大气。《医学衷中参西录》中云:"柴胡为少阳之药,能引大气之陷者自左上升。升麻为阳明之药也,能引大气之陷者自右上升。桔梗为药中之舟楫,能载诸药之力上达胸中,故用之为向导也。"以麦冬易知母,微苦微寒,清心养阴;加党参培补元气;茯苓健脾养心;苦参清热燥湿,调整心律;丹参养血活血;配伍白茅根清热利尿不伤阴,凉血而不积瘀;生龙骨镇惊安神;甘草调和诸药。全方共收益气升陷、养心安神之功。复诊时诸症基本不显,心电图示房

早消失,续服升陷汤加减 50 余剂后痊愈。

7. 病毒性心肌炎案(三)

王某,男,13 岁。1997 年 2 月初诊。

患者寒战、发热,体温 38.6℃,自服感康等药 3 天后,寒战、发热消失,出现心悸、胸闷、气短等症,在某医院诊为病毒性心肌炎,治疗 1 月余,症状稍好转。现症见心前区刺痛、心悸、胸闷,乏力,口干,手心热,纳少,舌紫,苔白少津,脉沉无力。心电图示:心律不齐,左室高电压。

[辨证] 心血瘀阻,气阴两虚。

[治法] 活血化瘀,益气养阴。

[处方] 血府逐瘀汤加减。

当归 15g　生地黄 15g　桃仁 15g　红花 15g　枳壳 15g　川芎 15g　柴胡 15g　赤芍 20g　桔梗 10g　麦冬 15g　黄芪 30g　太子参 20g　鸡内金 10g　炙甘草 15g　水煎服,每日 1 剂。

二诊:心前区痛未作,胸闷、心悸、乏力好转,舌黯红,苔白,脉沉无力。观患者瘀血渐去,虚象渐显,继以益气活血、健脾之品调理 2 个月,复查心电图正常,嘱其服人参归脾丸,早、晚各 1 丸,以巩固疗效。

[按] 病毒性心肌炎的发生多由感受温热或湿热毒邪或风寒侵袭人体,酿成热毒,深入心包脉络,耗损心之气阴而发。因为心为血脏,热毒侵蚀必致气血逆乱,导致心中血瘀,脉络不通,临床多有明显血瘀之象。此证候多出现在病毒性心肌炎的中后期,治疗当以活血化瘀为主。若患者无明显症状、体征,仅有较顽固的心电图变化,如一度房室传导阻滞或右束支不完全传导阻滞等,认为这些患者临床无症可辨,但根据其病程较长,久困成瘀,及"久病入络"之说,故可用活血法;部分患者无明显血瘀指征,但用他法不效,可辨为瘀血为病,仍可试用活血法。曹教授指出《医林改错》血府逐瘀汤所治症目下,早有一"胸痛,在伤寒用瓜蒌陷胸、柴胡等皆可愈,有忽然胸痛,前方皆不应,用此方一付,痛立止,心跳心忙用归脾、安神等方不效,用此方百发百中"的记载,如发现患者舌质淡红或淡白,用益气、养血、温阳等法不效,常用血府逐瘀汤加减治疗而收效,说明中医症状、舌象、脉象等虽未显示出血瘀之象,也可用活血之法,结合现代医学,考虑是患者有微循环、血液流变学的改变。

8. 病毒性心肌炎案(四)

周某,女,29岁。1996年1月初诊。

1年前感冒后出现心悸、气短等症,在某医院诊为病毒性心肌炎,经服用肌苷、维生素C、辅酶Q10等药治疗后好转。此次因生气后疾病复发,出现胸闷,气短,心前区痛,心烦易怒,目胀,口苦,腹胀,大便干,两日一行,舌黯红苔白,脉弦滑。心电图:心肌缺血,心律不齐。舌黯有瘀点,脉涩。

[辨证] 肝气横逆,瘀血内停。

[治法] 疏肝理气,活血化瘀。

[处方] 血府逐瘀汤加减。

柴胡15g 枳壳15g 赤芍15g 香附15g 合欢花15g 桃仁15g 红花15g 川芎15g 当归15g 炙甘草15g 太子参20g 水煎服,每日1剂。

二诊:目胀、烦躁等症悉减,少寐,舌淡黯苔白,脉沉,在原方基础上去香附,加生龙骨、生牡蛎,继服1个月,诸症基本消失,嘱注意调节情绪。

[按] 情志因素多为本病发病的诱因,在病毒性心肌炎的复发病例中尤为多见。这类患者除有心系症状外,尚兼见情志抑郁或烦躁易怒、腹胀、女性乳房胀痛等肝郁征象。情志抑郁或不舒,或情志过极,皆可致肝气不舒,失于条达,郁而化火,肝火内扰心神,血脉运行不畅,则可出现胸闷,气短,心前痛;心烦易怒、目胀、口苦则为典型的肝郁征象;肝气横犯脾胃,致中焦气机不舒,则可出现腹胀等中焦气机不畅之症状。《薛氏医案·求脏病》说:"肝气通则心气和,肝气滞则心气乏",所以出现肝气不舒之象常使病情加重,当务之急应疏肝理气。曹教授根据血府逐瘀汤中内含四逆散方恰合病机,常用之,并加川楝子、香附、佛手等行气之品,而活血之品少用或减量。

9. 病毒性心肌炎案(五)

徐某,男,8岁。1996年5月初诊。

患者曾患病毒性心肌炎,出现心悸、气短等症,心电图示一度房室传导阻滞,经中西药治疗略好转。1996年6月病情加重,复查Holter:

二度房室传导阻滞、室性早搏二联律,遂来门诊治疗。诉心悸、胸闷、气短,头晕,唇干、目干咽燥,五心烦热,大便干,少寐,舌红苔白少津,脉滑,结代。

[辨证]阴虚火旺,心神被扰。

[治法]滋阴降火安神。

[处方]天王补心丹加减。

柏子仁15g 枣仁15g 天冬15g 麦冬15g 当归10g 苦参10g 丹参15g 党参20g 白茅根20g 赤芍15g 鸡内金10g 甘草10g 水煎服,每日1剂。

二诊:除头晕略减外,余症变化不显。详辨舌质见偏黯,辨证属瘀血阴虚互见,故改用血府逐瘀汤加减。

生地黄30g 当归15g 桃仁15g 红花15g 川芎15g 柴胡15g 赤芍15g 桔梗10g 黄芪20g 太子参20g 甘草10g 玉竹15g 知母15g 水煎服,每日1剂。

三诊:心悸、胸闷、气短等症减轻,手足心热明显好转。效不更方,在原方基础上略加减续服20余剂。复查心电图:窦性心律,心电轴正常,一度房室传导阻滞,室性早搏未见。症状基本消失,停药观察半年未复发。

[按]中医认为病毒性心肌炎的病因常以温热毒邪为主,因此在疾病发展过程中,温热毒邪犯于体内,因其为热邪,灼伤津液,阴液渐耗,可致阴亏于内;阴虚则阳亢于内,虚火内生,上扰神明,则可见心胸烦热,少寐多梦;五心烦热,盗汗、口燥咽干,便干,舌红少苔或无苔,脉细数等均为阴虚火旺、心神被扰之征象。临床中滋阴降火安神为其主要治疗大法,但部分患者疗效欠佳。曹教授认为此属阴虚火旺与瘀血内阻互见,火旺则灼伤阴血,使血行迟缓而致瘀;瘀血内阻,郁而化火,更伤阴液,故治疗中宜二者兼顾,而血府逐瘀汤除有活血之效外,其中生地黄凉血清热、滋阴补肾,当归补血活血,两者合用共奏凉血养阴之效。在本方基础上可加入麦冬、玉竹、白薇、知母等泻火养阴之品,使该方更适合此证候的治疗。小儿的体质特点,决定了其病证多表现易虚易实,易寒易热,阴虚血瘀尤为常见,因此更常用此方。

10. 肺部结节病案

齐某,女,56岁。2007年9月初诊。

2007年1月明确诊断为"肺部结节病",平素咳嗽、气短,咳而无力,易疲劳,时有心悸、心前区痛,手足心热,关节痛,视物久后则目痛。冠脉造影排除冠心病,心电图示 ST-T 改变。舌淡紫,苔黄白,脉沉滑无力。

[辨证] 大气下陷。

[治法] 益气升陷。

[处方] 升陷汤加减。

黄芪 30g　麦冬 15g　桔梗 10g　升麻 10g　柴胡 15g　川黄连 7g　清半夏 15g　瓜蒌 15g　枳实 15g　茯苓 15g　秦艽 15g　赤芍 20g　甘草 10g　水煎服,每日 1 剂。

治疗 1 年后,病人一般状况良好。

[按] 肺部结节病是一种原因未明、多系统多器官受累的非干酪性上皮性慢性肉芽肿疾病,病变可自动吸收或进展为纤维化。90%以上累及胸部,常侵犯双侧肺门淋巴结及肺。其临床表现多种多样,缺乏典型性,X线胸片及常规 CT 发现肺门增大,高分辨率 CT 能够更进一步了解纵隔淋巴结肿大以及肺内病变细节,可明确提示结节病诊断,结合临床及活组织检查,可大大提高诊断率。本病病因尚不能完全阐明。现代医学治疗本病以用激素和免疫抑制剂为主。中医认为胸中乃心肺所居之地,宗气亏虚,无以奉养心肺,心肺失养而大气更虚,大气下陷是大气因虚而下陷,宗气无力升举为主要特征的一种病理状态。其临床主要症状或有乏力短气,上气不接下气,或胸中窒闷甚则喘,或心悸怔忡,多伴有寸脉细弱无力。治疗时通常辨证为气虚或气陷,治以益气升陷。本病例中,患者气短,咳而无力,易疲劳,舌淡紫,苔黄白,脉沉滑无力,是气虚下陷之象,投以升陷汤治疗,重用黄芪,以补脾肺之气,疗效显著。

参 考 文 献

1. 杜松. 从临床疗效分析中医实践的先进性——曹洪欣教授诊治思想[J]. 中华中医药学刊,2007,25(8):1685~1686

2. 冯玲,曹洪欣. 曹洪欣益气升陷法治疗心血管疾病经验[J]. 中医杂志,2009,50(4):302～303
3. 李艳. 曹洪欣教授治疗冠心病活用痰瘀同治法[N]. 农村医药报(汉),2009-7-7(005)
4. 郑德俊. 曹洪欣教授以温阳益心安神法治疗房颤的经验[J]. 黑龙江中医药,2006,4:19～20
5. 冯玲,曹洪欣. 益气升陷法临床应用举隅[J]. 中华中医药杂志,2009,24(7):888～890
6. 曹洪欣,殷惠军,郭书文. 病毒性心肌炎病变机理探析[J]. 中医药学报,1998,3:15～16
7. 孙敏,曹洪欣. 曹洪欣教授辨治病毒性心肌炎的临证体会[J]. 中医药信息,2007,24(1):33～34
8. 邓伟哲,杨志欣. 曹洪欣教授治疗病毒性心肌炎经验[J]. 中国中医药信息杂志,2001,8(5):73
9. 朱晰基. 扩张性心肌病的诊断与治疗进展[A]. 江西省中西医结合学会. 江西省第三次中西医结合心血管学术交流会论文集[C]. 江西:江西省中西医结合学会,2006:41～44

(李晨钰)

特需诊 许心如

　　许心如,教授,于1924年12月出生于中医世家。北京中医医院主任医师,硕士研究生导师,著名心血管专家,第三批国家级名老中医,享受国务院政府特殊津贴。1952年毕业于上海同济大学医学院。1959年响应"西医学中医,整理提高祖国医学"的号召,参加北京市西医学中医脱产学习班近3年,1961年结业。至今仍在北京中医医院从事中医及中西医结合医疗临床、科研及教学工作。曾任中华医学会心血管学会委员、中国中西医结合研究会心血管专业委员会委员、国家中医药管理局胸痹急症协作组顾问。50余年来致力于医学临床研究,在心血管病等内科杂病方面有很深的造诣。她遵古而不泥古,将中医药理论与现代科学研究方法有机地结合起来,提出了益气养阴、活血通脉治疗胸痹,泻肺利水治疗心衰的学术思想。通过临床实践,根据"肺朝百脉"、"肺主治节"这一理论,提出心衰的关键原因是"气虚血瘀水停"。先后主持编写《胸痹心痛证治与研究》、《中医痛证大成》、《现代中医心病学》、《心脑血管疾病研究》等学术著作,发表学术论文30余篇。主持国家级、省部级课题10余项,获国家级、省部级成果一、二、三等奖5项。

一、医论医话

1. 益气阴、活血脉,三参通脉创新方

　　许教授在总结古人治疗胸痹理论思想的基础上,通过大量的临床观察,在国内较早地提出了益气养阴、活血通脉治疗胸痹的学术思想。

　　胸痹的病名由东汉张仲景在《金匮要略》提出,并阐述了它的病机、治法和方药,认为胸痹心痛的病机是"阳微阴弦",并创制了瓜蒌薤白白酒汤、瓜蒌薤白半夏汤等著名方剂。到了魏晋至唐、宋、金、元时期,积

累了一些治疗心病的方剂，使心病的理论与诊治知识得到了积累，有些方剂沿用至今，如现用于临床的冠心苏合丸，主治卒心痛，经临床实践证明，确有疗效，此方就来源于宋代《太平惠民和剂局方》的苏合香丸。《太平圣惠方》在前人的基础上，收集了治疗本病的大量方剂，分别列于"治卒心痛诸方"、"治久心痛诸方"、"治胸痹诸方"等章节中，为后世对胸痹心痛治则、方药的研究，积累了大量资料，其方剂多具温通理气、活血通窍的特点。明清时期，对胸痹心痛的辨证论治日趋完善，中医学临床各科均得到长足发展，中医心病学相关理论也在其中逐渐发展成熟，对心痛与胃脘痛、厥心痛与真心痛进行了鉴别。对瘀血引起心痛有了更深刻的认识，并创出了诸多有效的活血方剂，奠定了活血化瘀治疗心痛的基础。如《苏沈良方》的失笑散及大剂量红花、桃仁、降香治疗心痛。《时方歌括》用丹参饮治心腹诸痛。《医林改错》用血府逐瘀汤治疗胸痹心痛，至今沿用不衰。胸痹心痛的病位主要在心，涉及肝、脾、肾三脏。心痛的主要病机为心脉闭阻，病性是本虚标实的慢性疾病。本虚以心为主，气虚是胸痹的主要表现，其特点为气短、乏力、自汗、胸闷，脉细或结代，部分患者有舌淡胖、有齿痕的气虚表现。气虚主要是心气虚和肾气虚，气虚进一步发展则可出现形寒肢冷，四肢不温，呼吸气短，下肢浮肿等阳虚表现，多见于心阳虚、肾阳虚。阴虚多与气虚并存，表现为胸部隐痛，绵绵不休，时轻时重，活动后加重，心悸不宁，自汗短气或气喘，失眠多梦，自觉发热，舌干少津，小便赤黄，舌红少苔，脉细或数而无力或结代。标实以血瘀为主，多数患者因虚致瘀，气虚是因，血瘀是果。气虚引起血瘀，血瘀影响气的流畅，而致心脉瘀阻。主要表现是心前区疼痛，痛有定处，舌质紫黯或有瘀点。治宜益气养阴，活血通脉，代表方用生脉散、炙甘草汤。

　　许教授在胸痹的治疗方面有自己的独特方法，把中医的气血辨证理论应用于胸痹的治疗中。中医的气血辨证理论认为，气和血存在着极为密切的关系，气属于阳，血属于阴。《难经·二十二难》说："气主煦之，血主濡之"，概括了气与血在功能上的差别。气和血之间又存在"气为血之帅"、"血为气之母"的密切关系，即存在着气能生血、行血、摄血和血为气之母4个方面的关系。气能生血是指血的组成及其生成过程中,均离不开气和气的运动变化,即气化功能。气能生血,气旺,则化生血的功能强,气弱,则化生血的功能亦弱,甚则可致血虚。气能行血,气行则血行,气滞则血瘀。血液的循行有赖于心气的推动,故气虚则推动无力,气滞则血行不利,血行迟缓而形成血瘀,甚则阻滞脉络,形成瘀血。气能摄血,是气固摄功能的体现,血在脉中循行而不逸出脉外,主要依赖于气对血的固摄功能。血为气之母是指血是气的载体,并给气以充分的营养。许教授结合自己多年的临床经验,早期运用气血辨证理论,创建益气养阴、活血通脉的方法治疗胸痹,取得良好的疗效。许教授认为,胸痹之证多因饮食不当,情绪激动,寒邪内侵,年老体虚等原因所致。临床上分为心血瘀阻、痰浊塞塞、阴寒凝滞、气阴两虚、心肾阴虚等,以气阴两虚夹有瘀血内阻为常见证型。许教授在辨证治疗中,不断总结经验,在20世纪60年代率先组方为二参通脉汤治疗胸痹,后来发展为三参通脉合剂和三参通脉口服液,三参通脉由太子参、玄参、丹参、生黄芪、赤芍、白芍、娑罗子、延胡索、柴胡等组成,取用标本兼顾之法,治以益气滋阴养血,理气活血化瘀,把扶正和驱邪有机地结合起来。它采用生黄芪、太子参、丹参益气滋阴、活血通脉而止痛,以元参、白芍、赤芍、元胡养阴活血止痛,佐以娑罗子、柴胡等以行气止痛,助气机条达,诸药合用以益气滋阴、理气活血、化瘀止痛,配伍合理,取得明显疗效。

  在一项观察三参通脉合剂对冠状动脉成形术和(或)支架植入术成功的患者心绞痛复发治疗效果的临床观察中,102例患者均符合以下标准:①符合WHO不稳定心绞痛诊断标准;②符合中华人民共和国卫生部制定的《中药新药临床研究指导原则》有关胸痹的诊断标准;③符合中国中西医结合学会活血化瘀专业委员会血瘀证诊断标准;④均有心绞痛发作时心电图动态变化的证据。采用随机分组对照,治疗组72例,平均年龄(59.23 ± 6.27)岁,对照组30例,平均年龄(58.21 ± 5.72)岁,男女比例$1.01:1$。两组中病程最长23年,最短1年。对照组常规应用阿司匹林、抵克力得、硝酸甘油、肝素等药;治疗组在对照组服用西药基础上口服三参通脉合剂。两组疗程均为1个月。治疗组心绞痛显效率44.44%,总有效率90.28%;心电图显效率

13.89%,总有效率65.28%。治疗组患者中医证候综合疗效及对有血瘀、气滞血瘀兼证的心绞痛疗效明显优于对照组,经统计学处理,$P<0.05$。说明本方可改善患者的血凝状态,防治冠心病介入治疗后心绞痛的发作。

2. 泻肺利水疗心衰,剂型突破功效显

许教授通过对心力衰竭患者的长期临床观察,领悟中国古代文献对心力衰竭的认识,创造性地提出了泻肺利水治疗心力衰竭的学术思想。心力衰竭指心气不足,虚衰而竭,或心气本衰,复为外邪所困而引起的血行不畅,机体血虚或血瘀的病理状态。其临床表现多为心阳不振,阳虚水泛或阳虚血瘀引起,表现为心悸怔忡,喘满咳唾,不能平卧,小便不利,身体浮肿等症状。在《黄帝内经》中早有"心气始衰,苦忧悲,血气懈惰,故好卧"的记载。汉代张仲景在《金匮要略》中首先提出了"心水"的病名。"心水者,其人身重而少气,不得卧,烦而躁,其人阴肿。""水停心下,甚者则悸,微者短气。"宋代《圣济总录》中首次提出"心力衰竭"的病名。元代《丹溪心法》提出了该种病的治则。明代《证治准绳》在利水的基础上提出温阳的原则,"若心气不足,肾水凌之,逆上而停心者,必折逆气,泻其木,补其阳"。中医认为心力衰竭日久,阳气虚衰推动无力;或气滞血瘀,心脉不畅,血瘀水停所致,是以喘息心悸,不能平卧,咳吐痰涎,浮肿少尿为主要表现的疾病。自古以来,历代医著均未对心力衰竭设专篇论述,但已有心力衰竭之名,对其临床证候、病因病机及辨证论治等论述,常列入"心悸"、"喘证"、"水肿"等范畴。

心力衰竭指心脏受损、真气衰竭、心脉瘀阻、水饮内停所引起的急危病症。慢性充血性心力衰竭是各种心脏病的心脏功能减退到一定程度导致动脉系统血液灌注不足,静脉系统产生瘀血的一种综合征。如:心悸气短、乏力气喘、水肿尿少、不能平卧等,分属中医相应的各个范畴。心力衰竭病位在心,与肺、脾、肾关系密切,其病因病机是在正气内虚的基础上感受外邪,伤及心、肺、脾、肾阳气,使心气虚不能运血,血瘀内阻,阻遏气机,水气不化,水饮内停;肺虚不能通调水道,脾虚不能运化水湿,肾虚则气化不利,使水液内停进一步加重。水气凌心,心神不宁则心悸不安;水气凌肺,肺气上逆而为咳喘;水湿中阻,泛于肌肤而成水肿；肾失开阖，气化不利则尿少。心力衰竭常用治法包括益气养阴、益气活血、健脾利水、温阳利水等。

许教授结合中医经典理论和临床实践，体会气虚、血瘀、水停是心力衰竭的重要病机。中医认为心主血脉，心气推动血液在血脉中运行，使"经脉流行不止，环周不休"；肺朝百脉，又主通调水道，是经脉最为丰富的脏器，也是身体最重要的水液代谢场所。心肺同居上焦，因而在生理上联系密切，在病理上也互相影响。心气受损，经脉运行不利，首先影响肺脏，使水液代谢异常，所以心气不足，水饮阻肺，是心力衰竭的重要病机。心气不足，气不摄神而心悸，水饮阻肺，肺气上逆则咳喘；劳则耗气，故动则心悸喘憋。患者气虚是本，水停是标。进一步伤及脾气，中气不足，运化不利，水湿不化，泛于肌肤则浮肿，伤及肾脏，肾气亏虚，开阖不利则尿少；气虚及阴，则气阴两虚，兼见口干，气虚不运，则心脉瘀阻，可见胸痹心痛；心力衰竭晚期，气虚及阳，阳气不足，气不化水，水饮内停进一步加重，水饮上凌心肺则心悸喘憋加重。许心如教授根据心力衰竭气虚、血瘀、水停的病机，首创了泻肺利水法治疗心力衰竭，以《金匮要略》葶苈大枣泻肺汤为主方，气虚重者加黄芪，气阴两虚加生脉散，血瘀水停加赤芍、水红花子等。泻肺利水法主要用于水气凌心、水饮射肺等标急之证，代表方为葶苈大枣泻肺汤，常用的药有葶苈子、桑白皮等。现代中药药理学显示泻肺利水药可以通过利尿以减轻心脏前负荷，部分药物具有血管扩张作用，如桑白皮等；部分药还有强心作用，如葶苈子可增加心肌收缩力，从而控制心力衰竭。进一步的研究发现，以泻肺利水法为主研制的心衰系列方剂具有神经内分泌调节作用。

许教授通过临床实践，体会"气虚水停"为心力衰竭之关键，故定益气泻肺利水为主方。重症心力衰竭Ⅲ～Ⅳ级，呼吸困难，咳嗽吐白泡沫痰或带血，心率快，缺氧，高度水肿，此时肺水肿为急，除用人参、生脉散、生黄芪之外，应用葶苈大枣泻肺汤及利水药以泻肺利水，通调水道，肺得清肃，以利氧气交换，宗气乃复，同时可以发挥"肺朝百脉"、"肺主治节"之功能，使心力衰竭的得以控制。五脏的生理功能，虽然各有专司，但心脏的生理功能具有主宰作用。心主血脉，主神志，为君主之官。"脉"是血液运行的通道，脉道的通利与否，直接影响血液的运行。肺朝百脉、主治节,指全身的血液都通过经脉而聚会于肺,通过肺的呼吸,再输布到全身,而全身的血脉均统属于心,心脏的搏动是血液运行的基本动力。肺主治节,主要体现在肺主呼吸,治理调节全身的气机,辅助心脏推动调节血液的运行,治理和调节津液的输布、运行和排泄。

许教授在1980年3月～1981年4月观察了30例以心衰合剂为主治疗的充血性心力衰竭,取得良好的临床效果。其中男性9例,女性21例;原发病为风湿性心脏病者19例,冠心病者10例,充血性心肌病者1例;心衰Ⅱ度者2例,Ⅲ度者28例;入院前有21例已用过西药强心、利尿和抗感染治疗,但心衰仍未能控制。中医辨证均属心气虚衰,血脉瘀阻,水饮停聚,肺气壅塞,以泻肺利水、益气养心、活血通脉为治法,方用心衰合剂。处方:葶苈子30g,桑白皮30g,车前子30g(包),泽泻15g,生黄芪30g,太子参30g,五味子10g,麦冬15g,紫丹参30g,全当归10g。病情重时,每日服2剂,分4次服;病情转轻后,改为每日1剂,分2次服。心衰缓解后仍可继续服用,以巩固疗效。患者采用自身前后对照观察。治疗结果:对22例继服原来西药而心衰不能控制者,加服心衰合剂后全部有效;9例未用西药者,单纯服用心衰合剂后7例有效,2例无效。

以泻肺利水为法,在心衰合剂的基础上研制的强心栓,是中药治疗心力衰竭在制剂方面的又一创新。针对中药汤剂服用不方便,增加心衰患者水的摄入量的弊端,许教授创造性地开发了中药栓剂强心栓治疗心力衰竭。许教授观察了1988年1月～1989年3月在北京中医医院心血管病房住院的心衰患者,根据1964年美国纽约心脏病协会制定的心衰诊断和心功能分级标准进行诊断和分级,全部确诊为心功能Ⅲ～Ⅳ级。共45例,男性17例,女性28例,平均年龄50.4岁,心衰史2～5年者12例,5年以上者33例,风心病3例,冠心病6例,肺心病、扩张型心肌病各3例,先天性、高血压性心脏病各2例。对既往未用过强心、利尿和血管扩张剂者,或洋地黄中毒之心衰患者,先观察3天,第4天始用强心栓治疗。对入院前长期使用强心、利尿及血管扩张剂而心衰未能控制者,病情允许时先维持原治疗3天,自第4天酌减或停用洋地黄和(或)利尿剂,加强心栓治疗。剂量为每日2次,每次2粒,肛门纳入(深度约 4cm),疗程 2 周。强心栓由生黄芪、葶苈子、赤芍等药组成,按比例配方提取成药膏,然后再制成锥形栓剂。每粒强心栓重 2g,含生药 1g(由北京制药工业研究所提供)。结果:起效时间　45 例心衰患者使用强心栓 1 天后尿量增加,呼吸困难减轻者占 9 例,其余多在 2～3 天起效,疗效出现时间平均 3.4 天。利尿效果:大部分心衰患者利尿效果显著,有的用西药利尿剂效果不佳,改用强心栓后疗效较好。45 例患者治疗前尿量为(771.11 ± 107.67)ml/24h,治疗后增加为(1217.87 ± 171.20)ml/24h($P<0.05$)。18 例患者,于治疗前、后第 3 天,应用心阻抗图法进行了血流动力学测定,治疗后较治疗前每搏量、心排血量和心脏指数明显升高,提示强心栓对心衰患者左室射血功能有所提高。应用强心栓治疗 45 例心衰患者,显效 14 例,有效 27 例,总有效率 91.1%。

急重症抢救中,中药剂型是个突出的问题。传统汤药诸多不便,亦不便保存,而中药静脉制剂的提取和制作目前还存在不少困难。强心栓由肛门置入给药,药物通过直肠黏膜吸收,大部分不经过肝肠循环,直接进入血液循环,这种给药途径的速度仅次于静脉给药,大大优于口服。而心衰患者多存在胃肠道瘀血、消化和吸收能力低下,口服汤药常不能及时全部地发挥出应有的功效。中药强心栓保存、使用方便,发挥作用快,无毒副作用,克服了传统汤药剂型在急重症抢救中的种种弊端,是治疗心衰的有效药物,它丰富和补充了当前充血性心力衰竭的治疗方法。

二、医案荟萃

1. 高血压案

王某,男,49 岁。2000 年 12 月 3 日初诊。

头晕阵作 3 个月。患者 3 个月前出现头晕,症见头晕目眩,视物模糊,偶有头痛,无恶心及呕吐,躺下后可缓解,站立后自觉晕甚,伴视物旋转,肢体抖动,胃脘不适,服吗丁啉可缓解,返酸吐酸,口苦咽干,大便不畅,睡眠欠佳。舌边尖红,脉弦。血压 140/100mmHg。既往有高血压史,曾服络活喜,血压控制在 135～140/100mmHg,现服心痛定,血压有波动。辅助检查:颈部超声示双侧椎动脉供血不足伴左侧椎动脉狭窄,眼底动脉硬化三期。

[辨证] 肝阳上亢。

[治法] 平肝潜阳,养血息风。

[处方] 生龙牡各 30g　天麻 10g　钩藤 15g　豨莶草 15g　牛膝 10g　炒杜仲 15g　生石决明 15g　桑寄生 20g　首乌藤 30g　葛根 30g　白蒺藜 30g　赤芍 20g　白芍 20g　当归 10g　炒枣仁 20g　水煎服,每日 1 剂。

二诊:1 周后复诊。患者诸症减轻,头晕头昏减轻,时有头痛,仍有口干。血压 140/90mmHg。

[处方] 生龙牡各 30g　天麻 10g　钩藤 15g　豨莶草 15g　牛膝 10g　茺蔚子 10g　葛根 30g　白蒺藜 30g　丹参 30g　石菖蒲 12g　石斛 10g　白芍 20g　甘草 10g　水煎服,每日 1 剂。

三诊:患者诸症明显好转,血压 130/85mmHg。继以上方加减调治,再服 1 个月诸症悉愈,未再复诊。

[按] 本案西医诊断为高血压,中医诊断属眩晕,为肝阳上亢证。治以平肝潜阳,养血息风。《内经》病机十九条有"诸风掉眩,皆属于肝"的记述,故本病从肝而治。一诊方用天麻钩藤饮加减,生龙牡、生石决明、牛膝、豨莶草平肝潜阳,天麻、钩藤、葛根、白蒺藜潜阳息风,当归、白芍养血柔肝,杜仲、桑寄生滋补肝肾,首乌藤、炒枣仁养血安神,赤芍凉血活血,合方以平肝潜阳、养血息风为大法。二诊时,患者服上方获效,效不更方,以前方为主,加用丹参、石菖蒲、茺蔚子养血活血,开窍止痛,白芍、甘草酸甘化阴,石斛养阴清热。再诊患者诸症明显好转,继以上方加减调治,而诸症悉愈。

2. 高血压,脑动脉硬化案

张某,女,73 岁。1997 年 11 月 30 日初诊。

头晕阵作 20 年,加重 10 天。患者 20 年前因头晕就医发现高血压病,血压最高 260/110mmHg,平时服降压 0 号,血压可控制在 130~150/80~90mmHg。近期因休息不好头晕有所加重,伴眩晕耳鸣,肢体瞤动,腰膝酸软,颧红盗汗。纳可,二便调,睡眠欠佳。舌质色红,舌苔薄白,脉沉细。血压 170/90mmHg。辅助检查:血管超声显示示脑动脉硬化。

[辨证] 肝肾阴虚,虚风内动。

[治法] 滋阴潜阳,平肝息风。

[处方] 天麻 10g　钩藤 15g　葛根 30g　菊花 10g　蝉衣 5g　黄芩 10g　生石决明 30g　山萸肉 10g　枸杞子 15g　女贞子 15g　黄精 15g　怀牛膝 10g　元参 30g　生龙牡各 30g　鸡血藤 30g　丹参 30g 水煎服,每日 1 剂。

二诊:患者头晕好转,肢体瞤动、腰膝酸软亦好转,仍耳鸣较重,颧红盗汗,前方加生磁石 20g,龟板 30g,再服 7 剂。

三诊:患者自述诸症均明显好转,头晕、肌肉瞤动、腰膝酸软、颧红盗汗等症基本消失,耳鸣亦较前好转。前方继服 14 剂以巩固疗效。

[按] 许教授在辨证论治的基础上,结合自己多年的临床经验,把辨证论治和辨病论治结合起来,让患者取得最佳的疗效。许教授认为西医诊断为"脑动脉硬化"的眩晕,症见眩晕、头痛,兼见健忘、失眠心悸,精神不振,面色或唇色紫黯,舌有瘀斑或瘀点,脉弦涩或细涩,辨证为瘀血阻络,脑失荣养证型,治以祛瘀生新,通窍活络。常用药有当归、川芎、赤白芍、生地黄、熟地黄、鸡血藤、桃仁、红花、丹参等养血活血化瘀,地龙活血通经,海藻、鳖甲软坚散结。头昏沉,需要开窍治疗的,可加用郁金、菖蒲开窍治疗;有热象的可用牛黄清心丸;初发头晕可选用苏合香、牛黄清心丸治疗;老人头晕偏重肾阴虚的,可选用六味地黄丸或加用生地黄、熟地黄、山萸肉;阴阳俱虚的阴阳双补,可用巴戟天、补骨脂。本案西医诊断为高血压 3 级,中医诊断属眩晕,为肝肾阴虚、虚风内动证。治宜滋阴潜阳,平肝息风。此案中患者年老体衰,肝肾不足,肝肾阴虚,阴不制阳,虚阳上亢。方用天麻、钩藤、葛根、生石决明、蝉衣平肝息风,黄芩、菊花清肝经虚热,山萸肉、枸杞子、女贞子、黄精、元参滋补肝肾,怀牛膝、生龙牡滋阴潜阳,鸡血藤、丹参养血息风。二诊患者症状减轻,唯耳鸣仍较重,颧红盗汗,遂于前方基础上加生磁石 20g,龟板 30g 以重镇潜阳。

3. 冠心病心绞痛案(一)

李某,男性,65岁。1999年7月10日初诊。

阵发心前区憋闷20余年,加重2周。20年前开始阵发心前区不适。症状:胸憋胸闷,劳则加重,头晕心悸,乏力口干,双肩酸麻,双手抖动,下肢无力,纳食可,大便调,眠欠佳。舌淡黯,脉细弦。既往有心绞痛、主动脉瓣膜钙化并关闭不全,颈椎病,前列腺炎。

[辨证]气阴两虚,心脉瘀阻。

[治法]益气养阴,活血通脉。

[处方]太子参20g 丹参20g 元参20g 元胡10g 赤芍10g 白芍10g 细辛3g 枳壳10g 娑罗子10g 麦冬20g 五味子10g 鸡血藤30g 川芎20g 当归10g 木瓜20g 伸筋草15g 水煎服,每日1剂。

二诊:症状明显减轻,胸憋减少,仍有口干、肢麻、手抖。上方去枳壳、细辛,加百合30g,络石藤10g。

三诊:诸症进一步好转,仍偶尔胸痛,肢体抖动,上方加路路通10g,全蝎6g。

四诊:胸憋胸闷未再发作。以上方之法,加减用药以巩固疗效。

[按]本医案西医诊断为冠心病心绞痛,主动脉瓣膜关闭不全。中医诊断为胸痹心痛,属气阴两虚、心脉瘀阻证。治以益气养阴,活血通脉。本案中患者证属气阴两虚、心脉瘀阻之胸痹,劳则加重,另兼有肢麻手抖,方用三参通脉加减,太子参、元参、丹参益气养阴、活血通脉为主药,麦冬、五味子配太子参取生脉饮之意益气养阴,赤芍、白芍、鸡血藤、川芎、当归养血活血,枳壳、元胡、娑罗子、细辛行气活血,通阳止痛,配以木瓜、伸筋草荣养筋脉。二诊时加百合30g,络石藤10g,以加强养阴、通络之效;三诊加路路通10g,全蝎6g,以搜风通络。

4. 冠心病心绞痛案(二)

王某,女,72岁。2002年7月6日初诊。

生气后胸痛10年,加重1周。患者10年来经常因生气、紧张、着急而发作胸痛,固定不移,每次持续数十分钟至数小时不等,伴纳食不香,脘胁胀满,时时呃逆。舌质暗红,舌苔薄白,脉弦。既往有高血压病史15年,平素间断服用降压药,血压可控制在140/90mmHg。10年前在外院经同位素心肌扫描诊断为冠心病,间断服倍他乐克、消心痛等治疗。

[辨证]气滞血瘀。

[治法]舒肝解郁,行气止痛。

[处方]柴胡10g 香附10g 枳壳10g 赤芍15g 白芍15g 生甘草10g 川芎10g 元胡20g 丹参30g 川楝子10g 郁金30g 娑罗子10g 莱菔子10g 水煎服,每日1剂。

二诊:患者胸痛明显好转,仍纳食不香;前方加苏梗15g,砂仁6g。前方继服7剂,未再复诊,随访患者3个月未再发作胸痛。

[按]本案西医诊断为冠心病心绞痛,高血压。中医诊断应为胸痹。肝喜条达而恶抑郁,其经脉布胁肋,循少腹。若情志不遂,木失条达,则致肝郁血滞,经气不利,胁肋疼痛,甚则胸脘腹部胀闷;疏泄失职,则情志抑郁;久郁不解,肝失柔顺舒畅之性,则情绪急躁易怒;肝气横逆犯胃,胃气失和,故嗳气频作;脉来弦长,亦为肝郁不舒之征。针对本证肝失疏泄、气滞血郁、肝胃不和的病机,治遵"木郁达之"之旨,顺其条达之性,发其郁遏之气,立疏肝解郁、行气止痛为法。主方为柴胡疏肝散。方中柴胡苦辛凉,主入肝胆,功擅条达肝气而疏郁结,用为君药。香附苦辛而平,专入肝经,长于疏肝理气,并有良好的止痛作用;川芎味辛气雄,主入肝胆,能疏肝开郁,行气活血,止胁痛,二药相合,共助柴胡以解肝经之郁滞,而增行气活血止痛之效,同为臣药。白芍、甘草养血柔肝,缓急止痛,为佐药。甘草调和药性,兼作使药。诸药相合,共奏疏肝解郁、行气止痛之功。本方以大队辛散入肝理气之药为主,辅佐以养血柔肝、活血畅脉、和胃降逆之品,疏肝之中兼以养肝,理气之中兼以调血,调肝兼行和胃,诚为疏肝理气解郁之良方。

案中患者每于生气后发作胸痛,证属气滞血瘀。肝气郁滞,气滞血瘀,心脉不通,则胸痛发作;肝气横逆,肝木克土,胃气失和则纳食不香,脘胁胀满,时时呃逆。方中以柴胡舒肝散舒肝解郁、行气止痛,元胡、丹参行气活血,川楝子、郁金解郁清热,娑罗子、莱菔子理气降逆。二诊患者胸痛明显好转,仍纳食不香,故于前方加苏梗15g,砂仁6g以理气开脾助运。

5. 病毒性心肌炎案

薛某,女,12岁。2003年10月21日初诊。

阵发胸闷2个月余。患者平素易患扁桃体炎,2个月前因外感受凉后出现咽痛,发热,体温37.9℃,伴胸闷憋气,在儿童医院检查发现心电图有ST-T改变,心肌酶异常增高,病毒抗体检查阳性,诊为病毒性心肌炎,住院治疗1个月。出院后仍时有胸闷憋气,伴气短乏力,纳呆食少,口干口渴,心烦尿赤。辅助检查:近期心电图示ST-T改变。舌质淡红,舌苔薄白,脉细弱。

[辨证] 毒热扰心,余邪未净,气阴两伤。

[治法] 益气养阴,清解余邪。

[处方] 太子参15g　麦冬10g　五味子10g　沙参15g　天花粉20g　黄芪30g　白术15g　陈皮10g　当归10g　板蓝根10g　连翘20g　赤芍15g　丹皮15g　白花蛇舌草15g　桔梗10g　甘草10g

水煎服,每日1剂。

二诊:患者自诉胸闷好转,精神转佳,食欲增加。前方继服7剂。

三诊:患者自诉诸症均明显好转,尚稍感乏力,口干,予上方太子参、沙参改为30g,再服14剂。

四诊:患者症状已经明显好转,予天王补心丹口服,每日3次,每次1丸,以巩固疗效。

[按] 病毒性心肌炎是临床常见病、多发病,以小儿易患,近年来发现成人发病率有渐趋增高之势,很多人患病后由于忽略了及时、正确治疗,以及合理休息,造成了病毒性心肌炎后遗症。由于本病为病毒性疾病,西医目前无特效疗法,所以导致患者长期得不到有效治疗,经久不愈,给患者的生活以及精神带来极大的痛苦。心肌炎后遗症病因分两个方面:①病毒感染心肌后,心肌免疫系统激活,由于自身因素,自身免疫调节功能紊乱,免疫变态反应不断持续损伤正常心肌;②病毒感染后导致心肌严重损伤,心肌出现严重纤维化组织。由于患心肌炎后累及心脏部位不同,所以临床表现多种多样,如长期早搏(房性早搏、室性早搏)、传导阻滞、心动过速、心动过缓、心肌缺血等,轻者可无明显自觉症

状,重者表现为心悸,胸闷且伴有其他全身症状,影响正常的生活、工作。其治疗小儿和成人又有不同。儿童多见气阴两虚、虚火扰心证,主要表现为心悸,气短,胸闷,动则汗出,神疲乏力,反复感冒,心电图可见窦性心动过速,或各种类型的早搏,舌质红,舌尖有红点,苔薄白或无苔,脉沉细数或结代。中医治疗应益气养阴,宁心安神。成人多见脏腑失调,可分为两型即心脾亏虚、心神不宁兼瘀血阻络证和心脉瘀阻证,前者表现为心悸怔忡,偶或心前区疼痛,唇甲发绀,乏力,头晕,自汗气短,面色苍白或萎黄,舌质淡或紫黯或有瘀斑瘀点,苔薄,脉细涩或结代。治宜益气养血,佐以活血通络;后者表现为面色黯滞,口唇发青,胸中刺痛,心悸怔忡,乏力盗汗,胸中窒闷,心脏扩大,舌质隐青或有瘀斑,苔薄,脉涩或弦细或结代。治宜活血化瘀,养血通脉。

本案西医诊断为病毒性心肌炎。中医诊断应属胸痹,属毒热扰心,余邪未净,气阴两伤证。治以益气养阴,清解余邪。本例患者证属毒热扰心,余邪未净,气阴两伤,治以生脉散益气养阴,沙参、天花粉养阴清热,黄芪、白术益气健脾,陈皮行气开胃,当归养血活血,板蓝根、连翘、白花蛇舌草清热解毒,丹皮、赤芍清热凉血,桔梗、甘草利咽。

6. 心律失常,频发房性早搏案

张某,女,60岁。1998年11月12日初诊。

心悸阵作1月余。1个月前因活动出现心悸,现症见:活动后心悸,胸闷气短,脘腹胀闷,食少纳呆,口干咽干。舌淡红,苔薄白,脉弦细而结。血压125/68mmHg。辅助检查:心电图示频发房早。

[辨证]气阴两虚,心脉瘀阻,心神不宁。

[治法]益气养阴,活血通脉,宁心安神。

[处方]党参30g 麦冬20g 五味子20g 白术15g 甘草10g 白芍15g 天花粉20g 百合30g 当归10g 丹参30g 赤芍15g 陈皮10g 木香10g 甘松30g 珍珠母30g 水煎服,每日1剂。

二诊:1周后复诊。患者心悸减轻,仍有胃胀,食少纳呆,乏力,口苦,眠可,大便调。舌淡红,苔腻,脉弦细。予上方加生黄芪30g,炒山药15g,苦参30g。

三诊:患者心悸已愈,诸症均明显好转,舌淡,苔白,脉弦,前方去苦参,继服14剂以巩固之。

[按]许教授认为心悸是以患者自觉心中急剧跳动,不能自主为主症的病证。中医辨证论治临床可分为8种常见证型:气阴两虚型、心脾两虚型、心虚胆怯型、心阳不振型、心脉瘀阻型、水饮凌心型、痰火扰心型、肝郁化火型。

根据多年的临床经验,许教授总结出辨证与辨病相结合治疗心悸的方法。如①气阴两虚型,症见:心中空虚,惕惕而动,动则愈甚,倦怠乏力,自汗盗汗,口干口渴,舌质淡红,舌苔薄白,脉结代。治以益气养阴,宁心安神。方用炙甘草汤。药物组成:炙甘草12g,生姜9g,桂枝9g,人参6g,生地黄50g,阿胶6g,麦门冬10g,麻仁10g,大枣10枚。功用:益气滋阴,通阳复脉。主治:阴血阳气虚弱,心脉失养证。脉结代,心动悸,虚羸少气,舌光少苔,或质干而瘦小者。本方常用于功能性心律不齐、期外收缩、冠心病、风湿性心脏病、病毒性心肌炎、甲状腺功能亢进等而有心悸气短、脉结代等属阴血不足,阳气虚弱者。②心脾两虚型,症见:心悸头晕,神疲乏力,纳呆腹胀,面色不华,唇甲色淡;舌质淡胖,舌苔薄白,脉细弱。治以健脾益气,养血宁心。方用归脾汤加减。药物组成:白术10g,当归10g,白茯苓10g,炒黄芪10g,远志10g,龙眼肉10g,炒酸枣仁10g,人参10g,木香10g,炙甘草10g,生姜3片,大枣5枚。功用:益气补血,健脾养心。主治心脾气血两虚之心悸怔忡,健忘失眠,盗汗,体倦食少,面色萎黄,舌淡,苔薄白,脉细弱。③心虚胆怯型,症见:心悸怔忡,善恐易惊,多梦易醒,恶闻声响,舌质色淡,舌苔薄白,脉象弦细。治以益气宁心,安神定志。方用安神定志丸加减。药物组成:龙齿25g(先煎),远志10g,石菖蒲10g,茯苓15g,茯神10g,党参10g,朱砂2g(冲服)。功能:益气宁心,安神定志。主治心胆气虚、惊悸失眠。方中党参、茯苓、茯神健脾益气宁心,远志、石菖蒲入心开窍定惊,龙齿、朱砂重镇安神。可加入酸枣仁、柏子仁,则养心安神作用更好,痰多者宜加入胆南星、竹茹等涤痰之品。④心阳不振型,症见:心悸不安,遇寒而重,形寒肢冷,舌淡苔白,脉沉而迟。治以益气通阳。方用麻黄附子细辛汤加味。药物组成:麻黄10g,附子10g,细辛3g。主治:治伤寒少阴证,始得之,反发热,脉沉者。本方原为治疗阳虚外感之少阴表证。此方去细辛,加甘草,名为麻黄附子甘草汤,方用附子配甘草在内助阳益气,麻黄配甘草在外散寒固表,细辛入心、肺、肾经,芳香走窜,交通表里。可加党参、薤白等。⑤心脉瘀阻型,症见:心悸怔忡,伴有胸痛,固定不移,舌质淡黯,舌苔薄白,脉象弦细。治以活血化瘀,宁心安神。方用血府逐瘀汤加减。药物组成:当归9g,生地黄9g,桃仁12g,红花9g,枳壳6g,赤芍6g,柴胡3g,甘草3g,桔梗4.5g,川芎4.5g,牛膝10g。功用:活血祛瘀,行气止痛。主治:上焦瘀血,心悸怔忡,头痛胸痛,胸闷呃逆,失眠不寐,瘀血发热,舌质黯红,边有瘀斑或瘀点,唇黯或两目暗黑,脉涩或弦紧。本方由桃红四物汤(桃仁、红花、当归、川芎、生地黄、赤芍)合四逆散(柴胡、枳壳、甘草、赤芍)加桔梗、牛膝而成。方中以桃红四物汤活血化瘀而养血,防止化瘀之伤正;四逆散疏理肝气,使气行则血行;加桔梗引药上行达于胸中;牛膝引瘀血下行而通利血脉。诸药相合,构成理气活血之剂。本方以活血化瘀而不伤正、疏肝理气而不耗气为特点,达到运气活血、祛瘀止痛的功效。⑥水饮凌心型,症见:心悸喘促,下肢浮肿,形寒肢冷,小便量少,舌质淡白,舌苔水滑,脉象滑数。治以温阳益气,化气行水。方用苓桂术甘汤。药物组成:茯苓12g,桂枝去皮9g,白术6g,炙甘草6g。功效:温阳化饮,健脾利水。主治:阳气不足之水饮。心悸目眩,胸胁支满,短气而咳,舌苔白滑,脉弦滑或沉紧。本方为治疗中阳不足痰饮病之代表方。临床应用以心悸目眩,胸胁支满,舌苔白滑为辨证要点。方中白术、甘草健脾益气,茯苓健脾利水,桂枝通阳利水。可加生龙骨、生牡蛎重镇安神,石菖蒲、远志通窍化浊,酸枣仁、柏子仁养血宁心。⑦痰火扰心型,症见:心悸易惊,胸脘满闷,呕恶痰涎,舌质色红,舌苔黄腻,脉滑数。治以化痰降浊,宁心安神。方用黄连温胆汤加味。药物组成:半夏10g,陈皮10g,茯苓10g,炙甘草10g,竹茹10g,枳实10g,黄连10g,大枣10g。功用:清热燥湿,化痰降浊。原方主治:伤暑汗出,身不大热,烦闷欲呕,舌苔黄腻,可加远志、石菖蒲化痰宁心。⑧肝郁化火型,症见:心悸心烦,口苦咽干,失眠多梦,遇情绪波动时加重。舌质红,舌苔黄腻,脉弦数。治以舒肝解郁,清热安神。方用柴胡加龙骨牡蛎汤。药物组成:柴胡12g,龙骨15g,黄芩10g,生姜3片,铅丹0.5g,人参10g,桂枝3g(去皮),茯苓10g,半夏10g,大黄6g,牡蛎15g(熬),大枣6枚(擘)。功用:和解清热,镇惊安神。主治:伤寒往来寒热,胸胁苦满,烦躁惊悸不安,时有谵语,身重难以转侧。方中铅丹一味,为重金属药物,现代药理学显示其有剧毒,应该去除不用。可加用丹皮、赤芍,清热凉肝,琥珀3g镇心安神。

本案西医诊断为心律失常、频发房性早搏。中医诊断为心悸,属气阴两虚、心脉瘀阻、心神不宁证。治以益气养阴,活血通脉,宁心安神。本例患者脾气虚证较为明显,故方用党参生脉饮益气养阴为主,重用党参30g,配白术、甘草健脾益气,陈皮、木香、甘松理气醒脾,白芍、天花粉、百合养阴生津,当归、丹参、川芎、赤芍养血活血,珍珠母宁心安神。复诊时,患者心悸减轻,仍有胃胀,食少纳呆,乏力,口苦,眠可,大便调,舌淡红,苔腻,脉弦细,故予上方加生黄芪30g、炒山药15g,加强健脾益气之力,苦参30g,燥湿清热;二诊患者心悸已愈,诸症均明显好转,舌淡,苔白,脉弦,前方去苦参,中病即止,以防苦寒日久伤及脾胃,继服14剂以巩固疗效。

7. 冠心病架桥手术后,阵发心房纤颤,频发室性早搏案

刘某,男性,75岁。2001年2月1日初诊。

阵发心悸8年,加重1周。患者8年前曾因阵发胸痛在北京某医院检查发现冠心病,并行冠状动脉架桥手术。此后胸痛消失,出现阵发心悸,动态心电图诊断为阵发心房纤颤,频发室性早搏,先后予索他洛尔、异搏定、可达龙等治疗,心悸好转。近期因心率偏慢而停药1个月余。1周来心悸又发作,乏力气短,纳食不佳,夜寐不安,面色不华。舌质淡,苔薄白,脉细弱而结。辅助检查:心电图示心率58次/分,频发室性早搏,ST-T改变。

[辨证]气血两亏。

[治法]补益气血,宁心安神。

[处方]太子参30g 麦冬10g 五味子10g 当归10g 川芎10g 赤芍10g 白芍10g 熟地黄15g 甘草10g 甘松10g 百合30g 炒酸枣仁30g 柏子仁20g 丹参30g 水煎服,每日1剂。

二诊:患者自觉心悸等诸症好转,心电图仍有室性早搏,心率偏慢,

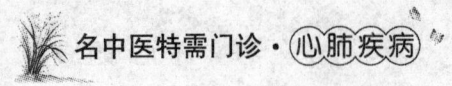

仍夜寐欠安。前方加桂枝5g,首乌藤30g,继服7剂。

三诊:患者诉心悸明显好转,心电图未见早搏,心率62次/分。前方继服14剂以巩固疗效。

[按]本案西医诊断为冠心病架桥术后,频发室性早搏。中医诊断为心悸,属气血两亏证。治以补益气血,宁心安神。此案中患者冠心病架桥术后,出现心律失常,因心率偏慢,Ⅱ、Ⅲ、Ⅳ类抗心律失常药物应用受到限制,Ⅰ类抗心律失常药物在冠心病中不主张应用,故只能以中药治疗为主。本患者证属气血两亏、心神失养之证,治以生脉散益气养阴,四物汤加丹参养血活血,甘松醒脾开胃,兼以宁心,百合、炒酸枣仁、柏子仁宁心安神,甘草配芍药酸甘化阴,并可调和诸药。二诊时,患者自觉心悸等症已好转,心电图仍有室性早搏,心率偏慢,仍夜寐欠安,故于前方加桂枝5g,益气通阳,首乌藤30g,养血安神。

8. 窦性心动过缓案

丁某,男性,53岁。2004年3月7日初诊。

心悸阵作1月余。患者既往有窦性心动过缓病史,最慢心率每分钟40余次,近1个月休息不好而出现心悸阵作,自觉脉搏有停跳,伴头晕,视物昏花,偶有黑蒙,乏力口干,四末不温。辅助检查:心电图示窦性心动过缓,心率52次/分。舌质色淡,舌苔薄白,脉沉细迟。

[辨证]阴阳两亏,心脉不畅。

[治法]益气助阳,补血养阴,活血通脉。

[处方]太子参30g 麦冬10g 五味子10g 川芎20g 熟地黄20g 当归10g 白芍10g 仙灵脾20g 桂枝5g 甘松30g 茯苓20g 山萸肉15g 枸杞子30g 甘草10g 水煎服,每日1剂。

二诊:患者自觉心悸好转,乏力口干亦好转,仍有头晕、肢冷。前方加女贞子15g,旱莲草15g,加鸡血藤30g,桂枝加量至10g,继服7剂。

三诊:患者自感诸症皆有明显好转,心率62次/分,效不更方,前方继服14剂以固其效。

[按]许教授认为,对于心律失常,各个时期的看法不同,早期对一些室性心律失常如室早、室速、室颤,开始用一些抗心律失常药如心律平、慢心律、胺碘酮等。近些年对药物的副作用、毒性作用比较重视,不

轻易用很大剂量,应慢慢调节用药,查明病因,综合调理解决。中药治疗心律失常有肯定的疗效,从整体调控入手,通过多种作用途径,治疗心律失常及各种诱发因素,如心肌缺血、心功能减退,起到对因治疗和对症治疗的双重效果。很多药物对心律失常有双向调节作用,且不良反应小,故中西医结合治疗较西药治疗有更好的疗效。

(1)西医诊断为"快速型心律失常"的患者,如症见:心悸气短,周身乏力、头晕目眩、健忘神疲、失眠多梦、腹胀便溏、食少、面色萎黄、舌淡苔白,脉细弱。可辨证为心脾两虚型,选用炙甘草汤治疗,其中炙甘草益气补中,温阳化气,气旺生血,党参、大枣益胃补气,阿胶、生地黄、麦冬、麻仁补益阴血,桂枝和炙甘草壮心阳而通心脉,生姜、大枣补益气血、调和营卫,诸药合用使心阳振奋,气复血足。许教授认为桂枝的用量不宜过大,易导致口干咽干,故可佐加黄精,配合阿胶、生地黄补益阴血;偏于气阴两虚者,可选用生脉饮;对于心悸脉促者,可选用当归、百合、甘松。

(2)西医诊断为"缓慢型心律失常"的患者,可以根据不同的证型选用不同的药物,如病程较短,有心阳不足者,可选用麻黄附子细辛汤,加益气之品,如黄芪、人参等;如病程较长,以肾阳虚为主要表现的,可考虑选用补肾阳的药治疗,如可选用仙灵脾,加养血补气、滋补肝肾之品,如生地黄、山萸肉。

本案西医诊断为窦性心动过缓。中医诊断当属心悸,属阴阳两亏,心脉不畅证。治以益气助阳,补血养阴,活血通脉。患者乏力、肢冷、舌淡、脉迟为阳气不足之候,口干、脉细为阴亏之象。方中以生脉散益气养阴,四物汤养血活血,仙灵脾、桂枝益气助阳,甘草、茯苓、甘松健脾理气,山萸肉、枸杞子滋补肝肾。二诊时,患者自觉心悸、乏力、口干均好转,仍有头晕、肢冷,前方加女贞子15g,旱莲草15g加强滋补肝肾,加鸡血藤30g,桂枝加量至10g,以通阳活血。

9. 心悸原因待查,抑郁症案

李某,男性,25岁。2004年3月11日初诊。

心悸阵作2个月。2个月前因生活无规律、酗酒、少食、情绪不佳导致心悸频作,伴胸闷憋气,每次持续时间不等,活动后可以缓解,两胁

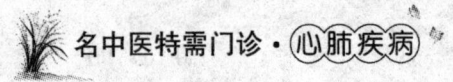

胀痛,食后腹胀,睡眠欠佳,大便每日1~2次。脉沉弦,舌边尖红,舌苔薄白。

［辨证］肝郁脾虚,心神失摄。

［治法］疏肝健脾,养血宁心。

［处方］当归10g 生姜3g 白芍20g 柴胡15g 茯苓15g 白术15g 甘草10g 赤芍20g 百合30g 川芎20g 香附10g 陈皮10g 生黄芪30g 党参20g 珍珠母30g 水煎服,每日1剂。

二诊:1周后复诊,患者心悸明显好转,其他诸症亦有减轻,稍觉心悸,仍有腹胀,睡眠欠佳。前方去白芍,加首乌藤30g,炒酸枣仁30g。

三诊:患者诸症悉愈,唯感大便每日2次,便溏质稀,舌苔稍腻。前方去酸枣仁,加苦参10g,继服14剂而愈。

［按］本案西医诊断为心悸原因待查,抑郁症。中医诊断为心悸,属肝郁脾虚,心神失摄证。治以疏肝健脾,养血宁心。方用逍遥散为主方,如有肝火上炎的表现尚可用丹栀逍遥散,加用丹皮、栀子以清肝热。本例患者热象不著,而以心悸为主,故用赤芍、百合养血解郁,香附、陈皮、川芎解郁疏肝,行气和血,方中黄芪、党参补益脾气,摄养心神,珍珠母宁心安神。二诊,患者心悸等症好转,稍觉心悸,仍有腹胀,睡眠欠佳,前方去白芍,加首乌藤30g,炒酸枣仁30g,因白芍有令人腹满之虞,去白芍以减少腹胀,加首乌藤、枣仁宁心安神;三诊,患者诸症悉愈,唯感大便每日2次,便溏质稀,舌苔稍腻,前方去酸枣仁,加苦参10g以燥湿,继服14剂而愈。

10. 风心病,心力衰竭案

虞某,男性,67岁。2001年11月7日初诊。

阵发喘憋3年,加重1个月。患者发现风湿性心脏病15年,心房纤颤5年,近3年来阵发喘憋、气促,多于劳累后发生,休息后可缓解。近1个月来因受凉加重,动则喘促,咳嗽咳痰,不能平卧,下肢微肿,尿量减少,乏力纳差。舌质淡胖,舌苔白厚,脉细滑。

［辨证］气虚水停。

［治法］益气扶正,泻肺利水。

［处方］生黄芪30g 党参30g 葶苈子30g 桑白皮30g 防己

10g 茯苓皮 30g 猪苓 20g 苏子 15g 车前子 30g(包) 水红花子 15g 杏仁 10g 川贝 10g 上方 7 剂,浓煎 300ml,每日早、晚各 150ml。

二诊:患者喘促好转,可平卧入睡,咳嗽咳痰、下肢浮肿消失,仍纳差、乏力明显。前方去苏子、水红花子、杏仁、川贝母,加白术 15g、山药 15g、陈皮 10g,砂仁 6g,继服 14 剂。

三诊:患者诸症悉愈,唯感疲乏,口干,予生脉口服液,每日 3 次,每次 10ml。

[按]许教授认为慢性心力衰竭是各种心脏病的心脏功能减退到一定程度导致动脉系统血液灌注不足,静脉系统产生瘀血的综合症候群。临床可见心悸、喘息、浮肿、尿少等症状,分属中医"心悸"、"喘证"、"浮肿"等证。许教授结合中医经典理论和临床实践,体会气虚水停,或兼血瘀是心力衰竭的重要病机。根据心力衰竭气虚水停的病机,首创了泻肺利水法治疗心力衰竭,以《金匮要略》葶苈大枣泻肺汤为主方创建了心衰合剂,具体组成为:葶苈子 30g,桑白皮 30g,车前子 30g(包),泽泻 15g,生黄芪 30g,太子参 30g,五味子 10g,麦冬 15g,紫丹参 30g,全当归 10g。本案西医诊断为风湿性心脏病,心房纤颤,心力衰竭。中医诊断为喘证,属气虚水停证。治以益气扶正,泻肺利水。方用心衰合剂加减。黄芪、党参补益心肺之气,葶苈子、桑白皮、防己泻肺利水,茯苓皮、猪苓、车前子健脾利水,水红花子活血利水以通血脉,苏子、杏仁、川贝化痰止咳。二诊患者喘促,咳嗽咳痰、下肢浮肿消失,仍纳差、乏力明显,于前方去苏子、水红花子、杏仁、川贝母,加白术 15g、山药 15g、陈皮 10g,砂仁 6g 以行气健脾。三诊患者诸症悉愈,唯感疲乏,口干,予生脉口服液,每日 3 次,每次 10ml,以益气养阴。

11. 扩张性心肌病,心力衰竭案

董某,男性,64 岁。1999 年 1 月 12 日初诊。

喘憋间作 10 年,加重 1 个月。患者 10 年前因劳力性气促就医,诊为扩张性心肌病,近 5 年间断服用地高辛、利尿剂及倍他乐克等药物治疗,近 1 个月劳累后喘憋加重,动辄加重,心悸气短,心中烦热,夜间汗多,双下肢浮肿,舌质淡黯有瘀,舌苔白腻,脉细滑数。

[辨证] 气阴两虚，痰瘀互结。

[治法] 益气养阴，活血化瘀，泻肺化痰。

[处方] 生黄芪30g　党参30g　麦冬10g　五味子10g　葶苈子30g　桑白皮30g　茯苓皮30g　石菖蒲10g　浮小麦30g　白薇10g　丹参30g　益母草30g　水煎服，每日1剂。

二诊：患者喘憋好转，仍有心悸气短，寐差盗汗，下肢浮肿。前方加生龙牡各30g，地骨皮30g，水红花子30g，继服7剂。

三诊：患者喘憋明显减轻，心悸气短、五心烦热、下肢浮肿等症亦明显好转，上方继服14剂。未再复诊，随访患者，已经可以进行日常活动。

[按] 本案西医诊断为扩张性心肌病，心力衰竭。中医诊断为喘证、水肿，属气阴两虚、痰瘀互结证。治以益气养阴，活血化瘀，泻肺化痰。方中黄芪加生脉散益气养阴，葶苈子、桑白皮、茯苓皮及石菖蒲泻肺化痰，丹参、益母草养血活血，浮小麦、白薇清虚热而敛汗。二诊，患者喘憋好转，仍心悸气短，寐差盗汗，下肢浮肿，故前方加生龙牡各30g以重镇安神、兼以止汗，地骨皮30g清虚热、止盗汗，水红花子30g，加强活血利水。

12. 高血压，心力衰竭案

刘某，男性，70岁。1998年12月11日初诊。

喘憋间作半月余。患者高血压10年，最高达230/120mmHg，未坚持服药，1年前发作脑梗死，经治疗未遗留后遗症。近半个月来出现喘憋气促、心悸不安，时有头晕，夜间需高枕卧位，下肢膝以下轻度浮肿，纳可，二便调。口唇色紫，舌质淡黯，舌苔白腻，脉弦细数。血压180/120mmHg，心率100次/分。已经服用地高辛每日0.25mg，速尿每日20mg，卡托普利片每日25mg。辅助检查：X线胸片显示心界向左扩大，肺瘀血。

[辨证] 痰瘀阻肺，心脉不畅。

[治法] 泻肺利水，活血通脉。

[处方] 生黄芪30g　葶苈子30g　桑白皮30g　车前子30g　水红花子30g　丹参30g　地龙10g　益母草30g　豨莶草30g　天麻

15g 钩藤 15g 陈皮 10g 水煎服,每日 1 剂。

二诊:患者喘憋、心悸均有好转,浮肿消退,口唇紫绀亦有好转。血压 160/80mmHg,心率 88 次/分。上方葶苈子加至 60g,继服 7 剂。

三诊:患者喘憋消失,略感心悸,余无不适。前方加酸枣仁 30g,继服 14 剂。随访 3 个月,未再发生喘憋,血压维持在 130~150/80~90mmHg,心率在 70~90 次/分。

[按] 本医案西医诊断为高血压,心力衰竭。中医诊断为喘证、心悸,属痰瘀阻肺,心脉不畅证。治以泻肺利水,活血通脉。患者喘憋、心悸为主要表现,口唇紫绀,属中医痰瘀阻肺,心脉不通之证。方用生黄芪、葶苈子、桑白皮、车前子、水红花子泻肺利水,丹参、地龙、益母草、豨莶草活血通络、去湿降压,天麻、钩藤降压止晕,陈皮行气以活血利水。二诊,患者喘憋、心悸好转,浮肿消退,口唇紫绀亦有好转,血压 160/80mmHg,心率 88 次/分,原方葶苈子加至 60g 以加强泻肺利水之效。

13. 先天性心脏病,室间隔缺损,心力衰竭案

于某,男性,50 岁。2004 年 1 月 19 日初诊。

喘憋间作 4 年余,加重 1 个月,伴浮肿。患者既往有先天性心脏病、室间隔缺损病史,未采取手术治疗。近 4 年来间断于活动时出现喘憋气促,近 1 个月因劳累加重,心悸气短,重时不能平卧,咳嗽痰多,痰白有沫,下肢浮肿,小便量少,口唇紫绀。辅助检查:心电图示快速性心房纤颤,心率 100 次/分。舌质淡黯,舌苔白腻,脉细涩。

[辨证] 气虚水停,心脉瘀阻证。

[治法] 益气活血,泻肺利水。

[处方] 生黄芪 30g 党参 20g 葶苈子 30g 桑白皮 30g 防己 10g 泽泻 20g 车前子 30g(包) 茯苓皮 20g 猪苓 20g 抽葫芦 20g 水红花子 20g 丹参 30g 益母草 20g 陈皮 10g 水煎服,每日 1 剂。

二诊:患者咳喘明显减轻,心悸好转,浮肿亦有好转,已经可以平卧入睡;仍咳嗽有痰。前方加苏子 15g,杏仁 10g,再服 7 剂。

三诊:患者喘憋、咳嗽明显好转,浮肿基本消退,尚感心悸,心率 90 次/分。前方去抽葫芦、猪苓,加生龙骨、生牡蛎各 30g,远志 10g,继服

7剂。

四诊：患者诸症均明显好转，随症加减，再服7剂，以固疗效。

[按]许教授制订了具有自己特色的心力衰竭诊疗常规。①气虚水停证，症见：咳嗽咳痰，喘息心悸，动辄加重，或有浮肿，舌淡，脉滑。治法：泻肺利水。方剂一：防己黄芪汤合葶苈大枣泻肺汤加减。黄芪、防己、葶苈子、白术、甘草、大枣、生姜。方剂二：心衰Ⅱ号。黄芪、葶苈子、桑白皮、防己、泽泻、车前子、赤芍、水红花子等。②气阴两虚、水饮内停证，症见：咳嗽咳痰，喘息心悸，动辄加重，或有浮肿，口干咽干，舌质淡红，脉滑而细。治法：益气养阴，泻肺利水。方剂一：生脉散加防己黄芪汤合葶苈大枣泻肺汤。人参、麦冬、五味子、黄芪、防己、葶苈子、白术、甘草、大枣、生姜。方剂二：心衰Ⅰ号。人参、麦冬、五味子、黄芪、葶苈子、桑白皮、防己、泽泻、车前子、赤芍、水红花子等。③阳虚水泛证，症见：咳喘心悸，动辄加重，浮肿尿少，面白肢冷，舌淡而胖，脉沉而细。治法：温阳益气，利水宁心。方剂一：真武汤合桂枝加龙骨牡蛎汤。附子、白术、白芍、茯苓、生姜、桂枝、大枣、龙骨、牡蛎。方剂二：心衰Ⅳ号。生黄芪、太子参、葶苈子、泽泻、茯苓皮块、炮附子、桂枝、仙茅、炒酸枣仁、枳壳。④气阳不足，血瘀水停证，症见：咳喘心悸，动辄加重，浮肿尿少，面白肢冷，唇甲紫黯，胸闷胸痛，舌黯有瘀点，脉沉而涩。治法：温阳益气，活血利水。方剂一：真武汤合桂枝加龙骨牡蛎汤加桃红四物汤。茯苓皮块、附子、桂枝、白术、白芍、生姜、大枣、龙骨、牡蛎、桃仁、红花、熟地黄、当归、川芎。方剂二：心衰Ⅲ号。生黄芪、太子参、葶苈子、泽泻、茯苓皮块、炮附子、桂枝、仙茅、炒枣仁、枳壳、益母草、水红花子。

本案西医诊断为先天性心脏病，室间隔缺损，心力衰竭。中医诊断为喘证、水肿，属气虚水停，心脉瘀阻证。治以益气活血，泻肺利水。此患者心气受伤，累及肺脾肾之气，气虚不能运化，气不运血则心血瘀阻，气不化水，停于肺脏则喘憋，水气凌心则心悸，肾失开阖则水肿。方中黄芪、党参补益正气，葶苈子、桑白皮、防己泻肺利水，茯苓皮、猪苓渗湿利水，泽泻、车前子、抽葫芦利尿消肿，水红花子活血利水，丹参、益母草养血活血，陈皮行气。全方益气活血，泻肺利水，但是重在利水。

参 考 文 献

1. 王倩,金玫,黄丽娟. 三参通脉合剂对冠心病患者纤溶酶、纤维蛋白原影响的临床研究[J]. 中西医结合心脑血管病杂志,2003,1(1):31
2. 王倩,许心如,王振裕,等. 三参通脉合剂对冠脉介入治疗后心绞痛发作疗效观察[J]. 中国中医药信息杂志,2006,1(13):68~69
3. 刘霏. 心感心动 如雨如虹——记中医心血管病专家许心如[J]. 首都医药,2008,6:43
4. 金玫,黄丽娟,王振裕,等. 心衰合剂对慢性心力衰竭的干预[J]. 北京中医,2003,22(3):10~12
5. 许心如,魏执真,许信国,等. 心衰合剂治疗充血性心力衰竭30例临床观察[J]. 中医杂志,1983,(11):825~826
6. 韦懿馨,黄丽娟,李祖珍,等. 益气活血泻肺利水法治疗充血性心力衰竭240例. 广西中医药,1991,14(6):245~247
7. 安海英,黄丽娟,金敬善,等. 益气温阳和活血利水法对充血性心力衰竭患者神经内分泌系统的影响[J]. 中国中西医结合杂志,2002,22(5):340~352
8. 黄丽娟,王倩,金玫,等. 益气活血温阳利水法治疗慢性充血性心力衰竭[J]. 中国自然医学杂志,2000,2(2):79~82
9. 刘红旭,王振裕. 名老中医心血管疾病治疗经验集[M]. 北京:军事医学科学出版社,2008:1~37

(王 源)

特邀门诊 周平安

周平安,男,北京中医药大学教授,中医内科学专业博士生导师,我国著名呼吸病、热病、疑难病专家,享受国务院政府特殊津贴。现为北京中医药大学东方医院主任医师、教授、博士生导师。北京中医药大学东方医院中医内科首席专家、疑难病研究室主任。从事中医临床工作40余年来,先后拜董建华、颜正华、宋孝志等著名中医学家为师。主攻疑难杂病,刻苦钻研,勤于实践,在临床治疗中融西医的生理、病理、药理知识于中医的辨证论治中,汲取中西医药之长,辨证准确,用药精当,疗效显著。不仅对呼吸系统常见病和疑难病证如哮喘、慢性阻塞性肺病、肺间质纤维化等有显著疗效,而且对其他内科疑难杂病也有独特疗效,很多患者辗转多处久治不愈的顽症、疑难重症,经过周教授的妙手调治,都豁然开朗,沉疴得愈。近几年来,重点研究中医药对病毒性疾病的治疗,对病毒性呼吸道感染的发病规律、证候特点、演变过程进行了深入研究。1980年因在气管炎防治工作中有突出成绩而获国家科学大会奖状。所参与完成的《风温肺热病的临床与实验研究》获得1986年度卫生部乙级重大科技进步奖。在1998年冬,针对流感表寒里热、肺气失宣的特点,设计"感冒合剂"应用于临床,取得了显著疗效,为中医治疗病毒性疾病赢得了学术地位,受到卫生部、国家中医药管理局的表扬。

一、医论医话

(一)辨病与辨证有机结合,赋予西医病理生理以中医病证内涵

周平安教授在长期临床实践中,强调以完整继承、熟练运用中医辨

证论治思想和方法为基础,充分借鉴现代医药学乃至现代科学的知识和方法,认为中西医结合是中医药学术发展的重要途径。他对中西医结合进行了深层次的思考,强调正确评价辨病与辨证在认识疾病本质方面的不同作用和二者的互补,倡导借鉴病理生理学等现代医学的最新研究成果,以更深刻地认识病人各种临床表现的发生机制,将辨病与辨证有机结合,赋予西医病理生理以中医病证内涵,坚信辨病与辨证的有机结合将会促进中医学术的发展与进步。

1. 借鉴西医病名系统和病机理论,深化中医病证认识

中医药在其发生发展的过程中孕育了丰富的有关"病"的理性认识,从历代中医著作中可以看到庞杂的病名系统以及很多因病而设的方法和方药,体现出古代医家以"病"为纲研究疾病实质,进而把握共性、探索规律的努力和成就。其中汉唐医学治疗杂病,大多是在针对专病设立专方、专药的前提下,进一步分析阴阳、表里、寒热、虚实特性,进行相应的药物加减。长沙马王堆汉墓出土的《五十二病方》共记载疾病52类,100余种;《黄帝内经》中论述的病名有300多个,以病名为篇名的有"疟论"、"痹论"、"痿论"、"热论"等;《神农本草经》中所载的常山截疟、海藻治瘿、黄连治痢等,都是针对"病"治疗;张仲景《伤寒论》则将外感疾病分为太阳病、阳明病等6大类,《金匮要略》以病名篇,成为辨病论治的典范;《备急千金要方》、《外台秘要》集隋唐经验方之大成,专方专药有"治瘿方"、"治消渴方"、"疟疾方"等。辨病系统在明清又得以发扬,对于不同温病的治疗,首先应区分暑温、湿温、温毒、秋燥等不同的病种,辨病论治。古人众多关于"病"的科学认识和历代医籍中大量针对专病的专方专药,值得后人认真总结和发掘。中医学著作中关于疟疾的记载,即使现在看来仍然是基本正确的。但由于历史条件和中医学对疾病认识方法的限制,中医药有关"病"的认识水平未能普遍达到与疟疾认识同样的高度。作为疾病的归纳方法,中医学所称的"病",如"黄疸"、"咳嗽"、"伤寒"、"中风"等,常常是以典型的体征、症状或病因命名的,除少数明显由特定病因所致者外,大多不够具体、准确,内涵模糊,外延宽泛,不能全面反映病因、病位、病变、病程等临床特征,不能深刻揭示特异性疾病的本质属性,因此,中医的辨病系统需要甄别和

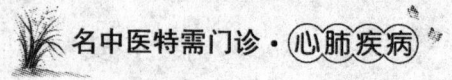

完善。

西医的病名反映了疾病的病因、病位、病变器官的病理变化、整体机能的反应状态、病程演变的阶段和预后等多方面的本质问题,人们可以通过病名基本了解病情轻重、病程演变、预后转归,从而可以采取更加有效的方法,积极主动地治疗、预防甚至消灭某种疾病。

周教授坚决反对抛弃中医学传统的疾病理论体系,单纯或主要采用西医辨病的中医临床模式,但也不赞成只知中医辨证、排除西医知识的"纯中医"临床模式。他认为现代中医应该在娴熟运用中医传统理论和方法的同时,借鉴必要的西医西药知识,中医药治疗疾病,不只是改善疾病症状,让患者感到舒适,更重要的是针对疾病的病理改变,使疾病从根本上得到好转。因此现代中医不仅应学习现代医学疾病的诊断体系,更应努力学习病理、生理等方面的知识,努力探索疾病症状、体征的发生机制,这样才会有助于充分挖掘中医学对于疾病认识的科学内涵。西医疾病理论与中医疾病理论相互融合、相互借鉴,才能有助于汲取中医几千年来宝贵的临床经验,从而在更深层次上把握疾病的本质,真正达到治病求本的目的。

举肺痹为例,肺痹病名肇始于《内经》,《内经》以降,代有学者论及本病,立本于宋元,敷扬于明清。《素问·痹论》论述肺痹为脏腑痹之一,其主要表现为皮肤不仁,肿痛,隐疹,烦闷,喘息,上气,其脉浮、微大。各代医家将肺痹另立一门,与哮、喘、咳嗽、肺痿毗邻、并列,不仅丰富了肺痹内容,而且在方药上补《内经》之不逮,但其疾病表现基本未超出《内经》论述的范畴。周教授总结了历代关于肺痹的论述,借鉴现代医学关于咳喘类疾病的认识,认为肺痹与哮证、肺胀、喘证不同,是一种独立的疾病,大致与肺间质疾病相当。从西医角度看肺痹,可以发现中西医在病因、症状、体征、预后等方面的认识具有显著的一致性。从病因学角度,继发于硬皮病之肺间质纤维化,类似于皮痹久舍于肺之肺痹,而特发性肺间质纤维化则与本脏自痹相当。他从历代中医古籍中搜集了很多肺痹医案和20首以肺痹为名的古方,并对近70味药物进行了归纳分析,认为就肺痹而言,肺气亏虚,为其病之根本,气虚气滞(虚气留滞)、气虚血瘀、气滞血瘀、脉络闭塞、痰浊湿热阻滞等病机的相继出现,导致了肺痹的持续发展。肺痹的治疗宜以益气活血通络贯穿治疗始终,达到逆转其病理改变的目的。

2. 辨病与辨证有机结合,提高临床诊治水平

辨病可以把握疾病的本质、特点、转归、预后,以解决疾病的主要矛盾。疾病状态下,病的本质从根本上决定着证的变动和表现形式,辨证的目的是认识和解决疾病某一阶段的主要矛盾,而解决疾病某一阶段的主要矛盾,必须服从于解决疾病整体过程的主要矛盾,因此辨病是纲,辨证是目,临诊时不能停留于辨识证候层面。周教授坚持先辨病、后辨证的临床诊疗原则,每每取得显著的疗效。

相对于辨病而言,周教授认为辨证论治是中医药的主要特色,中医学的辨证是从机体的反应性角度来认识疾病,从分析疾病当时表现的症状、体征来认识临床表现之间的内在关系,中医主要通过辨证体现对于疾病的临床思维过程。周教授还深刻认识到辨证论治的主要精华在于不仅关注"人的病",而且更加关注"得病的人",辨证不仅辨别疾病本身表现的证,还包括病人的体质情况、患病原因,以及时令、季节、环境等。临床医生要把自己的基点放在认识每一个具体不同的病人身上,而这就是以人为本,就是个体化治疗,就是临床医生诊治病人的最高境界。

辨病可以把握疾病的本质和发展变化规律,有助于提高辨证的预见性、准确性,重点在全过程;辨证可以抓住疾病现阶段的具体特点和个体内环境状态,又有助于辨病的个体化、针对性,重点在现阶段。辨证与辨病相结合,在辨病的基础上进一步辨证,既有全局观念和整体认识,又有阶段性、现实性和灵活性认识,从而可以动态把握疾病发生、发展的变化规律,准确辨别疾病性质、病位,明确所患何病、何证,据此进行有针对性的个体化治疗。

原因不明的慢性咳嗽(除外慢性支气管炎、支气管扩张、肺癌等疾病),是呼吸科门诊最常见的病证。俗语称"诸病易治,咳嗽难医",而慢性咳嗽尤为难治。周教授认为,《内经》所言"五脏六腑皆令人咳,非独肺也",即言咳嗽病因繁杂,而且涉及病种颇多。他在实践中发现,慢性顽固性咳嗽大多为咽喉源性咳嗽,表现以干咳少痰为主,中医历代治疗咳嗽的辨病处方中，治疗干咳的方药也大多明确提出突出的咽喉部症状，如止嗽散和金沸草散。结合现代医学慢性咳嗽的疾病谱系可知，鼻后滴综合征、咳嗽型哮喘、变应性咳嗽、胃-食管反流性咳嗽等疾病，多以咽喉部症状为突出表现，缓解咽喉部不适，消除咳嗽的诱因，是治疗此类疾病的关键环节。西医辨病可以了解鼻后滴综合征、咳嗽性哮喘、食管反流性咳嗽等形成的病理生理机制，而中医辨证则认为病位有在肺、肝、脾、胃的不同，在辨病的基础上，加强咽喉部的寒热虚实辨证，注重调肝、和胃、健脾，可首先使咽喉部刺激感减轻，之后痰块顺利咯出，咳嗽也随即迅速缓解。

周教授教授临床治疗慢性咳嗽时，还特别注重患者的体质因素和既往病史，如糖尿病患者感受邪气之后易化燥伤阴，阴虚燥咳常见；高血压患者咳嗽则多表现为气火；肥胖患者痰湿突出；慢性胃病患者在外感邪气袭肺致咳嗽的同时，胃肠症状加重，肺胃失和较著；冠心病患者发生咳嗽之后，胸部闷胀、夜间咳重等气滞血瘀特点较明显；儿童咳嗽，或肺气偏虚，易感外邪，或饮食不当，食积化火。针对体质因素和宿疾制定比较全面的治疗方案，也是提高疗效的重要环节之一。

周教授教授参加起草了我国第一部SARS救治草案，他认为SARS的主要特点是病因病原清楚，病邪嗜肺，病情发展有明确的阶段性，中医应按照疾病分期辨证论治，强调祛邪为第一要务，"邪之所凑，其气必虚"，对于SARS等传染病来讲，邪气来袭是正气亏虚的病因。中医治疗的关键在于因势利导，给邪以出路，邪去正自安，不可过早地补益或解表清热截断。

在长期的热病临床实践中，周教授注重外感热病的内伤病理基础及由内伤引起的病机、证治特点和转归的差异，强调"三因制宜"；内伤发热则在明辨虚实、缓急基础上，注意外感邪气诱发加重的情况，扶正达邪，以"清"、"透"、"泄"三法给邪以出路，善以益气解毒、清热透邪法治疗结缔组织疾病、肿瘤发热以及现代医学原因未明发热。

在大量实践的基础上，周教授认为肺主气，司呼吸，其性轻虚，肺病病机总体为气机失调，气血不和，故用药宜以调理气机为主；同时主张肺居上焦，其位最高，用药宜轻，令药力轻清上行易达病所，不宜重浊；

肺为娇脏,不耐寒热,用药宜平,不宜大寒大热、偏过偏峻。

(二)精熟本草理论,结合药理知识,准确把握用药指征

辨证和论治,是临床诊治疾病的过程中先后相继、相互关联、密不可分的两个步骤和方面。辨证是确定治疗方法的前提和依据,而论治则是体现辨证结论、达到愈病目的的途径和手段。周教授在长期临床实践中体会到,辨证论治的关键在一"论"字,论治是在中医药理论指导下精心遣药组方的过程,不仅要遵循君臣佐使的原则,通过相辅相成和相反相成的配伍组合,达到既能充分发挥药效,又不因毒副作用伤人的目的,并且还要斟酌每一味药的用量,使寒热、升降、补泻之间的配合更加切合病情,形成一首完整的方剂。

由于中医论治主要体现在方药的具体运用方面,因此周平安教授多年来对本草学的钻研精勤不辍,独具心得,认为现代中医必须全面继承古代本草学知识,熟稔常用药物的性用特长,同时还要将中药药理知识与传统本草理论相结合,甚至应当着力建立中药临床药理学新学科。临证时应当以临床药效学及毒理学为指导,注意从同类药物中选择对患者个体最适宜的高效低毒药物,尽量做到用药品种和剂量的个体化。周教授还倡导通过现代中药药理学的研究探寻中药及方剂的新功效,开辟新用途,逐渐在临床实践中形成中医药治疗的时代特色。

1. 正确认识传统本草学的科学性与局限性

本草学是中医药学中极其重要的组成部分,本草药物的作用机制,在于通过性味特性,扶正祛邪,纠正阴阳气血的偏盛偏衰,恢复脏腑经络的正常生理功能。古代医药学家以中医学脏腑、经络、病因、病机、治则等理论为指导,在长期实践中逐渐总结出了以药物性味、归经、引经报使、升降浮沉、功用主治、七情和合、君臣佐使等组成的传统本草学理论,从不同角度和层次,揭示了药物与患病机体的特异联系和临床应用的一般规律。

自《神农本草经》重视四气五味伊始,魏晋隋唐时期多以药性与功用相结合,偏重于药物的主治病证,而对功能的论述较为笼统;宋代开始以药物法象理论(外在表象)为主解释药物奏效的原理,往往以形色、

生态、习性乃至传说附会作为释药的依据,如《圣济经》解释蜂房成于蜂,故以治蜂蜇,鼠妇生于湿,故以利水道等,即带有明显的臆断性和局限性。明代医家常以儒理、佛理、道学来阐明中药药理,影响了中药理论的真实性。清代仍然从药物的形、色、气、味等外观特征解释药物的药性、药效,如皮以治皮、节以治骨、藤蔓治筋骨、血肉者补血肉之类。以药物性味及药物法象为主阐发和解释功用主治的方法具有明显的缺陷,加之历代医家个体临床实践的局限性和主观片面性,常常使得众多医家对于同一药物性用主治的认识产生严重分歧,如丹参,《神农本草经》言其"微寒",陶弘景言其"性热",《药性论》则称"平";又如黄连,有泻心说,有泻脾说,有泻心下虚热说,有去上焦之火说,有去中焦之火说,有平肝、镇肝说,有益肝胆或益胆说,可谓形形色色,使人莫衷一是。现在看来,某些传统本草理论明显滞后于临床实践已是不容讳言的事实。

周教授认为,古代本草学是总结、整理实践中发现的药物知识而逐渐形成的科学体系,其中心思想是通过药物的四气五味之性,纠正人体阴阳之偏,从而体现其治疗功能,使患病机体恢复相对平衡。但药物的"四气五味"不过是药物功能的抽象概括,与治疗功能之间并不一定存在必然联系,单凭药物的性味并不能真正阐释药物的疗效,以引经报使、四气五味、升降浮沉为内容的本草学理论难以将药物的药效备述周全,其中牵强的比附之论,往往有碍药物的正确使用,不宜全部盲目遵从。大量临床实践证明,药物有专能,性同而用异,所以本草学应该着重研究药物的功能主治,揭示药物性同而效殊的内在机制,洞察和分析各种药物独具的特殊功效,尤其是传统本草理论所不能概括和解释的药物作用。医生临证遣药组方,应在深明药物本草学特性的同时,注意区分性气相同药物之间的多方面差异,厚其能,薄其性,以药性专能为选择药物的主要根据。同时,还须认识到现代中药药理研究阐明中药功能的重要手段,中医临床医生应当注意对相关研究成果的借鉴和利用。

2. 精熟传统本草理论,借鉴中药药理研究,发掘中药临床新用

传统本草理论多建立在历代医家个体临床经验的基础上,尽管有着合理的内核,但事实依据往往不够充分,时代、地域、学派的不同,使得医家们阐述中药功能主治所用的术语不够统一和规范,导致本草学对于药物功能的论述不够准确和稳定。而逐步建立起来的中药药理学,通过试验研究探索药效学规律,可以从另一个角度、方面和层次,深刻阐释中药本质和发挥功能主治的途径。周教授师从颜正华先生,受其影响颇深。他认为中医药理论和经验是现代中药药理学研究与学科发展的基础、前提和动力,现代临床实践则是检验药物药效功能的唯一标准,中药药理研究与临床中医药实践相互促进,相得益彰。现代中药药理研究与本草理论相结合,可以在临床实践中建立起中药临床药理学科,指导更科学合理的临床用药规范的逐步制定和实施。

(1)用药精当,谨守证据和指征　周教授强调,运用中药必须依从证据、把握指征。所谓"证据",就是本草学关于药物功能主治的传统论述与现代中药药理研究的综合资料;所谓"指征",则是针对此人、此病、此证的辨病辨证结论。与化学合成药物不同,中药所含天然成分的复杂性,决定了药物作用的多样性。举甘草为例,历代本草著作对甘草功能的描述达十余种之多,如《神农本草经》言其"主五脏六腑寒热邪气,坚筋骨,长肌肉,倍力……解毒。"《名医别录》则谓:"温中下气……止渴,通经脉,利血气,解百药毒。"《日华子本草》曰:"安魂定魄补五劳七伤,通九窍,利百脉,益精,养气,壮筋骨,解冷热。"《汤液本草》谓:"生用大泻热火,炙之则温,能补上焦、中焦、下焦元气,性缓,善解诸急,热药用之缓其热,寒药用之缓其寒,去咽痛,除热,缓正气,缓阴血,润肺。"《本草纲目》又补充"解小儿胎毒,降火,止痛"。周教授认为,应该全面继承历代医家描述的单一药物的功效主治,与中药药理学相结合,认识药物各种成分的功效与主治病证之间的必然联系。例如:甘草含有甘草次酸、甘草苷、甘草素、异甘草苷和异甘草素,这些成分具有抗溃疡作用,而甘草在小建中汤治疗腹痛;甘草具有抗杆菌作用,与葛根、桂枝、白头翁、黄芩等相配治疗下利;甘草含多量黏液性物质,能阻碍水液的吸收而有缓下作用,与大黄、芒硝配伍可治疗便秘;甘草促进咽喉及支气管黏膜的分泌而有化痰作用,所含甘草次酸具有中枢性镇咳、对抗5-羟色胺等物质引起的支气管痉挛作用,配合桔梗、麻黄、石膏治疗咽痛、咳喘；甘草制剂具有去氧皮质醇样作用，可以加重水钠潴留，甘草甜素有类似于肾上腺素的强心作用，从而增加血容量和升高血压，改善血液循环，因而甘草与附子、桂枝配合，对气血亏损的厥逆、心悸、脉结代等症有效；甘草有镇痛与抗惊厥作用，说明甘草善缓急，补心阳，益心血，宁心神，与酸枣仁、茯神、当归、枣仁、龙牡、桂枝等相配，治疗脏躁、失眠及神经官能症，对于神经急迫症有缓解作用；甘草杀菌消炎，尤其对细菌毒素有较强的解毒作用，因而可与麻黄、桂枝、石膏、知母、麦冬、柴胡等配伍治疗各种热症；甘草甜素对毒物有吸收作用，水解产生的葡萄糖醛酸能与毒物相结合，且有肾上腺皮质激素样作用，增强肝脏的解毒能力，故可用于解药物食物之毒。《伤寒论》所载112方中有甘草70方，《金匮要略》184方中有甘草者85方，这些方剂被用于消化、呼吸、循环、神经等系统的多种病证。现代中药药理研究有助于理解仲景广泛应用甘草而取效的机制，并可指导把握甘草治疗不同病证的用量。以这种方法，周平安教授结合现代中药药理研究成果，总结了历代医家应用甘草治疗外科、皮肤科疾病等的经验，阐明了药效机制，深化了对传统本草学临床经验的认识，揭示了在遵从古代本草理论基础上，辨证应用甘草于各系统疾病的规律。

(2) 辨证认识药物的治疗作用与毒副作用 中药成分的复杂性要求医生清晰地了解中药的治疗作用和毒副作用。如麻黄有发汗、平喘、利尿的治疗作用，而历代本草著作大多不言其毒。周教授认为麻黄并非无毒，毒性大小取决于生药中总生物碱的含量以及临床用量和配伍情况。麻黄引起中毒的机制主要是麻黄碱抑制单胺氧化酶的活性，使肾上腺素和肾上腺素能神经的化学传导物质降解的速度减慢，从而引起交感神经系统和中枢神经系统兴奋，对呼吸中枢和血管运动中枢带来显著影响，一次口服麻黄30～45g即可中毒，一般在服后30分钟至2小时出现症状，表现为烦躁不安、焦虑谵妄、失眠、心悸气短、头晕震颤、恶心呕吐、血压升高、大量汗出、鼻黏膜干燥、心前区疼痛、排尿困难、瞳孔散大等；重度中毒者，视物不清、休克、昏迷、呼吸困难、惊厥、心律失常，最后死于呼吸衰竭和心室纤颤。不同个体对麻黄毒性的耐受性存在明显的差异，对麻黄过于敏感者，3g麻黄一次煎服即可出现心动过速和失眠。事物总是辩证的,治疗作用和毒副作用是药物之剑的两个利刃,必须具体分析,合理利用。麻黄发汗、平喘、利尿时兴奋交感神经系统和中枢神经系统的毒副作用,也可成为治疗作用,对于病窦综合征、嗜睡症,可以收到良好的治疗效果。

(3)探索药物的最适用量　临床药物的用量是否适度,直接关系到药物的疗效,中药成分的复杂性也导致中药剂量和效应之间的关系远较化学药物复杂,而同一中药或方剂,对不同个体,其药物反应也可不同。应注意中药药效与用药时间、剂量的关系,与个体体质差异的关系。在治疗中应坚持辨病、辨证相结合的原则,因病、因人、因地、因药而异,注意根据中药药理研究,确定疗效最佳、毒副最低的用药剂量,制定较为合理的治疗方案,同时注意剂量的个体化,方能取得较为满意的治疗效果。仍举甘草为例:甘草的用量古今中外的记述差别较大,《伤寒杂病论》中,治疗呃逆的橘皮竹茹汤,用甘草五两(相当于70g左右);甘草干姜汤、芍药甘草汤、甘草泻心汤、炙甘草汤等,均用甘草四两。因甘草甜素的甜味约为砂糖的50倍,在国外被广泛而大量地用于医疗和食品,但对其毒副作用已经引起广泛重视,日本厚生省明确中药方剂中配备甘草的剂量为一天1～4g。周教授则提出我国甘草的常用量大于日本和欧美,单用、偶用量可稍大,常服、久服量要渐小;补气宜轻用,养阴宜重用;祛痰宜轻用,解毒宜重用;调和诸药宜轻用,缓急止痛宜重用。常用量为1～9g,最大量为60g。

综上所述,周教授强调以唯物辩证法为指导思想的临证思维方法,先辨病,后辨证,再论治,坚持中西医结合,强调临床中的求实、思考、创新是中医学术发展的原动力,多年来勤求博采,惟效是求,在呼吸系统、感染性疾病等疑难病症救治方面理论自成体系,治法、处方、用药自出机杼,治验独到。

3. 善用药对

(1)麻黄配杏仁　开肺气、解郁闭。《内经》固云:"五脏六腑皆令人咳,非独肺也。"然肺为气之主,诸气上逆干肺则呛而咳,故咳嗽不止于肺,亦不离乎肺。顽咳久嗽所以迁延难愈,不论寒热,无非邪伏于肺,肺失宣降、肺气郁闭所致。治疗时开肺气、解郁闭自可驱邪外出,宣降复常。麻黄轻清上浮，专疏肺郁，宣泄气机。《本草正义》云其"虽曰解表，实为开肺；虽曰散寒，实为泄邪。风寒得之固外散，即温热亦无不赖以宣通"。杏仁入肺、大肠经，有祛痰止咳平喘之功。《医学启源》谓可除肺中燥，且凡仁皆降，气降则痰消嗽止。麻杏相配一宣一降，顺乎肺之本性，使肺气开、郁闭解，而杏仁之润又可制麻黄之燥。故周教授治顽咳久嗽恒以此为基本药对。对郁久化热者多加生石膏以清解肺热，对素有寒饮者则加细辛、干姜以温肺化饮。

（2）紫菀配款冬　润肺化痰止咳。凡久咳不止，无论寒热均相须而用两药。紫菀温而不热，润而不燥，寒热皆宜，无所避忌。款冬功用与紫菀绝似且味苦主降，气香主散，一物而两用兼备，专治咳逆上气。如顽咳久嗽尤不可缺。昔《千金》、《外台》治咳逆久嗽，并用紫菀、款冬者十方而九，周教授临床用之，亦颇见效。

（3）射干配蝉衣　化痰利咽，解痉止咳。久咳不愈者，相当部分因自觉咽痒不适而引起刺激性咳嗽。周教授认为在整体辨证的基础上，治疗此类咳嗽还需注意局部因素，以化痰利咽、解痉止咳为要。射干、蝉衣皆有利咽之功，射干长于化痰散结气，又能降火，为治疗喉痹咽痛之要药。蝉衣长于解痉，既可疏风泄热宣肺主外风，又可平肝解痉主内风，实为肺肝内外同治之良药。

（4）当归配白芍　养血柔肝，缓痉止咳。治疗咳嗽一般都从气分考虑，周教授受叶天士久病入络学说启发，参照《医学真传》中顿呛方组成，对久咳、阵咳、夜间为甚不能成寐者皆用此药对。并援引高士宗之说解释："周身八万四千毛窍，太阳膀胱之气应之，以合于肺；毛窍之内，即有络脉之血，胞中血海之血应之，以合于肝。若毛窍受寒，致胞血凝滞，其血不能澹渗于皮毛络脉之间，气不煦而血不濡，则患顿呛。"

二、医案荟萃

1. 支气管扩张案（一）

患者，女，60岁，2010年12月13日初诊。

支气管扩张病史40余年，2002年曾大咯血一次。其后反复发作，每年需住院1～2次。2007年开始服用中药后，发作程度减轻，每次发作服用消炎药及中药即可控制症状,不需住院。本次发病9天余,恶寒,周身酸困,咳嗽,咯痰黄,量多呈脓样,咽干痒,口渴喜冷饮,低热,12日晚体温37.5℃,纳可,二便正常。舌质黯红,苔白,脉滑数。

[辨证]痰热内阻。

[治法]清肺化痰。

[处方]鲜芦根30g　生苡仁30g　黄芩10g　金银花15g　金荞麦15g　蒲公英15g　野菊花10g　合欢皮60g　浙贝10g　瓜蒌皮15g　桔梗6g　紫菀10g　天竺黄10g　生黄芪15g　赤芍15g　生甘草6g　水煎服,每日1剂。

并予莫西沙星0.4g/次,1次/日。药后症状明显缓解,发热消失,痰量减少,易咯出,色黄白相兼,上方去赤芍,加入炙枇杷叶10g,14剂。

[按]患者素有痰湿内阻,外感风寒后,由于正气不足,无力驱邪,表邪不解,故发病后9天仍有恶寒,周身不适。外邪入里化热,与素有痰湿相合,形成痰热内壅,故黄脓痰,量多,口渴喜冷饮食。治以清肺化痰为主,方用鲜芦根、生苡仁清热祛痰湿;金荞麦、野菊花、黄芩、合欢皮、金银花、蒲公英、赤芍清热凉血,解毒化痰;浙贝、桔梗、天竺黄、瓜蒌、紫菀止咳化痰;生黄芪益气护表。药后热退痰减,去赤芍,加炙枇杷叶加强清肺止咳作用。

2. 支气管扩张案(二)

患者,女,56岁。2010年3月7日初诊。

支气管扩张,反复咯血30余年,再次咯血1周,咯血量多,血色鲜红,舌红,苔黄,脉弦滑。

[辨证]热伤肺络。

[治法]清肺凉血止血。

[处方]鲜芦根30g　鲜茅根30g　生苡仁30g　柴胡10g　黄芩10g　金荞麦20g　连翘10g　漏芦10g　仙鹤草15g　茜草炭10g　白及10g　浙贝母9g　瓜蒌皮15g　三七粉3g(冲)　阿胶珠10g　水煎服,每日1剂。

二诊:药后咯血止,口干,耳鸣,舌黯红,苔白,脉细数。

[处方]生甘草10g　生地15g　玄参15g　麦冬15g　石斛15g

旱莲10g 女贞子15g 仙鹤草10g 天花粉15g 天麻10g 生石决明30g(先煎) 珍珠母30g(先煎)赤小豆30g 升麻6g 水煎服,每日1剂。

[按]患者感受外邪,入里化热,灼伤肺络而咯血,故治以清肺凉血止血。方中鲜芦根、鲜茅根、生苡仁清热祛痰;柴胡、黄芩、金荞麦、连翘、漏芦清热解毒,透邪外出;仙鹤草、茜草炭、白及、三七粉、阿胶珠凉血止血,益气滋阴;浙贝母、瓜蒌皮止咳化痰,药后血止,阴血不足,故改为滋阴凉血、平肝息风治疗。

3. 支气管扩张案(三)

李某,女,32岁。2008年11月28日初诊。

患者幼年即反复肺炎感染,2008年8月在某医院CT诊为支气管扩张。近1个月咳嗽,咯黄痰,抗生素静脉滴注十余天,痰量减少,色黄白,口干口渴,二便正常,舌红,苔白,脉细滑。

[辨证]痰热壅滞。

[治法]清热祛痰。

[处方]炙杷叶10g 生地榆15g 黄芩10g 金荞麦15g 浙贝母10g 瓜蒌皮15g 漏芦10g 连翘10g 桔梗6g 野菊花10g 南沙参15g 天花粉10g 半夏9g 生甘草6g 水煎服,每日1剂。

服药后咳嗽减轻,咯痰变白,舌红苔白,脉细滑,上方继用调理。

[按]患者肺热咳嗽,痰不多,治疗重在清肺热,稍佐化痰。方中炙杷叶、黄芩、金荞麦、漏芦、连翘、野菊花清肺止咳,南沙参、天花粉滋阴清热,浙贝、瓜蒌皮、桔梗化痰止咳。

4. 支气管扩张案(四)

张某,男,57岁。2011年2月22日初诊。

患者1976年患肺结核,此后咳嗽、气喘、痰多20余年,当地医院诊为慢性支气管炎,支气管扩张。现气短,早晚咳嗽明显,平素白痰为主,感染后黄痰,纳可,二便正常。小便次数多,后背憋闷感,舌黯红,苔薄,脉细数。

[辨证]气阴两虚。

[治法]益气养阴。

[处方]生黄芪20g 党参15g 南沙参15g 芦根30g 茅根30g 桔梗6g 浙贝9g 瓜蒌皮15g 紫菀10g 冬花10g 天竺黄10g 黄芩10g 金荞麦15g 穿山龙15g 石韦15g 生甘草6g 水煎服,每日1剂。

二诊:药后气短,咳嗽减轻,早上咳白痰。上方减芦茅根、穿山龙,加灵芝、红景天、苏子、半夏、橘红。继服28剂。

[按]患者慢性支气管炎、支气管扩张病史多年,以咳嗽、痰多、气短、胸背憋闷为主,正虚与邪实同在,故治以扶正祛邪为主。方中生黄芪、党参、南沙参、生甘草益气滋阴扶正;芦根、茅根、桔梗、浙贝、瓜蒌皮、紫菀、冬花、天竺黄、穿山龙、石韦止咳化痰通络;黄芩、金荞麦清肺祛热,方药对症,药后症减。二诊加强扶正及化痰之力,灵芝、红景天益气补肺,苏子、半夏、橘红温肺化痰,调理善后。

5. 肺间质纤维化案(一)

刘某,女,47岁。2008年10月27日初诊。

患者5个月前因外感,继而引发肺炎,先后住院以抗生素(不详)治疗无效。8月18日,到北京某医院CT检查示:双肺间质病变合并感染、双侧胸膜增厚。肺穿刺病理:少许肺组织、间质中性白细胞及大量浆细胞浸润,个别肺泡内见机化,肺泡B型上皮增生。胸腔镜病理活检示:肺组织病变呈非特异性间质性肺炎改变,以浆细胞为主,部分肺泡间隔纤维细胞增多,肺泡腔有机化。诊为弥漫性肺实质病变,不除外非特异性间质性肺炎。建议用激素治疗,患者未同意。经用抗生素治疗后低热、痰黄好转。症见:咳嗽频繁,气短,活动则喘,痰白量多,眠差,舌黯、苔白,脉细滑。双手杵状指,双下肺局限性爆裂音。

[辨证]正虚邪实,痰湿郁肺。

[治法]益气养阴,清肺化痰。

[处方]生黄芪20g 金银花各20g 瓜蒌皮15g 穿山龙15g 石韦15g 灵芝15g 红景天15g 南沙参15g 当归6g 旋复花6g(包) 桔梗6g 浙贝母6g 紫菀6g 款冬花6g 炙百部6g 黄芩各10g 甘草6g 水煎服,每日1剂。

二诊:精神稍好,咳减,动则喘,有黄痰,眠差,耳鸣,燥热,汗出,脱发,午后低热,便溏,畏冷。病情稍有好转,仍遵上方去紫菀、款冬花,加党参15g,野菊花10g,28剂,如法服。

三诊:喘减,咳嗽痰多,晚上为甚,大便稀,每天3~4次,脱发,腰痛,背痛。守法照上方去野菊花、南沙参、瓜蒌皮,加焦白术、焦山楂、车前草各15g。28剂,如法服。

四诊:气短、动则喘稍减,早上咳嗽,有痰,便溏,每天2~3次,眠差,畏冷,夜里汗出,口干。病情继续好转,续上方去炙百部,加南沙参15g。28剂,如法服。

五诊:活动则喘,气短,大便溏,每天3次,口干、脱发、低热均好转,恶寒,纳可,有痰,不咳,易醒,舌红、苔白,脉细。上方去车前草、黄芩,加五味子10g。28剂,如法服。

六诊:北京某医院2月18日CT复查结果(与前CT片比较):双肺弥漫性斑片影,索条及磨玻璃样影,支气管扩张均较前减小、变淡。纵隔内多发小淋巴结及淋巴结钙化。右肺中叶内侧段结节(未变化)。患者病情稳定,临床症状均减轻,舌红、苔白,脉细。守方去桔梗,加川芎15g。28剂,如法服。

[按] 本例患者为肺间质纤维化,周教授根据多年临床实践经验,自拟芪银归草化纤汤治疗肺间质纤维化疗效颇佳。其中生黄芪、金银花、当归、甘草为《济阴纲目》之金银花散,治乳脉不行,结成痈肿,疼痛不可忍者。金银花散虽为乳痈要方,但周教授常用于治疗多种内科疑难病症,无论寒热虚实均可运用,犹为治疗肺间质纤维化必用之,并获得很好疗效。周教授认为,生黄芪益气补肺,甘缓益土,升阳托毒,生用则行,能通痹。金银花疏风消热,解毒凉血,善透达,卫气营血分均可用之。二药补清合伍,补不助热,清不伤正,为疮家圣药。当归补血活血,为血中气药,补阴通痹,血和则气降。甘草补中益气,祛痰止咳,泻火解毒,调和诸药,入补益药中宜炙用,入清泻药中宜生用。配合旋复花消痰降气,止咳平喘;桔梗开泄肺气,化痰通滞,二者一升一降,疏肝理肺,条畅气机,气顺则痰平。浙贝母清热化痰散结;瓜蒌皮豁痰通络清热;穿山龙祛风除湿,活血通络,补肺止咳,祛痰平喘,有抗炎、抗变态反应作用;石韦清肺止咳,平喘利尿;红景天益气活血,清热润肺,抗疲劳,抗

缺氧，抗衰老；灵芝补气养血，止咳平喘，养心安神，可抗氧化，清除氧自由基，增强机体抵抗力。

6. 肺间质纤维化案（二）

郭某，女，54岁。1999年12月初诊。

患者4个月前咳嗽，咽痒咯白黏痰，夜咳甚，胸闷，稍动则胸闷、气短，喘息，不能从事简单家务劳动。既往患糖尿病及类风湿关节炎20余年。北京医院诊断为双肺间质性纤维化，双肺中下肺野间质性肺炎。CT报告：纵隔附近可见多个小结节。现晨起低热，体温波动在37.5～38℃左右，有汗，不恶寒，咳嗽频繁，痰稍黄，气短乏力、纳差、口唇稍紫黯，舌质黯红，苔黄腻，脉细数无力。

[辨证]气虚兼夹血瘀痰热。

[治法]补肺气兼活血解毒。

[处方]生黄芪30g　金银花30g　当归15g　炒白术10g　防风10g　旋复花10g　郁金10g　丹参15g　冬花15g　青蒿15g　杏仁10g　生甘草5g　炙杷叶10g　阿胶10g　浙贝母10g　煅龙牡各30g 水煎服，每日1剂。

服上方7剂，低热退，汗减，仍乏力，气短，胸闷，舌黯红，苔薄黄，去青蒿、龙牡，续用上方3个月，患者可上下3层楼，步行千米，生活自理，CT示结节状物消失。

[按]本例患者动则气短，汗出，乏力，发热以晨起及上午为著，咳嗽痰黄，舌苔黄腻，舌质黯红，口唇紫黯，以气虚为主，兼夹血瘀痰热。予益气活血解毒同时，配白术、防风佐黄芪补肺气，固表以治本，旋复花、郁金、丹参佐当归活血化瘀，浙贝母、枇杷叶、冬花、杏仁化痰热散结。临床舌苔见黄腻者，周教授每以青蒿、双花相伍，青蒿芳香清透湿热。周教授认为肺间质纤维化及间质性肺炎病人患发热性疾病时，要重视其气虚、血瘀这一主要病理基础，在益气活血的基础上，祛其痰热、痰湿等兼夹之邪。周教授治疗间质性肺炎及肺间质纤维化，强调守方长期服用，通过扶助正气，逐渐改善患者的肺功能，提高生存质量。

7. 肺间质纤维化案（三）

患者，女，45岁。2008年10月14日初诊。

患者 2006 年 10 月起每因上楼而气短、心慌、胸痛,对心脏多次检查无异常。2007 年 2 月春节时气短加重,经胸部 CT 诊为"肺炎",抗炎治疗无效。2007 年 3 月复查胸部 CT 结果示:右肺中叶外侧、双肺下叶可见蜂窝状、磨玻璃样改变,边界模糊,双肺间质性改变。肺泡灌洗结果为:M% 40%,N% 2%,L% 54%,E% 4%,CD_8^+ 42%,CD_4^+ 38%,诊为"非特异性间质性肺炎(NSIP)"。口服甲泼尼龙(25mg,每日 1 次)治疗 3 个月无效,遂停用数月。现患者气短,动则喘息、咳嗽、少痰,手足有湿疹,皮厚而裂,汗出,五心烦热,便溏,咽干痒,面部潮红,皮肌骨节胀痛,口干。脉沉细而数,舌淡黯苔白。听诊两下肺爆裂音,右肺为甚。

[辨证] 肺气阴两虚,痰瘀毒阻络。

[治法] 益气养阴,化痰通络解毒。

[处方] 生黄芪 20g　金银花 20g　当归 10g　甘草 6g　穿山龙 15g　石韦 15g　浙贝母 10g　瓜蒌皮 15g　灵芝 15g　红景天 15g　党参 10g　南沙参 15g　白果 10g　生地 15g　桑叶 15g　焦山楂 15g

水煎服,每日 1 剂。

二诊:药后胸闷稍减,汗出减少,便溏,日行 3~4 次,脘腹不适,肠鸣。脉细,舌红苔白。处方:上方去瓜蒌皮、生地,加焦白术 15g,水煎服,每日 1 剂。

三诊:咳喘明显减轻,有时气短,汗出,体倦乏力,眠差早醒。脉沉细,舌红苔白。

[处方] 生黄芪 20g　金银花 20g　当归 10g　甘草 6g　穿山龙 15g　石韦 15g　浙贝母 10g　灵芝 15g　红景天 15g　党参 15g　白果 10g　焦白术 15g　桑叶 15g　焦山楂 15g　怀牛膝 10g　川断 15g

水煎服,每日 1 剂。

四诊:咳喘大减,自觉咽中有痰,早上咯黏痰,胸闷减轻,汗出,恶风,小腹下坠。脉沉细,舌红苔微黄。

[处方] 生黄芪 20g　金银花 20g　当归 10g　甘草 6g　穿山龙 15g　石韦 15g　浙贝母 10g　党参 15g　焦白术 15g　焦山楂 15g　灵芝 15g　红景天 15g　桑叶 30g　白果 9g　仙灵脾 10g　川芎 15g

山萸肉 10g　升麻 6g　水煎服,每日 1 剂。

患者服中药 9 月余,减为 2 日服 1 剂中药,咳喘均已不明显,可进行日常活动。

［按］周教授认为肺间质纤维化的主要病机为气虚血瘀络阻,却不独用活血药。历来众多医家亦有"痰瘀同源"之说。"痰瘀同源",因痰来自津,瘀本乎血,津血同源,血中之阴液渗于脉外则为津。无论脉内脉外津液凝聚均为痰,血液停滞皆是瘀。痰阻脉络日久自是血瘀,血滞于道必见痰浊,痰瘀同治成为历来治疗疑难怪病的有效治法。因此,周教授在临床选药时喜用化痰兼具散结或活血化瘀作用的药物,如穿山龙、浙贝母、瓜蒌皮等。穿山龙既可祛痰,同时又具有活血舒筋的功效;浙贝母,《本草正》言其"大治肺痈肺痿,咳喘,吐血,衄血,最降痰气,善开郁结……解热毒,杀诸虫及疗喉痹,瘰疬,乳痈发背,一切痈疡肿毒……";《本草纲目》载瓜蒌"润肺燥、降火、治咳嗽、涤痰结、止消渴、利大便、消痈肿疮毒",《别录》言其:"主胸痹,悦泽人面",瓜蒌不但可清热化痰,而且能活血化瘀,宽胸散结,治疗胸痹,如瓜蒌薤白半夏汤等,且瓜蒌之皮清肺化痰及宽胸散结作用最强。同时,浙贝母和瓜蒌皮均有消痈肿疮毒的作用,为外科之常用药,可见其散结作用之强,因此用于肺间质纤维化痰瘀胶着尤佳。本例患者为肺间质纤维化的病人,辨证为肺气阴两虚,痰瘀毒阻络。周教授故痰瘀同治,选用了穿山龙、浙贝母、瓜蒌皮等豁痰药物,效果颇佳。

8. 肺癌案

周某,男,70 岁。2002 年 1 月 11 日初诊。

右肺腺癌,胸腔积液。发热半月余,胸片示右侧阻塞性肺炎。刻下患者面色萎黄,精神淡漠,呼吸急促,稍动则喘息、气短、咳嗽,痰黄黏难咯,午后潮热,37.0～37.9℃,发热时汗出不畅,不恶寒,烦躁,口苦,纳差,口渴,胸胁撑胀,腹满便秘,3 日未行,尿黄,舌黯红,苔黄厚垢腻,脉弦濡数。

［辨证］气血两虚。

［治法］益气补血。

［处方］生黄芪 30g　金银花 30g　当归 30g　柴胡 10g　黄芩 10g

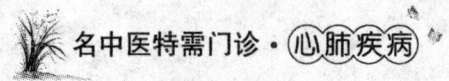

青蒿 30g　天竺黄 10g　半枝莲 15g　生苡仁 30g　苏木 10g　丹参 15g　生甘草 6g　酒军 3g　水煎服，每日 1 剂。

3 剂药后便泄，腹胀减，热度降为 37.2～37.4℃，再 7 剂热退身凉，舌苔薄白，胸片示肺炎吸收。

［按］本案中周教授使用黄芪和银花配伍，黄芪性味甘，微温，归肺、脾经。《本经逢原》："黄芪，能补五脏诸虚，治脉弦自汗，泻阴火，去肺热，无汗则发，有汗则止，入肺而固表虚自汗，入脾而托已溃痈疡。"《本草集要》："黄芪，外行皮表，中补脾胃，下治伤寒尺脉不至，是上中下内外三焦之药也。"《本草求真》："黄芪，入肺补气，入表实卫，为补气诸药之最。"《医学衷中参西录》："黄芪，能补气，兼能升气，善治胸中大气（即宗气）下陷。"现代研究认为黄芪能显著提高机体非特异性免疫、体液免疫、细胞免疫功能，对多种病毒有抑制作用，可改善血液流变性，促进造血功能，还有强心、保肝、改善肾功能、抗应急、解毒、镇静、止痛等作用。对痢疾杆菌、白喉杆菌、肺炎双球菌等有抗菌作用。金银花性味甘，寒，归肺、胃经。《医学真传》："金花走血，银花走气，又调和气血之药也。通经脉而调气血，何病不宜？岂必痈毒而后用之哉。"《友渔斋医话》："金银花，甘平，除热解毒……"《温热逢原》："解毒去脓，泻中有补……"现代研究认为金银花在体外对多种杆菌、球菌均有抑制作用，也促进白细胞的吞噬功能，对人型结核杆菌、真菌均有抑制作用。周教授认为黄芪与银花配伍，一热一凉，二者联用一则扶正，二则祛邪，益气解毒，通利血脉。

9. 胸膜炎案

王某，男，29 岁。1998 年 1 月 17 日初诊。

2 周前无明显诱因出现胸胁满闷不舒，咳嗽，少痰，初起未予重视，后症状逐渐加重，遂来就诊。刻下症见：胸闷气憋，咳嗽，咳少量白痰，易咳出，不发热，疲乏无力，纳少，眠差，二便调。舌红、苔薄黄腻，脉滑细。查体：胸廓对称，左中下肺叩诊浊音，右肺叩诊清音，左中下肺听诊呼吸音消失，右肺呼吸音正常，未闻及干湿啰音。心率 72 次/分，律齐。理化检查：X 线胸片提示左侧胸腔积液。B 超提示左侧胸腔大量胸水，最深处 11.9cm。结核菌素试验（PPD）强阳性，血沉（ESR）39mm/h，痰抗酸杆菌（-），抗结核抗体（+）。诊断：结核性渗出性胸膜炎。中医诊断：悬饮。

［辨证］饮停胁下。

［治法］攻逐水饮。

将等量的芫花、甘遂、大戟粉，混合搅拌均匀，装入空心胶囊，每日晨起用浓煎的大枣汤送下，第1天服4粒，以后每日增加两粒，连服3天。药后患者每日大便3～4次，稀水样便。3天后复查，B超提示：左侧胸腔积液明显减少，最深处5.1cm。停服十枣汤3天，服用六君子汤调养脾胃，再次连续服用3天，从每次服用6粒胶囊开始，停药后复查，胸水消失。

［按］本病例为悬饮，悬饮的病位在胸胁，"饮后水流在胁下，咳唾引痛，谓之悬饮"。"脉沉而弦者，悬饮内痛"。盖两胁为阴阳气机升降之道，水流胁间，络道被阻，升降失常，故胁痛。水饮上迫于肺，则咳唾，肋间胀满，气短息促。水结在里，故脉沉弦。在正盛邪实之际，可攻逐水饮，使胸胁之水从大小便泻下而去。由于芫花、甘遂、大戟攻下逐水的有效成分不溶于水，因此必须以丸散入药。另外由于此三药药性强烈，刺激消化道黏膜，故用10枚大枣煎浓汤，冲服芫花、甘遂、大戟的药末，可以保护口腔、食管、胃的黏膜，使药物仅产生泻下逐水作用，不致引起恶心、呕吐等症状。

10. 心力衰竭案

刘某，女，71岁。2003年1月19日初诊。

患者40年前因受凉感冒出现咳嗽、咯痰等症状，自服化痰止咳药后症状缓解。以后每年冬季反复发作。3年前患者受到农药气味刺激后咳嗽、咯痰症状加重，伴喘憋，西医诊断为慢性支气管炎、肺气肿、Ⅱ型呼吸衰竭、肺源性心脏病、全心衰竭、心功能Ⅲ级，反复多次住院治疗。此次就诊，咳嗽咳痰，痰量多色白质黏，不易咯出，喘憋胸闷，夜间阵发性呼吸困难，头晕，恶心，纳呆，脘腹胀满，眠差，小便少，大便不畅。舌质淡紫，有瘀斑，舌苔少，脉沉弦。查体：血压130/80mmHg，口唇紫绀，颈静脉怒张，肝颈静脉回流征（+），桶状胸，双肺叩诊呈过清音，双中、下肺可闻及中水泡音。心音遥远，心率89次/分，律齐，双下肢水肿。理化检查：X线胸部正位片，慢性支气管炎并肺部感染，肺大泡，两侧胸膜肥厚粘连。心脏彩超:主动脉硬化,左房肥大,二尖瓣关闭不全,右心肥大,三尖瓣关闭不全,主肺动脉增宽,肺动脉中度高压,右心功能低下。腹部彩超:肝大肝瘀血,胆囊壁水肿,脾大,腹腔积液。

[辨证]虚实夹杂,心肾阳虚,水凌心肺。由于久病少阴心肾之阳虚衰,不能制水,寒水上泛,则水饮凌心侵肺。

[治法]温阳益气,利尿平喘。

[处方]木防己去石膏加茯苓芒硝汤加减。

红人参10g(另煎冲兑) 桂枝6g 汉防己10g 猪苓30g 茯苓30g 生白术15g 泽泻10g 生姜15g 炮附子10g 葶苈子30g(包煎) 益母草15g 芒硝15g(分冲) 水煎服,每日1剂。

服药后患者每日大便2~3次,不成形,药后腹胀,双下肢水肿明显减轻,夜间咳嗽,喘息次数减少,上方加炙紫菀15g,款冬花15g,又服7剂,诸症明显减轻,继用上方加减治疗月余,患者病情明显缓解而出院。

[按]心力衰竭表现好像中医的"支饮"。水饮停于胸膈间,肺胃气机受阻,上逆为喘满,壅滞于中则心下痞坚。饮邪停聚,气血不和,荣卫失调,则面色黧黑,脉沉而紧。盖心下痞坚,饮邪停聚,原为实证,可用逐饮峻剂,使饮去则痞消,但使用吐下诸法攻之不效,皆由于正气已虚。故用木防己汤补虚清热,散结行水。若服后轻快一时,不久又复发者,是饮邪凝结成聚,木防己汤已不能胜任,宜加用攻里利水之剂,故去石膏加芒硝峻开坚结,通利二便,加茯苓通利水道,使饮邪从前后二便分消。本证属支饮久病,正虚邪实,治当扶正祛邪,然攻补多少,又须谨慎从事,不可冒失。在虚实难辨的情况下,应该以虚为主,先以木防己汤补虚利水,以探情况。若是虚证,自可见功;若进药后病势虽减,但不久病复如故,再服原方无效者,说明病重,必须温通破坚,以散内结之饮邪,用木防己汤去石膏加芒硝茯苓汤治之。

11. 先天性胸腔胃致慢性咳嗽案

患者,女,63岁。2007年9月18日初诊。

13年前因"感冒"引起咳嗽,痰少,之后咳嗽症状反复发作,迁延难愈。曾于1999年查过敏原,对花粉、小麦等过敏。胸部X线片、肺功能、肺部CT均无明显异常。2000年进行气管镜检查,未见明显异常。

气道激发试验(一)。耳鼻喉科检查亦为阴性。无明确诊断。用多种中西药物及雾化、针刺、艾灸治疗,咳嗽症状改善不明显。半年前无明显诱因再次出现咳嗽症状,现咽痒即咳,阵咳剧烈,咳引尿失禁,时有呕吐,咯出少量黏痰则缓解。夜咳甚,对冷热风、油烟异味敏感,时有头晕。无反酸,偶有饭后嗳气。来诊前曾间断服用中药汤剂3个月,现胃痛,食欲欠佳,纳少,眠差,大便调。既往史:先天性胸腔胃。平素易反胃,对冷热空气、刺激性气体过敏。否认高血压、冠心病等其他慢性病史,否认家族遗传性病史,否认药物过敏史。查体:一般情况可,形体中等,营养尚可,全身浅表淋巴结未触及肿大,两肺未闻及干湿啰音,心脏各瓣膜听诊区均未闻及病理性杂音,腹部平坦,腹软无压痛,肝、脾肋下未及,神经系统检查生理反射存在,病理反射未引出。2007年6月23日辅助检查:胸部CT示右下肺少许条索状影,考虑为陈旧病灶。左膈肌位置较高。肺功能:第一秒用力呼吸容积(FEV_1)82.3,第一秒用力呼吸容积/用力肺活量(FEV_1/FVC)82.88%,单次呼吸肺一氧化碳转移因子(TLCOSB)71.5%。就诊时咳嗽剧烈,咳甚则吐,咳而遗溺。头晕,胃痛。脉细滑,舌淡苔白。患者之前曾服用清热化痰止咳药物,效不显,胃痛日甚。考虑患者胃体位于胸腔,平素患者即有痞满嗳气,为胃气壅滞、不能敛降之故。13年前外感咳嗽,即肺气上逆引动胃气。剧咳日久,肺气已伤。

[辨证] 肺脾气虚。

[治法] 补益脾肺。

[处方] 香砂六君子汤合小青龙汤化裁。

党参10g 炒白术10g 茯苓15g 炙甘草6g 陈皮10g 半夏10g 炙麻黄6g 杏仁10g 桂枝10g 细辛6g 干姜6g 五味子10g 白芍15g 当归10g 大枣10g 诃子10g 水煎服,每日1剂。

二诊:7剂药后咳引呕吐情况减轻,痰仍多,白黏难咯出,头晕减轻,仍有咳而遗溺。胃痛减轻。大便日一行,便质正常,夜晚咳甚,夜眠差,纳差不欲食。守方,略作调整,予以代赭石、旋复花重镇潜降止呕,方药:

党参10g 炒白术15g 陈皮10g 半夏10g 茯苓15g 旋复

花10g(包) 代赭石30g(先下) 炙麻黄6g 杏仁10g 桂枝10g 白芍15g 甘草5g 细辛6g 五味子10g 干姜6g 大枣10g 水煎服,每日1剂。

三诊:7剂药后诸症减轻不明显,痰仍多,白黏不易出,咳引小便出。咳而呕吐,胃中仍有不适。大便日2~3行,成形。夜眠差,纳少,脉细,舌红苔薄白。改方为:

炙麻黄6g 白果10g 补骨脂15g 桑螵蛸10g 姜半夏10g 紫苏叶10g 炙枇杷叶10g 生姜15g 黄连5g 覆盆子10g 莱菔子10g 水煎服,每日1剂。

四诊:服用此方14剂后咳嗽明显减轻,呕吐减少,纳眠渐增。遗有咽痒,痰黏难咯。守方针对其咽痒症状,调整方药,治以疏风利咽:

炙麻黄6g 白果10g 补骨脂15g 桑螵蛸15g 姜半夏10g 紫苏叶10g 黄连6g 生姜15g 天竹黄10g 射干10g 蝉蜕10g 木蝴蝶10g 僵蚕10g 锦灯笼10g 水煎服,每日1剂。

五诊:咳减,咽痒好转,眠差,夜尿多。舌淡红苔微黄,脉细。原方增合欢皮、石菖蒲养心安神,杜仲温阳补肾:

炙麻黄6g 白果10g 补骨脂15g 桑螵蛸15g 姜半夏10g 紫苏叶10g 黄连6g 杜仲10g 射干10g 蝉蜕10g 茯苓15g 石菖蒲10g 陈皮10g 合欢皮30g 甘草6g 水煎服,每日1剂。

六诊:少咳,咽痒,胃纳佳,舌红、苔薄白,脉弦细滑。于原方基础上调整为止咳利咽,益气健脾。

炙麻黄6g 白果10g 补骨脂15g 桑螵蛸15g 姜半夏10g 姜竹茹10g 旋复花10g(包煎) 莱菔子10g 橘红10g 炒白术15g 厚朴10g 茯苓15g 木蝴蝶10g 天竺黄10g 甘草5g 水煎服,每日1剂。

[按]先天性胸腔胃病例是于1936年第一次由Bright以一尸检病例发现并加以报道的,后由Balay命名为胸腔胃。正常情况下,胚胎3个月胃应该在膈肌没闭合之前,自胸腔进入腹腔,此期因某种原因则胃之全部或部分留在胸腔内,造成胃泡长期压迫肺组织和心脏。同时胸腔之内压力的变化和心脏搏动会对胃产生一定的刺激,患者多表现为

易呕吐,易出现消化性溃疡;胸闷,反流性食管炎引起的胸骨后疼痛;易患上呼吸道感染和肺炎,并且由于肺结构的改变,导致呼吸道疾病常迁延不愈。从中医角度分析,该患者先天禀赋异于常人,平素胃纳不佳,胃气壅滞,稍有引动,胃气不降,引发疼痛及呕吐。每每外感风寒邪气犯肺,肺不肃降,引发胃气上逆,伴见胃痛难安。针对其胃气不降,周教授先试用代赭石、旋复花降逆止呕,然患者先天禀赋使然,难以猝然成效,药后气机不畅,胃部不适感无明显缓解。后改用薛生白《湿热条辨》斡旋中焦气机的黄连苏叶饮,后世医家王世雄曾评价:"川连不但治湿热,仍苦以降胃火之上冲,苏叶味甘辛而气芳香,通降顺气,独擅其长,然性温散,故虽与黄连并驾,尚减用分许而节制之,可谓方成知约矣……而邪气绕之则周行窒滞,失其清虚灵动之机,反觉实矣。"紫苏叶辛通,黄连苦降,两者相合,中焦气机得畅,患者胃部症状逐渐减轻。同时方中加强纳气平喘止咳功效。麻黄配白果辛散而不留邪,宣肺而不耗气;补骨脂、桑螵蛸缩尿止遗。后守方调理,随标证逐渐减轻,咳嗽渐无,呕逆胃痛均缓解。因其久咳,考虑肺脾气虚,治以益气健脾和胃,以期治本收功。

参 考 文 献

1. 焦扬,王玉光. 疑难病证治心悟——周平安临床经验辑要[M]. 北京:人民卫生出版社,2009:2~14
2. 周颖. 精神内守乐自知,知足常乐宽心怀,粗茶淡饭益延年,科学锻炼保健康——周平安的"平安经"[N]. 中国中医药报,2010-4-8(007)
3. 杨效华,崔启东,焦扬. 周平安教授辨证治疗支气管扩张的经验[J]. 环球中医药,2011,4(4):299~300
4. 艾敏,陈新. 周平安教授补气活血法治疗肺间质纤维化经验介绍[J]. 新中医,2009,41(8):14~15
5. 陈新,艾敏. 周平安教授益气活血化痰法治疗肺结节病经验介绍[J]. 辽宁中医药大学学报,2010,12(5):153~154
6. 王玉光,杨效华. 周平安教授应用"三两三"治疗内伤发热的临床经验[J]. 北京针灸骨伤学院学报,2001,8(1):26~28

7. 王玉光,杨效华.周平安教授应用"三两三"治疗顽固性热病的经验[J].中国中医急症,2002,11(1):38~39
8. 汤伟.周平安教授治疗顽咳用药经验举隅[J].北京中医药大学学报,1999,22(3):76
9. 付小芳,刘锡瞳,焦扬.周平安诊治肺间质纤维化的经验[J].北京中医药,2010,29(2):99~100
10. 焦扬,刘锡瞳.周平安治疗先天性胸腔胃致慢性咳嗽病案[J].中医杂志,2009,50(9):853~854

(李晨钰)

王书臣

王书臣教授现任中国中医科学院西苑医院原院长，主任医师，享受国务院政府特殊津贴。为中华中医药学会呼吸分会副主任委员、中国中医科学院科学技术委员会委员、北京中西医结合学会呼吸专业委员会主任委员、国家食品药品监督管理局新药评审委员。1983年毕业于中国中医研究院西苑医院医学硕士中医内科呼吸专业，主要研究方向为呼吸系统疾病的临床研究，尤其在慢性支气管炎、肺气肿、肺心病、支气管哮喘、肺间质纤维化等疾病诊治中积累了丰富的经验，取得了较好的疗效。在科研工作中先后承担了国家自然基金、十五攻关、科技部863计划、国家中医药管理局创新工程、北京卫生局基金会、中国中医科学院等科研课题多项，是一位临床经验丰富的中医理论家与实践家。

一、医论医话

（一）"治咳十法"擅归纳，外感内伤须详辨

咳嗽是呼吸系统疾病"咳、痰、喘"三大症状之一。在中医的教科书中，咳嗽作为一个病而单独讲授，这说明中医学对咳嗽是非常重视的。《内经》中有14篇对咳嗽的论述，其中《素问·咳论》最为详尽，并提出了"五脏六腑皆令人咳，非独肺也"的观点，对咳嗽的病因、病理变化以及治法都做了解释，但该书只有论述而没有方药。随着人们对疾病认识的加深和临床经验的不断提高，《伤寒论·辨太阳病脉证并治》中小青龙汤、小柴胡汤治疗邪在表和邪在半表半里的咳嗽，《金匮要略方论·肺痿肺痈咳嗽上气病脉证并治》、《金匮要略方论·痰饮咳嗽病脉证并治》不但丰富了对咳嗽的认识，而且根据不同的病因和发病症状组

成了39个治咳的方剂,其中射干麻黄汤、小青龙加石膏汤、厚朴麻黄汤等一直沿用至今。到宋代的《太平圣惠方》和《圣济总录》中,治咳的方剂已达到48个,并对方子进行了分类。到清朝末年,已有近百部著作对咳嗽做了详尽的论述,并积累了60余个方剂。由此可见,对咳嗽的认识是不断加深的。解放以后,我国的中医事业发展较快,统一编写了教材,在总结前人经验的基础上,对疾病进行了系统分类,对每个病的治疗也相应做到规范化,提出了相应的治疗。

古代对咳嗽的治疗,在相当长的时间里,外感与内伤分类不明,治法也不统一。在宋代以后,咳嗽的分类逐渐形成,即分为外感和内伤两大类,每一类中又有数个治法或方剂,但以后并没有统一起来,有的按虚实分类,有的按新旧分类,到明代张景岳的《景岳全书》才确定下来。该书云:"咳嗽一证,窃见诸家立论太繁,皆不得其要,多致后人临证莫知所以,所以治难得效,则咳嗽之要,止惟二证,何为二证?一曰外感,一曰内伤而尽之矣。"解放后的统编教材中,分类和治法都已明确,对后人的学习大有益处。王教授等在学习前人的基础上,结合心得体会,总结了治咳十法。十法中外感内伤各五法。

1. 散寒宣肺法

外感风寒,肺气不得宣畅引起咳嗽,痰稀色白,伴有恶寒无汗,鼻塞,声重,鼻流清涕,甚至关节酸楚,头痛,舌苔薄白,脉浮或浮紧。治以散寒解表、宣肺止咳,杏苏散加减。方中紫苏叶、生姜解表散寒;半夏、茯苓,祛湿化痰;前胡、杏仁、桔梗宣肺止咳;陈皮、枳壳理气宽胸;生姜、大枣、甘草调和营卫。

2. 疏风清热法

外感风热,营卫失和,肺失清肃导致咳嗽,痰黏或黄稠,发热恶风,有汗,口渴,咽干或咽痛,头痛,全身酸痛,舌苔薄白或黄,脉浮数。治以疏风清热、宣肺化痰,方选桑菊饮加味(桑叶、菊花、杏仁、桔梗、连翘、薄荷、芦根、甘草、前胡、橘红、瓜蒌)。方中桑叶、菊花、薄荷疏风清热;桔梗、杏仁、橘红、前胡化痰止咳;连翘清热解表;瓜蒌、芦根清热生津。

3. 表里双解法

外感风寒入里化热,或外感风热直接犯肺,热伤津液,肺失宣降,气逆而上所致咳嗽,痰黏稠色黄,发热,汗出,恶寒,鼻流浊涕,口渴喜冷饮,胸闷气喘,大便干,小便黄,舌质红、苔黄,脉浮数。治以辛凉宣泄、清肺泄热,方选麻杏石甘汤加味(麻黄、杏仁、生石膏、炙甘草、鱼腥草、黄芩、瓜蒌、南沙参、前胡、桑白皮、制大黄、莱菔子)。方中麻黄宣肺解表;生石膏、鱼腥草、桑白皮、黄芩清肺热;瓜蒌、制大黄、南沙参清肺化痰;杏仁、莱菔子利气止咳。

4. 温肺化饮法

慢性咳嗽素有痰饮,而又复感风寒,水寒相搏,肺寒气逆,致使咳嗽加重,痰稀色清,有泡沫,恶寒,无汗,口不渴,甚则面部浮肿,纳差,舌苔白滑,脉弦紧。治以解表蠲饮、温肺止咳,方选小青龙汤加味(麻黄、桂枝、细辛、半夏、干姜、五味子、白芍、茯苓、陈皮、白术、炙甘草)。方中麻黄、桂枝温肺散寒解表;二陈汤、干姜、细辛温中化饮;白芍、五味子敛肺止咳。

5. 润燥养肺法

秋燥之时,燥邪伤肺,肺失清润,可见咳嗽,无痰或少痰,咽干鼻燥,舌干少津。燥邪根据兼有风热、风寒又可分为温燥和凉燥,温燥可见咽痛,咯血,舌苔薄黄,舌尖红;凉燥可见咳嗽,恶寒,无汗,舌苔白。温燥治以疏风清肺、润燥止咳,桑杏汤加减(桑叶、菊花、沙参、浙贝母、栀子、梨皮、生地黄、麦冬、前胡、紫菀、百部、瓜蒌)。方中桑叶、菊花疏风解表;沙参、梨皮、栀子生津润燥清热;浙贝母、前胡、紫菀、百部、瓜蒌化痰止咳;麦冬滋养肺阴。凉燥治以温肺止咳,杏苏散加减(紫苏叶、荆芥、杏仁、桔梗、紫菀、款冬花、沙参、麦冬、枇杷叶、枳壳、生姜、陈皮、甘草)。

6. 燥湿化痰法

湿痰之证,多由脾失健运,痰湿内生,痰阻气机,肺失宣降所致。症见咳嗽痰多,痰白而稠,胸脘作闷,神疲乏力,舌苔白而腻,脉濡滑。治宜健脾化痰、理气止咳,二陈汤加味(陈皮、半夏、茯苓、炙甘草、苍术、厚朴、薏苡仁、杏仁、冬瓜子、白豆蔻、百部、紫菀)。方中二陈汤燥湿化痰;苍术、厚朴行气运脾;若湿郁化热,加薏苡仁、杏仁、白豆蔻宣畅气机,清利湿热;冬瓜子、百部、紫菀化痰止咳。

7. 泻肝救肺法

肝郁气滞,化火犯肺,肺热津亏,肺失肃降,可见咳嗽痰黏,咳时胸胁作痛,咽喉干燥,口苦,面红,舌苔薄黄,少津,脉弦数。治宜清肺平肝、降气降火,泻白散合黛蛤散加味(桑白皮、地骨皮、黄芩、瓜蒌、川贝母、炒栀子、麦冬、前胡、沙参、黛蛤散)。方中泻白散清肺顺气化痰;黄芩、栀子清热泻火;瓜蒌、川贝母、前胡化痰止咳;黛蛤散清肝降气;火郁伤津者,酌加沙参、麦冬养阴生津润肺。

8. 养阴清肺法

肺喜润而恶燥,肺阴不足,虚热内生,肺失润降,肺气上逆,可见干咳少痰,或痰中带血,形体消瘦,咽干口燥,五心烦热,两颧红赤,失眠盗汗,舌红而干,脉细数。治宜滋阴润肺、化痰止咳,沙参麦冬汤加减(沙参、麦冬、生地黄、紫菀、款冬花、百合、天花粉、川贝母、枇杷叶、杏仁、瓜蒌)。方中沙参、麦冬、百合、天花粉滋养肺阴;川贝母、杏仁润肺化痰;生地黄、瓜蒌清肺泻火;紫菀、款冬花、枇杷叶化痰止咳。

9. 苦降辛开法

脾胃虚弱,中焦气滞,气机失常,肺气不降,引起咳嗽,痰多质稠色白,心下痞满,纳呆不饥,大便泄泻,小便黄少,舌苔白或黄,脉滑。治以和胃降气,半夏泻心汤加减(半夏、干姜、黄芩、黄连、茯苓、党参、白术、陈皮、紫菀、款冬花、百部、莱菔子、生甘草)。方中半夏、干姜、黄芩、黄连寒热并用,苦降辛开,使气得升降;茯苓、党参、白术、陈皮益气健脾;紫菀、款冬花、百部、莱菔子降气化痰。

10. 健脾、养肺、温肾法

咳嗽日久,肺、脾、肾俱虚,易受邪侵而使病情加重。症见咳嗽,痰多而黏稠色白,动则喘息,周身乏力,自汗出,纳差腹胀,腰膝酸软,夜尿多,舌淡苔白,脉虚弱。治以健脾、养肺、温肾,方用玉屏风散加味(黄芪、党参、白术、防风、半夏、茯苓、陈皮、丹参、麦冬、补骨脂、炙甘草)。方中黄芪、白术、防风益气固表;半夏、茯苓、陈皮健脾化痰;党参、丹参、麦冬、补骨脂补脾肺肾;炙甘草调和诸药。

总之,咳嗽的治疗,应当首辨外感与内伤;其次,咳嗽的病理因素主要是痰蕴于肺和肺气上逆,组方中须常配伍化痰理气之品,除直接治肺外,还应注意脾、肝、肾等脏的整体功能协调。最后应该指出,咳嗽本身就是人体祛邪外达的一种防御反应,因此临证用药时既不能表散太过,又不可闭门留寇,必须按照不同的病因病机分别处理,这样才能达到良好的效果。

(二)中西结合治"肺纤",辨证准确疗效强

弥漫性肺间质纤维化简称肺间质纤维化,是由于多种原因引起肺泡壁炎症,继之肺间质形成大量纤维结缔组织和肺结构紊乱的一组异型疾病,病种约有140种之多;临床以咳嗽、咳痰、气促、进行性呼吸困难为主要特征,晚期可发生肺心病及右心衰竭。本病在概念上有广义和狭义之分。广义包括特发性间质纤维化和已知病因引起的继发性肺间质纤维化,狭义系指原因不明,病变局限于肺部的特发性肺间质纤维化。目前认为,不论何种间质性肺病,由于刺激或损伤因素导致肺脏早期的基础病变为肺泡炎,炎性细胞和免疫细胞可引起肺泡结构紊乱和产生纤维化,肺泡炎可能自限或经治疗而好转或痊愈。但组织纤维化却无法逆转,甚至继续发展。不论在肺泡内、肺泡隔或间质腔,组织纤维化都十分活跃。肺泡内积聚纤维素或透明膜,以及间质腔内水肿和细胞浸润,都逐渐随成纤维细胞大量浸润而转变为纤维组织,使原来的组织结构完全变形,并失去弹性。病变部位的小支气管亦被纤维组织牵拉扭曲,导致管腔扩张或狭窄。部分未被累及的呼吸性细支气管出现代偿性囊状扩张,或汇合成较大囊泡。其发展过程为:刺激→肺泡炎→肺泡结构紊乱→蜂窝肺。以上病变可使肺弥散功能减损,通气/血流比例失调,出现呼吸困难。

按西医病因主要可分为3种类型:①原因不明者。如特发性肺间质纤维化、脱屑性间质性肺炎、慢性粒细胞性肺炎、组织细胞增多症X、肺泡蛋白沉着症、结节病等。②原因明确者。a. 药物诱发:常见有抗肿瘤药物和博来霉素、甲氨蝶呤、环磷酰胺等,抗菌药物如呋喃坦啶、青霉素类、四环素类、对氨水杨酸以及乙胺碘呋酮、苯妥英钠、青霉胺等引起。b. 吸入有机尘埃:主要因吸入污染有放线菌和霉菌的尘埃引起。常见的病种如农民肺、蔗尘肺、蘑菇肺、薄荷肺、加湿器肺、空调肺等,尤

指慢性外源性过敏性肺泡炎。c. 吸入有害气体：如吸入硝酸、硫酸、盐酸的烟雾，毒气和溶剂气体等，不论急性大量吸入或慢性小量吸入，均可导致本病。d. 感染性：细菌、真菌、病毒、支原体、嗜肺军团杆菌、寄生虫等。e. 放射性损害：如放射性肺炎。③全身系统性疾病。a. 结缔组织疾病：如类风湿关节炎、硬皮病、混合结缔组织病、系统性红斑狼疮、结节性多动脉炎。b. 其他：如类肉瘤病、嗜酸性肉芽肿、多发性神经纤维瘤、肺-肾出血综合征等。

　　肺为娇脏，喜润恶燥，赖脾胃输津以濡润，且为水之上源，主持全身水津输布。若多种慢性肺系疾病久治不愈或正气虚衰，复感外邪，均可致肺脏虚损，津气严重耗伤，形成肺痿。因津伤则燥，燥盛则干，肺叶弱而不用则痿。如尤在泾所云："盖肺为娇脏，热则气烁，故不用而痿；冷则气沮，故亦不用而痿也。"是以其病理性质有虚热、虚寒两类：虚热者乃热伤津液，阴虚内热，津枯肺燥，火逆上气则喘咳气促，虚火灼津炼液而成浊唾涎沫；虚寒者为气化布散津液则反而聚为涎沫；肺失治节，膀胱失约则小便频数或遗尿失禁。津气两伤则气促，动后尤甚，血行不畅故面色晦暗，唇舌发绀。

　　中医认为肺间质纤维化大多继发于许多慢性肺系疾病久治不愈以后，其病因可以分为两类：①肺燥津伤。多由于肺脏自病，气阴重度耗伤所致，如肺痨、肺痈、消渴等；或温热伤津、误治损阴，重伤肺胃津液，以致肺燥津枯、肺叶失荣，形成肺痿。②肺气虚冷。内伤久咳或冷哮不解，大病久病之后，耗伤阳气，致肺中虚冷而成。亦有因虚热肺痿，久而不愈，阴损及阳，寒从中生导致者。

　　从该病发生、发展所表现出的临床证候分析应属于"咳嗽"、"喘证"、"肺痿"等病范畴。鉴于目前该病尚无统一的辨证分型标准，王教授根据临床证治实践，将其分为以下 6 型。

1. 风热犯肺型

咳嗽频剧，身热恶风，气促，痰黏不爽，咳时汗出，口干渴，舌尖红、苔薄白或薄黄少津，脉浮数。治当疏风清热，润肺止咳。桑菊饮合竹叶石膏汤加减：桑叶、菊花、连翘、黄芩、桔梗、杏仁、生石膏、竹叶、太子参、麦冬、川贝母、生甘草。

2. 痰热壅肺型

咳嗽频剧,气喘息粗,痰黏稠色黄量少,不易咳出,烦躁不安,壮热口渴,甚则鼻翼扇动,痰中带血,大便干结,小便短赤,舌红、苔黄,脉弦数或洪数。治当清热解毒,宣肺平喘。予麻杏石甘汤合五味消毒饮加减:麻黄、杏仁、生石膏、炙甘草、金银花、连翘、蒲公英、紫花地丁、野菊花、炙甘草、瓜蒌、赤芍、前胡、炙枇杷叶。

3. 心肺气虚血瘀型

久病之后,咳嗽频频,气短乏力、心悸、动则尤甚,面色㿠白,头晕神疲,自汗声怯,痰液清稀量少而有泡沫,口唇指甲淡紫、杵状指,舌淡暗苔白,脉细数或结代。治当补益心肺,活血化瘀。予八珍汤加减:人参、百合、白术、茯苓、当归、赤芍、丹参、川芎、麦冬、五味子、川贝母、橘红、炙甘草。

4. 气阴两虚,血脉瘀阻型

久咳不愈,咳嗽无痰或咳吐少量涎沫,甚则痰中带血,气短乏力,动则尤甚,五心烦热,心悸怔忡,口燥咽干,自汗盗汗,舌红少津,口唇指甲紫绀,杵状指,舌红少苔,脉细数或结代。治当益气养阴,化痰止嗽。予生脉散合天王补心丹加减:人参、麦冬、天冬、五味子、当归、远志、桔梗、玄参、生地黄、丹参、红花、三棱、莪术、炒枣仁、川贝母、炙甘草。

5. 心脾肾阳虚,水泛血瘀型

病期日久,气阴亏虚,心悸怔忡,咳喘乏力,动则尤甚,甚至端坐呼吸,呼多吸少,咳少量白沫痰,形寒肢冷,纳呆,大便溏薄,下肢或全身浮肿,小便清长,面色晦暗,口唇指甲紫绀,杵状指,舌黯淡、苔薄白或剥苔,脉沉细数无力或结代。治当温阳利水,活血化瘀。予真武汤合苓桂术甘汤加味:炙附片、桂枝、茯苓、白术、白芍、大腹皮、车前子、川芎、红花、泽泻、炙甘草。

6. 阴阳俱虚型

真元大伤,阳浮阴竭,心悸怔忡,胸闷咳喘,五心烦热,口干咽燥,咳吐涎沫,口唇指甲紫绀,杵状指,颈脉充盈,全身水肿,端坐呼吸不能平卧,嗜睡或神昏,舌质紫黯、少苔或无苔,脉细数或脉微欲绝。治当回阳救阴,益气复脉。予参附汤合生脉散加味:人参、白术、炙附片、干姜、麦

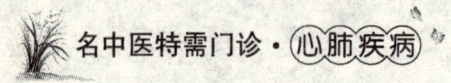

冬、五味子、丹参、黄芪、茯苓、炙甘草。

肺间质纤维化在我国屡见不鲜,已引起医学界重视。其病变主要发生于肺间质,可累及肺泡上皮细胞、肺毛细血管内皮细胞和肺动、静脉。其病因已明者只占35%,原因不明者占65%。该病早期基础病变为肺泡炎,起病后逐渐加重。急性型会很快出现呼吸困难,平均存活4年;亚急型可存活数年至10余年,最后死于呼吸衰竭或心力衰竭。本病目前尚无有效的治疗方法,是目前呼吸系统疾病中的难治性疾病。

王教授及其同事根据自己的临床经验,对该病的治疗具有如下体会:此病早期易误诊为普通感冒或肺部感染,一般实验室常规检查和X线胸片不易确诊。该病早期剧烈咳嗽,无痰或少痰,是其特征,必要时支气管灌洗和细胞学检查有利于诊断。在清解肺热的同时加润肺止咳有利于病情控制。必要时中西医结合用药以防感染加重。心肺气虚血瘀和气阴两虚血脉瘀阻两型多属于亚急型患者,在益气养阴扶正的同时适量使用活血化瘀药物是控制病情的关键,经治疗患者血液流变学、肺功能、血气等均有改善。该病后期肺功能降低,从Ⅰ型呼吸衰竭向Ⅱ型呼吸衰竭发展,以致右心及全心衰竭。此阶段的辨证治疗可以明显改善临床症状,延缓病情发展。但患者体质衰弱,极易感受外邪使病情突变而死亡,故临床治疗调护须十分谨慎。

二、医案荟萃

1. 慢性咳嗽案(一)

张某,男,52岁。2001年5月7日初诊。

发作性咳嗽3月余,白天咳嗽较多,进食后咳嗽明显,半夜时有咳醒,少痰,食后腹胀,咽干,自汗,畏寒,二便正常,舌体胖大有齿痕,苔腻而微黄,脉弦滑。检查:双肺呼吸音清,未闻及干湿性啰音;胸部X线正侧位片检查正常;血象正常;气道激发试验(一)。曾有胃食管反流病史3年,间断服用抑酸药治疗。

[辨证]胃气不降,气阴两虚。

[治法]降气和胃,益气养阴。

[处方]沙参30g 太子参30g 黄芪30g 姜半夏15g 干姜8g

黄芩 15g　黄连 10g　橘红 12g　厚朴 15g　甘草 8g　水煎服，每日 1 剂。

二诊：咳嗽较前明显减轻，夜间已无咳醒，自汗及咽干减轻，腹胀消失，齿痕舌减轻，苔腻而微黄，脉弦滑。上方去厚朴，继服 7 剂，咳嗽消失，诸症皆除。

[按] 临床上通常将咳嗽时间在 8 周以上、而胸部 X 线检查无明显异常者称为不明原因的慢性咳嗽，简称慢性咳嗽。该类疾病病程长，反复发作，迁延不愈，一般的止咳化痰药和抗生素治疗效果不明显，严重危害了人民健康。中医学认为，咳嗽为肺气上逆所致，但引起肺气上逆的原因却是多方面的。王教授重视肺与脾胃的关系，尤善从调理中焦脾胃气机升降角度，运用经方半夏泻心汤化裁来治疗慢性咳嗽，临床效果显著。

半夏泻心汤出自《伤寒论》，由半夏、干姜、黄芩、黄连、人参、甘草、大枣组成。原方治疗伤寒误下之后损伤脾胃之气，升降之机失司，邪热乘机内侵，致使寒热错杂于中，气机痞塞不通，形成的心下痞满证。方中以辛温之半夏为君，散结除痞，降逆止呕。臣以干姜之辛热以温中散寒，黄芩、黄连之苦寒以泄热开痞。以上四药相伍，具有寒热平调，辛开苦降之用。然寒热互结缘于中虚失运，升降失常，故方中又以人参、大枣甘温益气，以补脾虚。使以甘草补脾和中而调诸药。全方寒热互用以和其阴阳，苦辛并进以调其升降。临床上，此方多用来治疗慢性胃炎等脾胃病。

王教授独出心裁，将此方稍作变换，取其善开中焦气机之意，治疗慢性咳嗽。具体应用时将人参改为南沙参，因咳嗽日久必伤肺胃之气阴，南沙参归肺胃经，功能益气养阴、化痰，且能制约干姜、半夏之温燥。半夏用姜半夏，后者更长于降逆，去大枣以防壅滞。全方既能通过辛开苦降以调脾胃气机达到恢复肺之宣发肃降之功，又有培土生金之意，标本兼治。

临床中，辨病与辨证相结合。咳嗽变异型哮喘引起的慢性咳嗽酌加苏叶、穿山甲、地龙等善于祛风、解痉平喘的药物；鼻后滴流综合征引起的慢性咳嗽酌加辛夷、白芷、露蜂房等芳香开窍药物；若为胃-食管反流性咳嗽,酌加煅瓦楞等抑酸药物;脾气虚者酌加党参、黄芪、白术等;阴虚重者酌加麦冬、太子参等;咳重者加前胡、浙贝母、杏仁、紫菀、款冬花、炙枇杷叶;痰湿重者酌加苍术、橘红等;腑气不通者酌加厚朴、枳实、大黄等;咳嗽日久,肺气易于耗散,可加五味子收敛肺气,且五味子与辛开之药配伍,敛散结合,辛开而不伤正。

本医案西医诊断为慢性咳嗽,中医诊断为咳嗽。方中以姜半夏、干姜、黄芩、黄连开中焦之郁为核心;橘红配姜半夏有二陈之意,理气降逆和胃又能化痰;厚朴善行气,为消除胀满之要药;久咳必耗气伤阴,肺喜润恶燥,黄芪、太子参配南沙参大补气阴。全方相伍,不治咳而咳自止。

2. 慢性咳嗽案(二)

李某,男,46岁。2000年7月3日初诊。

患者反复咳嗽、咳痰、发热、恶寒,经口服消炎药后,发热、恶寒消失,现仍留咳嗽、咳痰,时轻时重,伴咽干、便干、纳差,舌淡红、少苔,脉细弱。曾静脉点滴青霉素800万U,共10天,效果不明显。

[辨证]肺胃阴虚,肺气上逆。

[治法]滋阴润肺,辛开苦降,化痰止咳。

[处方]南沙参30g 麦冬12g 五味子10g 干姜10g 半夏10g 黄连10g 黄芩10g 紫菀15g 款冬花15g 紫苏子15g 百部15g 橘红12g 杏仁12g 水煎服,每日1剂。

二诊:服7剂后,咳嗽、咳痰大减,夜间偶有轻咳,纳增,咽干、便干好转。为巩固疗效,继进7剂,以撤其余邪。随访半年未复发。

[按]王教授临床治疗慢性咳嗽重视脾胃与肺的关系,擅于通过调理脾胃气机,恢复肺之宣发肃降功能,从而达到治疗目的。王教授认为,首先肺与脾胃在生理上关系密切。①从经络及五行的观点而言,肺之经气源于母脏脾,肺脾两经同属"太阴","同气相求,同声相应"。土能生金,脾为肺之母,肺为脾之子。②肺主气,既主呼吸之气,又主一身之气,而脾为气血生化之源。宗气由肺吸入之清气与脾胃运化而来的水谷之精气相结合而成。因此,肺主一身之气是以脾胃为气血生化之源为前提的。③脾与肺共同参与水液代谢,并发挥着重要的作用。肺通过其宣发和肃降功能主通调水道,脾主运化水液,使水谷精液得以正

常的生成、输布，两脏协调，是保证津液正常生成、输布与排泄的重要环节。④肺阴的充足与否，与胃阴充盈与不足有着密切的联系。其次，肺及脾胃的升降运动互相影响。全身气机的升降出入无不依赖于脾胃的升清降浊，肺的宣发与肃降也不例外。若脾胃的清阳不升，肺因失于濡养不能宣发，又因精微、津液难以上承而无以宣发。若脾胃浊阴不降，肺的肃降受阻，甚者会反降为升，大便必将不畅。相反，若肺为外邪所侵犯，宣降失司，脾胃的升降功能将会受到影响。如感冒患者，除咳嗽、鼻塞、流涕之外，还常见纳食减退、恶心欲呕等不适；咳嗽日久，肺气上逆，必然会影响胃之和降。所以无论是脾胃疾病，抑或其他原因引起的肺失宣发肃降，均应重视调整中焦脾胃升降总枢纽。王教授从事呼吸系统疾病的治疗多年，善用半夏泻心汤加减治疗慢性咳嗽，也是强调从脾胃论治咳嗽，但又不拘于古人，独辟蹊径，尤重辛开苦降以开脾胃气机，同时重视培土生金，在临床应用中取得了较好的疗效。

本医案方中以南沙参、麦冬、五味子取生脉散之义滋阴润肺；以干姜、半夏、黄连、黄芪取半夏泻心汤之义辛开苦降，恢复脾胃分降之机，有利肺气宣降；以紫菀、款冬花、紫苏子、百部、橘红、杏仁清热化痰止咳，其效立竿见影。

3. 过敏性咳嗽案（一）

患者，某女，36岁。2008年9月16日初诊。

间断刺激性咳嗽4年，每遇春秋、异味及着凉后发作，近7天着凉后咳嗽加重。2005年在某院做过敏原试验，提示对尘螨、花粉、霉菌等过敏，诊断为慢性咳嗽，过敏性咳嗽，平素间断药物治疗，症状控制欠佳。刻下：阵发性咳嗽，咯少量黏液性痰，鼻塞、流涕，色白，咽干咽痒，畏寒、乏力，时有胸闷、胸胁部胀痛，善太息，纳可，小便可，大便偏干，夜眠欠安。舌淡苔薄白、边有齿痕，脉沉弦细。既往有过敏性鼻炎病史10余年。

［辨证］肾不纳气，风邪袭肺，肝气不舒。

［治法］补肾养阴，祛风止咳，疏肝理气。

［处方］仙茅20g　淫羊藿20g　僵蚕12g　防风12g　地龙15g
黄芩15g　黄连10g　半夏10g　干姜10g　五味子10g　香附12g

瓜蒌 30g　厚朴 10g　水煎服,每日 1 剂。

嘱患者尽量远离刺激性气味强的油烟、油漆、辣椒等。

二诊:咳嗽明显减轻,仍有流涕、鼻塞,胸闷、胸胁部胀痛好转,大便已调,夜眠好转,舌脉同前。前方去瓜蒌,加用辛夷 10g,苍耳子 10g,郁金 20g,再服 7 剂。

三诊:患者偶咳,无痰,鼻塞流涕好转,无咽干咽痒,偶有胸闷、胸胁部胀痛,效不更方,前方继服 14 剂后,患者上述症状基本消失,停药 6 个月后随访未复发。

[按] 目前,过敏性咳嗽被定义为变应性咳嗽(AC),即指临床上某些慢性咳嗽患者具有一些特应性的因素,抗组胺药及糖皮质激素治疗有效,但不能诊断为哮喘、变应性鼻炎或嗜酸粒细胞性支气管炎。近年来,由于工业化程度的提高、环境因素的恶化,该病发生率有逐年增高的趋势,临床上以抗组胺药物治疗有一定效果,但有一定的不良反应,而中医药治疗日益受到重视。王教授对先贤医方进行了深入的研究,并结合自己的临床经验,提出将治喘之法用于治疗过敏性咳嗽,临床疗效显著。

王教授对过敏性咳嗽有独特的见解。王教授认为过敏性咳嗽属于"咳嗽"范畴中的内伤咳嗽,虽然与外邪致病有一定关系,但其多为久咳,伤气伤阴,以正虚为主。王教授提出体质的差异性决定着个体对某些疾病的易感性,过敏性咳嗽和哮喘患者同样是内有"宿根",所谓"宿根"属于中医学特殊禀赋体质类型,即先天肾精不足,通过补益先天之肾精,使"正气存内,邪不可干";同时根据现代医学补肾可以改善人体内环境,促进皮质激素的分泌,从而减轻气道的变应性炎症和高反应性的观点,治疗时当抓住根源,即从肾论治。王教授指出风邪在致病过程中可起到重要作用,治疗时须加以重视,所谓"风盛则痒","风盛则挛急"。过敏性咳嗽患者常先表现为咽痒,然后刺激性咳嗽,王教授认为符合风邪致病的特点,患者多因肝肾之阴不足,虚阳之气上浮,虚风内伏于体,又感外邪,外邪引动内风而表现为顽固性咳嗽,即"内外合邪"而致咳;指出所谓"祛风"法既包括祛外风还包括息内风,常以防风、蝉衣等除外在之风邪,以僵蚕、地龙等虫类药物息身体内在之风。《素问·咳论》云:"其寒饮食入胃,从肺脉上至于肺则肺寒,肺寒则外内合邪,因而客之,则为肺咳,此皆聚于胃,关于肺",说明咳嗽亦与脾胃有关。王教授认为久咳必须培补中焦脾胃,通过补益脾胃达到补肺的目的,同时调理中焦脾胃气机,气机得畅,肺的宣发肃降功能正常则咳止。

本案补肾、祛风、调理气机三法合用,仿效半夏泻心汤之意,调中焦脾胃以复肺之宣发肃降,同时因患者存在"时有胸闷、胸胁部胀痛,善太息"之状,有肝气不舒之机,故加香附以疏肝解郁;其大便干,故加瓜蒌、厚朴以润肠行气通便。二诊时,患者咳嗽明显减轻,仍有流涕、鼻塞,胸闷、胸胁部胀痛好转,大便已调,夜眠好转,舌脉同前,故前方去瓜蒌,加用辛夷10g、苍耳子10g以通利鼻窍,郁金20g疏肝解郁。三诊时,患者偶咳,余症均基本已愈,故前方继服14剂而收功。

4. 过敏性咳嗽案(二)

患者,某男,57岁。2009年3月23日初诊。

咳嗽反复发作3个月,遇冷空气、异味刺激后加重。患者3个月前着凉后出现恶寒发热、鼻塞流涕、乏力、轻咳无痰,自行服药5天后热退,鼻塞流涕减轻,仍有咳嗽,且较前加重,在社区医院静点阿奇霉素,口服止咳药(具体药名不清),咳嗽症状缓解不明显,遂来诊。刻下症:咳嗽,遇冷空气及刺激性气味后加重,咯少量白色黏痰,咽痒,无鼻塞流涕,胃脘部胀满不适,时有呃逆,纳食量少,咳嗽影响睡眠,大便偏稀,舌淡红苔薄腻,脉沉细。既往有慢性浅表性胃炎病史20余年,无吸烟史,否认家族哮喘病史。气道激发试验弱阳性。

〔辨证〕肾虚不纳,脾胃不和。

〔治法〕补肾养阴,和中止咳。

〔处方〕仙茅20g 淫羊藿20g 麦冬12g 五味子10g 干姜10g 半夏10g 黄芩15g 黄连10g 紫菀15g 款冬花15g 地龙15g 防风10g 焦三仙30g 水煎服,每日1剂。

嘱患者清淡饮食,避免着凉。

二诊:患者自述服药3剂后,咳嗽已明显减轻,胃脘胀满减轻,纳食量较前增加,未诉其他不适,舌脉同前。予原方去紫菀、款冬花、防风,加百部10g、白前10g、山药20g,继服7剂,巩固疗效。

三诊:上述症状基本消失,嘱患者平时避免接触油烟、油漆、辣椒等有刺激性气味的物品。

[按]王教授根据其多年临证经验,认为过敏性咳嗽的证治要点包括:①根据病史及临床特征做出明确诊断。②一般过敏性咳嗽时间较长,长期咳嗽导致肺气不足,可加用五味子、乌梅等收敛肺气。③肺与大肠相表里,若患者大便干,加用厚朴、枳实等行气导滞之品,大便调则利于咳嗽症状减轻。④过敏性咳嗽患者常伴有过敏性鼻炎,可用辛夷、苍耳子、细辛、蜂房等治疗伴随症状。⑤如果伴有气短、乏力,舌淡,脉沉无力,可加用黄芪、黄精、山药等补气养阴之品。⑥若患者外感症状明显,伴有发热、痰黄量多,当加用解表清热之品。同时,王教授认为补肾养阴、辛开苦降、祛风止咳之法不仅用于治疗过敏性咳嗽,临床中凡辨证属于先天肾气不足,感受外邪而引起的咳嗽都可以本法为基础加减治疗,如感冒后咳嗽迁延不愈、咳嗽变异性哮喘及慢性支气管炎急性发作期、肺炎恢复期、慢性咽炎等引起的顽固性咳嗽等。

本医案属过敏性咳嗽,正所谓"正气存内,邪不可干",此患者存在正气不足的"宿根",亦即其先天禀赋的不足。肾为人体先天之本、生命之本元,中医学所谓特殊禀赋体质类型,即先天肾精不足,故其治疗处方均采用了淫羊藿、仙茅以补益先天之肾精,使人体内环境从根本上得到改善,促进皮质激素的分泌,从而减轻气道的变应性炎症和高反应性,以达到治病求本的效果。同时,案中患者存在咳嗽"遇冷空气、异味刺激后加重"及咽痒而咳的情况,符合风邪"善行而数变",所致症状来时迅速、去亦迅速的特点,其咽痒之证候正所谓"风盛则痒","风盛则挛急"之状,可见风邪在上述两案的致病中均起到了重要的作用,故治疗时采用了防风、地龙等同时祛除人体内外之风,以消除病因。"五脏六腑皆令人咳,非独肺也"。咳嗽之症除与肺、肾外还与中焦脾胃关系极为密切。肺与脾同属"太阴"之经,二者同气相求,同时脾土为肺金之母,肺之气阴不足常采用培土生金法,通过培补脾土以养肺金。另外,全身气机的升降出入无不依赖于脾胃的升清降浊,若脾胃的清阳不升,肺因失于濡养不能宣发,又因精微、津液难以上承而无以宣发。若脾胃浊阴不降,肺的肃降受阻,甚者会反降为升,大便必将不畅。相反,若肺为外邪所侵犯,宣降失司,脾胃的升降功能将会受到影响,二者常相互作用,相互影响,形成恶性循环,以致咳嗽久不能愈。观此医案中,王教授用到了干姜、半夏、黄芩、黄连,仿效伤寒论中半夏泻心汤之意,辛开苦降以复中焦气机,进而恢复肺正常的宣降功能。另外,久咳伤阴,故加五味子以敛阴,并防辛开太过。同时因患者脾胃症状较明显,纳差,中医辨证属肾虚不纳、脾胃不和,治以补肾养阴、和中止咳,故在以半夏泻心汤恢复脾胃气机的基础上,加用焦三仙以助胃消化腐熟食物,并以紫菀、款冬花化痰止咳,辨证准确,效果显著。

5. 慢性阻塞性肺疾病病案

于某,男,69岁。2006年4月29日初诊。

30余年前受凉后出现咳嗽咯痰反复发作,近2月余无明显诱因加重。曾多次住院治疗,经北京某医院肺功能检测诊断为慢性阻塞性肺疾病,间断服用中、西药物(药名不详),效果不显,每因受凉或秋冬换季时加重。刻下症:咳嗽,咯痰清稀,喘息气短,动则加重,自汗,纳呆,便溏,项背发紧,畏风易感,畏寒。既往有吸烟史40余年,平均每天20支,已戒烟3年。胸部X线片示:慢性支气管炎、肺气肿。血常规指标正常。肺功能:FEV_1 55%,FEV_1/FVC 51%,残气容积/肺总量(RV/TLC)163%。症见:患者着厚衣,手足欠温,舌淡、苔白、舌质黯红,脉沉细无力、尺部尤甚。

[辨证] 脾肾亏虚,气虚阳损,痰瘀阻肺。

[治法] 补肾健脾,祛瘀化痰,止咳平喘。

[处方] 仙茅15g 仙灵脾15g 黄芪15g 白术20g 茯苓30g 炙甘草10g 半夏12g 陈皮10g 地龙15g 丹参30g 浙贝母15g 厚朴12g 苏子12g 太子参30g 水煎服,每日1剂。

嘱患者防感冒,饮食调理。

二诊:咳喘减轻,纳增,眠差,舌脉同前,前方基础上加用夜交藤20g、酸枣仁20g,再服7剂。

三诊:患者咳喘已不明显,纳佳,眠可,活动耐力亦明显增加。依前方续服14剂后,复查肺功能:FEV_1 76%,FEV_1/FVC 78%,RV/TLC 107%。停药6个月后随访未复发。

[按] 王教授集前贤之说和自己30余年临床经验,认为临证应首

重辨疾病之病机,提出慢性阻塞性肺疾病的缓解期以虚、瘀、痰为病机关键,辨证为肺、脾、肾等脏阳气虚损为主,以补肾健脾、祛瘀化痰法为治疗的基本法则。

首先,虚、瘀、痰为病机关键,多脏腑功能失调是慢性阻塞性肺疾病病情进展的必然结果。①久病必虚,虚是慢性阻塞性肺疾病发生发展的内在条件。王书臣教授认为:虚,尤其是肺、脾、肾三脏虚损是慢性阻塞性肺疾病反复发作的重要内因,久咳伤气,渐及脾土,日久则气虚阳损,肾不纳气。且在本病的发病过程中,肺、脾、肾三脏的相互作用与相互影响具有一定的规律性。②久病必瘀,痰瘀互结贯穿慢性阻塞性肺疾病病程始终。痰由脏腑功能失调引起,其中以肺、脾、肾三脏输布津液障碍为主而成。痰和瘀不仅是慢性阻塞性肺疾病病程中的重要病理产物和致病因素,还可互为影响,相兼为病。③久病及肾,多脏腑功能失调是慢性阻塞性肺疾病病情发展的必然结果。慢性阻塞性肺疾病后期,患者常出现肺、脾、肾、心、脑等功能失调。

其次,临床辨证以脾肾亏虚、气虚阳损、痰瘀阻肺为主证。以脾肾亏虚、气虚阳损为首要辨证证型。王书臣教授结合临床,总结本病除咳喘、咯痰等常见症状外,肺虚卫外不固,可见畏风易感、自汗等;脾虚运化失常,气血生化乏源,可见食少便溏、乏力、体瘦等;肾虚失煦,二便失司,可见畏寒、遇寒加重或复发,少气短息、动则益甚,多着厚衣,项背发紧,手足不温,形寒肢冷,便泄稀溏,夜尿频多且清长等症状;且脉沉弱无力或滑,尺部尤甚。注重痰瘀阻肺之象的辨证:在临床凡见咯吐白痰、质清稀、量多,或唇甲紫黯、舌质黯红,或苔腻、脉滑等症状体征应考虑已有痰瘀阻肺。对疾病后期患者应关注肺脾肾心脑等功能:疾病后期或痰瘀内阻上蒙神窍,或元气耗散亡阴、亡阳,可出现神志恍惚、昏迷等症状,是临床医生必须详加辨识的问题。

补肾健脾、祛瘀化痰为本病基本治疗法则,配合三因制宜。

王教授或以温化,或以清化,或温清并用,佐以活血化瘀法。其自拟的基本方剂以仙茅、仙灵脾、黄芪、白术、茯苓、炙甘草、半夏、陈皮、地龙、丹参、浙贝母等为主药,随证加减。仙茅、仙灵脾为君药相伍为用,意在温肾化痰助阳纳气。仙茅,辛平微温,气味俱厚,阴中之阳药,直入命门,补肝肾之不足,温壮元阳,《本草正义》云:"仙茅乃补阳温肾之专药……"。仙灵脾,性辛甘温,归肝、肾经,阴中之阳药,直入命门,补肝肾之阴精不足,有温肾助阳纳气之功。黄芪、白术、茯苓、炙甘草四药共为臣,黄芪味甘性微温,归肺脾经,功能补气升阳,益气固表,甘温升补而入肺脾,为补气升阳之良药,善治脾气不足及肺气亏虚之证;白术、茯苓、炙甘草健脾补中,意在益气健脾化痰以堵生痰之源,培土生金。《脾胃论》云:"脾胃之气既伤而元气亦不能充,而诸病之所由生也。"《石室秘录》云:"治肺之法,正治甚难,当转治以脾,脾气有养,则能生金。"而且扶土上可荫肺,下可制水,实为治本之法。余药为佐使,其中:半夏,辛温归脾胃肺经,燥湿化痰止咳;陈皮理气化痰;地龙化痰通络平喘;丹参补血活血祛瘀;浙贝重在清肺化痰。全方共奏补肾健脾、祛瘀化痰之功。随症加减:咳重加紫菀10g,款冬花10g,喘重加苏子10g,杏仁10g,眠差加夜交藤20g,酸枣仁20g,大便干加瓜蒌30g,纳差加焦三仙各10g;脾虚者重用太子参30g,阴虚甚者加麦冬15g,五味子10g,热重加黄芩15g,黄连10g等。

王教授临证时注意权衡疾病的虚实轻重,标本兼顾。注重未病先防和既病防变的中医传统疾病演化规律,根据"春夏养阳"、"冬病夏治"及"冬令调治"等基本法则,对老年患者以柔润为主,重药轻投,柔刚相济,长年调理。经多年的临床观察发现以上述方法辨证组方,可以提高慢性阻塞性肺疾病缓解期患者的机体免疫能力,减少发作次数,并有预防感冒、增加活动耐力、提高生活质量等疗效。

6. 哮喘案

芦某,男,64岁。2000年12月2日初诊。

患者反复发作哮喘5年余,加重1个月。5年前,患者无明显诱因出现喘促气短,声低气怯,活动后加重,伴咳痰、痰少而黏、自汗恶风、腰酸烦热,舌淡苔白,脉弱。曾诊为支气管哮喘。予沙丁醇气雾剂后缓解。

[辨证] 肺肾气虚,肾不纳气。

[治法] 补肾纳气,祛邪利气,化痰平喘。

[处方] 仙茅20g 淫羊藿20g 补骨脂20g 黄精20g 炙麻黄10g 杏仁12g 葶苈子12g 紫苏子12g 穿山龙30g 地龙10g

石韦 20g　葛根 20g　紫菀 15g　款冬花 15g　白果 15g　川贝母 10g
水煎服,每日 1 剂。

二诊:服 10 剂后,哮喘明显减轻。余症也显著好转。为巩固疗效继进 20 剂,哮喘基本消失,能户外活动,精神饮食好转。为撤其余邪,守方 10 剂,哮喘消失,诸症告愈,随访 1 年未复发。

[按]哮证为痰阻喉间,痰气相击所致的一种发作性痰鸣气喘疾患,属肺系疾病。古今有关哮证论著颇多,尤以病因病机为著。病因、病机是辨证之根本,直接关系到立法组方,现将王教授对哮证病因病机的认识归纳如下:

哮证的病因主要包括 4 个方面:①外邪侵袭。②饮食不当。③体虚病后。④脏腑功能失调。哮喘发作时,其表现在肺,但证发根源是脏腑功能失调,主要体现在以下几方面:①肝肺功能失调,②肝、胃、肺功能失调,③肺、脾、肾功能失调,④瘀血。王教授认为,哮喘的发生和发展与瘀血有着极为密切的关系,通过对大量哮喘患者观察,有相当一部分病人,既不属寒,也不属热,病情发作时可见面青、唇黯、肢端清冷、舌黯、脉涩等瘀血症,哮喘发作的原因之一是瘀血。总结瘀血形成的原因,大致有以下几点:①哮喘夹血瘀,主要是肺气滞和肺病及心所致。②哮喘病人内有壅塞之气,而气为血之帅,气有推动血液运行的功能,气行则血行,气滞则血瘀。③哮喘一病,多为气机不利,久郁化火,气火灼津为痰,致气机痹阻,气滞久则成瘀。④血液在脉管中正常运行,除赖心气的推动之外,尚和肺密切相关,哮喘日久,肺气虚损,不能贯心脉而朝百脉,辅心行血,累及于心,致心气不足,鼓动无力,加之痰阻,碍气升降出入,使肺气郁滞,心脉失畅而血郁致瘀。

关于哮证的病机,传统观点认为,哮喘的病理因素是以痰为主,痰的产生责之于肺不能布散津液,脾不能运输精微,不能蒸化水液,以致津液凝聚而成,伏藏于肺,成为发病的"风根"。

王教授认为,"哮喘……专主于痰"的病理观是不全面的。这是因为痰饮内伏并不是孤立存在的,它与气郁、血瘀往往互为因果。宿痰伏肺,气机郁滞,升降失常,不仅会导致津液凝聚生痰,同时又因气郁痰滞,影响血液运行,出现痰瘀不解的复杂局面。从痰和瘀的关系来说,痰可酿瘀，痰为瘀的基础，而瘀亦能变生痰水，形成因果循环。痰夹瘀血，结成窠臼，潜伏于肺，遂成哮证的"夙根"。若哮喘持续不断，呼吸加快，津液大量耗散，痰液变稠，又易形成"痰栓"，从而进一步加重痰瘀气阻的病理变化，出现以肺气上逆为标、痰瘀胶结为本的证候特点。痰瘀伏肺不仅是哮喘反复发作的"夙根"，而且也是哮喘迁延不愈，继发肺气肿，甚至是肺心病的病理基础。辨证论治是中医学的精髓，而辨证辨的就是病因病机，正所谓"方从法出，法随证立"。在临床上只有详细推敲病因病机，治疗才能做到得心应手、药到病除。因哮喘在反复发作过程中，常见邪气尚实，而正气已虚，表现为肺实肾虚的"上实下虚"之证，因此，王教授治以补肾纳气、祛邪利气、止咳平喘法，总结出哮喘方。处方：仙茅20g，淫羊藿20g，补骨脂20g，黄精20g，炙麻黄10g，杏仁12g，葶苈子12g，紫苏子12g，穿山龙30g，地龙10g，石韦20g，葛根20g，紫菀15g，款冬花15g，白果15g，川贝母10g。方中以仙茅、淫羊藿、补骨脂、黄精补肾纳气；以炙麻黄、杏仁、葶苈子、紫苏子调理肺气，恢复宣降之机；以穿山龙、地龙、石韦、葛根解痉平喘；以紫菀、款冬花、白果、川贝母化痰止咳平喘。全方体现了王教授对哮喘病机的深刻理解与全面掌握，选药精准，临床疗效显著。

参 考 文 献

1. 崔云，苗青，王书臣.《黄帝内经·咳论》发挥[J]. 世界中医药，2001，6(1)：67
2. 王书臣，崔天红，王伟，等. 弥漫性肺间质纤维化辨证心得[J]. 中医杂志，1998，39(9)：352～353
3. 何昌生. 补肾健脾、祛瘀化痰法治疗慢性阻塞性肺疾病缓解期[J]. 北京中医药，2008，27(3)：171～173
4. 罗海丽. 补肾养阴、祛风和中法治疗过敏性咳嗽[J]. 北京中医药，2009，28(10)：774～776
5. 韩克华. 王书臣运用半夏泻心汤化裁治疗慢性咳嗽经验[J]. 中医杂志，2009，50：76～77
6. 王书臣，崔云. 哮证病因病机古今谈[J]. 北京中医药，2010，29(1)：39～40，79

(王 源)

姜良铎

姜良铎教授，早年师从陕西名医张学文、郭谦亨教授，1983年师从著名中医学家、中国工程院院士董建华教授，并获中国首届中医专业医学博士学位，现为北京中医药大学东直门医院主任医师、教授、博士生导师，享受政府特殊津贴。担任中国教育部211工程重点学科——中医内科学学科带头人，国家中医药管理局重点学科呼吸热病学科带头人。从医三十余年，在发热性疾病、呼吸病、肝病、老年病及内科疑难病症的诊疗方面有丰富的经验且疗效突出，素以解决疑难病症而著称，擅长制定医疗决策和健康计划。创立状态医学理论、胚芽促进健康动力理论和排毒解毒调补养生理论，提出"通则不病，病则不通"的生物管道学说。是"排毒养颜胶囊"、"水苏冲剂"、"胚芽滋养胶囊"、"肠内美人"的发明者。

一、医论医话

（一）十法治咳，擅于归纳

姜良铎教授师承于著名温热病专家董建华先生。他在继承导师的经验基础上，结合自己的临床实践，将咳嗽辨治归纳为十法，现简述如下。

1. 发散风寒，宣肺止咳法

风寒之邪外束肌腠，肺气内郁，致使肺卫失宣。症见：咳嗽声重，咳痰清稀，气急咽痒，鼻塞流涕，恶寒发热，头痛无汗，肢体酸楚，舌苔薄白，脉浮或浮紧。方药选用三拗汤加味：麻黄10g（先下去沫），杏仁12g，炙甘草10g，防风12g，荆芥10g，炙紫菀15g，金沸草20g，前胡12g,桔梗10g。临床选药多用辛温之品,入肺经发散风寒,解表治其因,宣通肺气治其果,邪祛病自除。

2. 疏风清热,宣肺止咳法

叶天士指出:"温邪上受,首先犯肺。"风热病邪袭表,表气郁闭。肺卫失宣,邪不外达,开合失常。症见:咳嗽频剧,气粗或咳声嘎哑,咽痛喉燥,咯痰不爽,痰黏稠黄,咳剧汗出,鼻流浊涕,恶风身热,口干欲饮,头痛头晕,肢体酸楚,舌苔薄黄,脉浮数或浮滑数。方药:炙麻黄10g,生石膏60g(先下),杏仁12g,生甘草10g,桑叶10g,桑白皮20g,牛蒡子10g,桔梗12g,连翘15g,炙百部12g,芦根30g。此证型药多选用辛凉之味,意在疏风散热,风热之邪得解,肺气宣肃则正常。

3. 疏风清肺,润燥止咳法

温燥毒邪,由鼻内侵,首伤肺卫。症见:咳嗽少痰,或干咳连声,唇鼻干燥,无痰或痰少,痰黏成丝,不易咯出,或痰中带有血丝,发热头痛,舌尖红,苔薄黄而少津,脉浮数。方用桑杏汤加减:桑叶15g,杏仁15g,浙贝母10g,苏子10g,炙紫菀15g,瓜蒌30g,芦根30g,甘草10g,南沙参15g,麦门冬15g,栀子10g。热重加生石膏50g,知母15g;痰中夹血丝加白茅根30g,桑白皮30g。此证型选甘寒之品清肺中燥热之邪,滋润肺之津液。用药宜轻清,忌用辛香苦燥之品。虽说"轻药不得重用",但过轻也难以愈病,必须审因用药,有的放矢。

4. 清肝泻肺,止咳化痰法

素体肝阳亢盛,肝气郁结化火,木火刑金,肺失清肃。症见:咳嗽气逆,痰黏难咯,甚则痰带血丝,头痛头晕,胸胁胀痛,心烦口苦,面红目赤,舌边尖红,苔黄少津,脉弦滑数。方药:羚羊角粉2g(研分冲),生石决明45g(先下),珍珠母30g,天麻10g,桑叶12g,柴胡10g,黄芩15g,菊花10g,夏枯草12g,瓜蒌30g,杏仁12g,炙百部15g,黛蛤散3g(分冲)。此类患者之外感咳嗽,始发易兼有少阳证,故柴胡、黄芩必用。药多选用重镇之味以潜阳息肝风,意在治本,宣肺止咳治其标。

5. 健脾燥湿,化痰止咳法

脾为生痰之源,肺为贮痰之器。脾虚健运失常,痰湿内生,上渍于肺,阻碍气机。症见:咳嗽多痰,咯痰色白,黏稠量多,痰易咳出,晨起或饭后痰量多,周身困重,头目不清,大便不畅,舌体胖,舌苔根厚腻,脉滑。方药用二陈汤合三子养亲汤加减:法半夏10g,陈皮12g,茯苓12g,浙贝母10g,苏子10g,苏梗10g,苍术10g,枳壳10g,炒莱菔子10g,焦白术12g。痰热壅肺,腑气不通,多选用《温病条辨》宣白承气汤为主方以肺肠同治。中焦湿浊明显,当注意宣畅气机并辅以芳香化浊利湿之品,如藿香、佩兰、杏仁、白豆蔻、薏苡仁等。若兼痰白黏腻,不易咯出者,则加入白芥子、黄芩、海蛤壳等以辛散润化黏痰。治疗此证多选用辛苦温燥之品,健脾以燥湿,湿祛则痰消,痰消咳自止。

6. 活血化痰,肃肺止咳法

肝郁气滞,气滞血瘀,或有胸痹,月经不调,久病不愈,瘀血内阻,肺气不利而致咳嗽。症见:久咳不愈,夜间加剧,胸痛发憋,心悸气短,舌质黯有瘀斑,舌下脉络迂曲紫黯,脉弦滑或脉涩。方用旋复花汤加味:旋复花15g(包),茜草10g,桃仁10g,杏仁12g,郁金12g,丹参20g,三七粉3g(分冲),瓜蒌30g,延胡索10g,枇杷叶10g。若兼胸中痰浊痹阻,则可选用瓜蒌薤白半夏汤,化痰浊通胸中痹阻之阳气。气行则血活,血活瘀自消,瘀祛痰亦化,痰化则咳止。

7. 滋养肺胃,通腑止咳法

素体阳明津亏,邪热蕴肺,灼伤阳明津液,肺失宣肃,气机上逆。症见:咳嗽痰多,气喘发憋,大便秘结,胸脘痞满,纳谷不香,舌红苔根厚,脉沉弦滑。方药:瓜蒌30g,枳壳12g,连翘15g,槟榔10g,酒大黄10g,玄参12g,麦门冬12g,杏仁12g,焦三仙各10g。阳明燥实坚者加川厚朴10g、芒硝10g;舌红少苔者加麦门冬、天门冬各12g,生地黄20g;痰黄黏稠者,加冬瓜仁20g、桑叶10g;高热汗出者加生石膏50g、知母12g。此型选用药物一类为甘寒滋润之品以滋润肺胃津液,一类为通下之味泻阳明燥结,津液下行,肠道糟粕及有毒之物得以排出,肺气肃降正常则咳嗽必除。

8. 益气固表,补肺止咳法

素体气虚,卫阳不固,每易感受外邪,而使肺宣发肃降而功能失司。症见:咳嗽,时轻时重,遇凉咳嗽加重,咯痰清稀,或咽痒咳嗽无痰,神疲乏力,畏风汗出,气短心悸,舌质淡,苔薄白,脉浮而重按无力。方药:党参10g,苏叶10g,黄芪15g,知母10g,仙鹤草30g,功劳叶15g,川贝母10g,杏仁10g。亦可用桂枝汤加杏仁、厚朴为基础方,并可配玉屏风散;胸闷且空,咳嗽乏力,寸脉弱者,多用升陷汤,伍用宣肺祛邪之品以升大气、达邪外出;体虚感受温热之邪者,可用黄芪、金银花以益气解毒。

9. 养阴生津,润肺止咳法

素体阴虚,或热病后期,易感温燥之邪,肺失滋润,以致肃降无权,肺气上逆所致。症见:干咳少痰,痰黏不易咯出,口渴少津,舌质红,苔剥脱或少苔,脉细数。方药:麦门冬12g,沙参15g,白芍药15g,芦根30g,杏仁12g,桑叶10g。阴伤较重者可伍用玄参、生地黄;津伤重而外邪轻者,可加用沙参麦门冬汤加减;或用清燥救肺汤为方化裁;阴虚夹痰湿者加苍术、玄参、侧柏叶、藿香、薏苡仁等养阴祛湿。

10. 温肾益肺,化痰止咳法

肺肾阳亏,温纳无力,肺气上逆。症见:咳嗽反复发作,遇寒咳重,遇暖咳减,咯痰清稀,痰量较多,畏寒怕风,后背有冷风吹感,舌质淡,苔白水滑,脉沉滑无力。方药:桂枝10g,干姜6g,细辛6g,五味子6g。遇风或夜咳明显者加艾叶、椒目;肾阳不足,感受寒邪而咳者,可加用麻黄附子细辛汤;肾阳亏损,畏寒较重者,则法叶天士以血肉有情之品通补奇经,如鹿角、紫河车等品补肾阳、通督脉,鼓舞阳气以达邪外出,邪祛则正安,咳嗽当除。

(二)哮病诊疗,三态辨治

支气管哮喘属于中医学"哮病"范畴。是中医学肺系疾病中的一种,是由脏腑功能失调或虚弱,复感外邪、情志所伤、瘀血等触发内伏之宿痰,导致痰气相搏、气道痉挛引起的发作性痰鸣气喘疾患。哮病属疑难杂病,临床辨治此种疾病比较棘手,自古有内科不治喘之说。姜教授采用辨息论态,从态施治,是兼顾病人整体、局部以及环境,综合考虑患者的一种诊疗思维模式,提出支气管哮喘从三态辨治法,取得了较好的临床疗效,现介绍如下。

1. 实态

发作状态是因痰邪壅肺，痰阻气闭，以邪实为主，故呼出困难，以自觉呼出为快。由于病因不同，临床分为寒哮、热哮、风哮、痰哮、瘀哮。叶天士治哮喘，提出治哮必分寒热虚实，"大凡实而寒者，必夹凝痰宿饮，上干阻气；实而热者，不外乎蕴伏之邪，蒸痰化火"，"在肺为实"的辨治纲领，急性发作状态，重在治标，以祛邪为主。

(1)寒哮 寒痰内伏于肺，遇风寒之邪而诱发。症见呼吸急促，喉中哮鸣有声，咳吐清稀之痰，胸膈满闷如塞，形寒背冷，面色苍白晦滞，口不渴或喜热饮；或有恶寒发热，鼻流清涕，身痛无汗，舌质淡，苔白滑，脉浮紧。治宜温肺散寒，化饮止哮。药用射干、麻黄、地龙宣肺降逆，化痰涤饮，祛风通络，解痉平喘；五味子、细辛、干姜三药相合，寓散于敛，祛邪而不伤正，温化寒饮，祛痰止咳；炙紫菀、炙冬花、制半夏三药性皆温，紫菀化痰力强，冬花止咳力胜，半夏燥湿化痰力宏。此角药温润除痰，降气平喘。生龙骨、生牡蛎、白果仁为角药。《医学衷中参西录》说："龙骨善治肺中痰饮咳嗽，咳逆上气。"其与牡蛎同用，"为治痰之神品"。白果仁既有化痰浊作用，又能敛肺平喘。此角药常与麻黄并用，一开一收，既可加强止咳平喘之功，又能防止麻黄过于耗散之弊。姜教授在临床中每遇这种证候，用之皆获殊效。

(2)热哮 痰饮内蕴化热，或过食酸咸甘肥之食，酿痰积热，外感温热之邪，同气相求，触动宿痰，壅塞气道而发病。症见胸高气粗，喉中哮鸣，张口抬肩，不能平卧，咳呛阵作，咯痰色黄或白，黏稠咳吐不利，烦躁不安，面红口渴，喜冷饮，溲赤便结，或发热汗出，头痛等，舌质红，苔黄腻，脉弦滑或滑数。治宜清热宣肺，化痰定喘，佐以解毒。药用麻黄、杏仁、生石膏三药配伍，麻黄宣肺气以平喘止咳，杏仁肃降肺气以增平喘止咳之效，生石膏清泄肺胃之热，透热外达。三药一宣一降一清相辅相成，肺气得宣，肃降功能得复，使肺热得清，哮喘之证自除。紫苏子、桑白皮、炙冬花相伍，苏子降而且散，利膈消痰，降气定喘，炙冬花化痰止咳，能降能散，《药品化义》谓其"专治咳逆上气，烦热喘促，痰涎稠黏，涕唾腥臭，为诸症之要剂"。桑白皮清肺止咳，降气平喘，利水消痰。《赤水玄珠》曰："桑白皮得苏子则止喘。"三药相配降逆平喘化痰功效大增。

瓜蒌、黄芩、金荞麦清热解毒,化痰止咳。葶苈子、射干、鱼腥草三药伍用,葶苈子开泄肺气,利水消饮,祛痰平喘。射干解毒利咽,降火消痰。鱼腥草长于清热解毒,清化痰热,清肃肺金。

(3)风哮　体内夙有风根,痰伏于肺。每遇风毒(指花粉、烟尘、异味气体、真菌、尘螨、动物毛屑等)之邪而诱发。症见发病前多有鼻咽发痒,喷嚏连作,咳嗽频繁,旋即呼吸急促,喉中哮鸣,声如水鸡,倚息端坐,两手前撑,张口抬肩,甚则汗出,紫绀,舌红少苔,脉弦细。治宜疏风解痉,柔肝宣肺,化痰平喘。药用柴胡可升可散,可清热解毒。防风鼓舞脾胃清气,疏散外风。乌梅敛肝安定肝风。三药相伍有清热解毒、祛风解痉、抗过敏作用。麻黄善散肺寒,宣肺平喘,能解除支气管平滑肌痉挛而奏宣肺平喘之功。配紫菀专能开泄肺郁,定咳降逆。冬花顺肺中之气,又清肺中之血。此角药相须为用,化痰平喘止咳之效倍增。地龙、全蝎、蝉衣诸灵动之品直达痰瘀死血,活血通络,祛风平喘。白芍、赤芍养血柔肝,凉血活血,配丹参以增活血凉血、祛瘀息风之功,"治风先治血,血行风自灭"。百部能润肺降气,化痰止咳,为肺家要药,杏仁宣肺降气行滞而止咳喘,消痰饮、通胸阳以开肺闭。甘草清热解毒,润肺止咳,调和百药,和谐而奏效。

(4)痰哮　痰湿壅肺,外感风寒潮湿,或饮食酸咸肥甘,生冷海腥,或恼怒气逆,或劳累乏力,皆可触动肺中宿痰,致痰升气阻,相互搏结,阻塞气道而发病。症见咳喘痰鸣如拽锯,呼吸急促,胸中满闷,不能平卧,咳嗽频作,痰涎量多,舌质淡,苔白腻或厚浊,脉滑实。治宜涤痰利肺,降气平喘。药用苏子、白芥子、莱菔子,此为《韩氏医通》三子养亲汤方,白芥子温肺利气,快膈消痰;苏子降气行痰,使气降则痰不逆;莱菔子消食导滞,使气行则痰行。半夏、陈皮、茯苓,此角药由二陈汤化裁而来。半夏燥湿化痰,为温化寒痰之要药。陈皮理气而助半夏化痰,使气顺则痰降,气化则痰亦化,合乎"治痰先治气"之说。配茯苓淡渗利湿,使湿从小便而去,湿去则脾健,脾无留湿不生痰。炙麻黄、炒杏仁、炒苡仁相配,炙麻黄长于宣发肺气而止咳平喘,炒杏仁偏于肃降肺气而止咳平喘,炒苡仁健脾渗湿,以堵生痰之源。地龙、僵蚕、石韦祛风解痉,善解支气管痉挛而止咳平喘。姜教授指出:"由于痰的病因有风、寒、湿、热之异；痰的性质有气郁顽痰之殊，以及兼夹症状之不同，若能合理选药，就能做到得心应手，药到病除之效。"

(5)瘀哮 哮喘久发，肺气不利，正虚邪实，气虚痰阻，久病入络，痰瘀互结，气道不利而发病。症见哮喘痰鸣，缠绵不愈，胸胁闷痛，心悸气短，面色晦暗，唇甲青紫，舌质紫黯或有瘀斑，脉沉涩。治宜活血化痰，降逆平喘。药用水蛭、丹参、三七粉，水蛭能阻止凝血酶对纤维蛋白酶原的作用，阻碍血液凝固，并含有组胺样物质，可扩张毛细血管而增加出血，其醇提取物能抑制血液的凝固，为治血瘀证之专药。丹参活血通脉，清心除烦，三七粉化瘀和血，消肿定痛，三药同入血分，活血化瘀而不伤血。赤芍、当归均有活血祛瘀之功能。赤芍兼能凉血，当归兼能补血。两药相配，寒热同用，泻补并行。配桃仁祛瘀生新，能使各脏器组织的机能恢复，有止咳平喘之效。地龙、全蝎、川芎，此角药为董建华老先生经验用药。地龙入肺既善启上焦而宣降肺气，清泄肺热，入血分宣通肺络而止咳喘。全蝎、川芎活血通络，祛风解痉，咳喘发作剧烈时加之，咳喘即见缓解。海蛤壳、紫菀、金沸草三药相和，海蛤壳清肺经痰热，消化稠黏痰结。紫菀温散而不伤阴，质润而不腻，长于开泄肺郁，降逆定喘。金沸草辛散温通，苦能降泄，咸可软坚散结，能缓解支气管痉挛，而逐饮祛痰、降气平喘，为祛痰降气平喘要药。相须为用，以增化痰散结、降气平喘之功。

2. 虚实夹杂态

经云："精气夺则虚，邪气盛则实。"哮喘频发，肺脾肾三脏气血耗散，痰瘀、湿毒内蕴或外感六淫、风毒之邪而发哮喘。此时应先辨虚实孰多孰少，邪正孰缓孰急，而定扶正祛邪之法。观其脉证，知犯何逆，随证治之。

(1)阳虚痰盛 哮喘病程日久，反复发作，正虚较著，由肺及肾，肺脾气虚，肺失宣肃，肾不纳气，痰瘀内阻，复感外邪，可见肺脾肾俱虚而痰瘀壅盛的虚实夹杂之象，表现为哮证大发作。症见哮喘持续发作，虽不似实证气闭之喘甚，亦胸憋难以平卧，痰多色白，心悸自汗，畏寒怕冷，神疲乏力，腰膝酸软，耳鸣作响，面色苍白或虚浮，舌质淡，苔白或中根部略黄，脉细弱。治宜温阳平喘。药用熟地、山药、山茱萸，熟地甘温滋肾填精，以补先天；山药甘平滋润，补脾固肾，以助后天；山茱萸酸温养肝肾而涩精。制附子、肉桂、淫羊藿，制附子走而不守，通行十二经纯阳，能升能降，且入气分，回阳救逆。肉桂甘热，能走能守，偏暖下焦而温肾阳，且入血分，引火归源以摄无根之火。配淫羊藿补肾助阳，强壮健身。三药相须相助，可使温肾助阳之力增强。川椒、沉香、艾叶温补脾肾，止咳平喘。枸杞子、菟丝子、五味子温阳补肾，敛肺平喘。冬虫夏草、紫河车、生麦芽，此角药用于治疗哮喘重症，草木之药不效者。冬虫夏草药性平和，久服滋养之功甚著；紫河车为治虚劳要药，能提高机体免疫力；生麦芽蕴一阳升生之气，三药相和，可振颓败之元气，用于哮喘久发者。

（2）阳气暴脱　哮喘屡发，经久不愈，正气亏虚，或因内外皆寒，格阳外越，或攻下太过，克伐真阳，而致阳气暴脱。症见哮喘持续发作，突然吐泻，汗出如油，四肢厥冷，声低息微，稍动则气不接续，面色晦暗，唇甲青紫，甚则神识昏蒙，舌质紫黯，苔白滑，脉微欲绝。治宜扶阳固脱。药用人参、炮附子、山茱萸，人参大补元气，补脾益肺，补气强心为主；炮附子回阳救逆，温肾助阳，助阳强心为要；山茱萸《医学衷中参西录》云："大能收敛元气，振作精神，固涩滑脱。收涩之中兼具条畅之性，故又通利九窍，流通血脉。"三药配伍大温大补，力专效宏，能振奋元阳，益气固脱。上温心阳，下补命门，中助脾土。配干姜大辛大热，温中回阳，化痰除饮；炙甘草益气升阳，补脾宁心。合用则辛甘化阳，有温阳益肺补中之功。气虚欲脱、气喘欲绝之危重患者，可加用人参、山茱萸、五味子；心肾阳虚、心脉不通者加炮附子、赤芍药、桂枝。姜教授指出："此状态为哮病之危候，治疗甚为棘手，临床应胆大心细，除口服汤剂外，可采用综合疗法或中西药物静脉滴注，尽快控制病情，使病人转危为安。"

3. 虚态

哮病久发，气阴日伤，肺脾肾俱衰，临床以正虚为主。机体内环境失稳，寒痰伤及三脏之阳，痰热耗灼肺肾之阴，则由实转虚，肺病损及脾肾。肺脾不足在于气，肾脏之虚在阴阳。肺主气而布津，脾生气而运湿，两脏气虚皆可生痰，致痰阻气道；肺外和皮毛，脾为卫气之源，二脏虚可致机体防御功能下降，内环境失稳，易受外邪侵袭。外邪侵袭，引动宿痰，则使哮喘发作。肾为先天之本，为气之根，主纳气，肾虚诸脏不足，内环境失调，是哮喘之易发因素。故虚态应扶正培本，补益肺脾肾为要。

(1) 肺脾气虚　肺脾气虚，湿失运化，湿凝聚为痰，痰阻塞气道而发哮喘。症见咳喘无力，精神疲惫，少气懒言，痰涎清稀，恶风自汗，易感冒，面色萎黄，舌质淡，苔白，脉虚弱或虚大。治宜补益肺脾，益气固表。药用黄芪、白术、防风补益肺脾，固表御邪。补中有疏，散中寓补，既可用于卫气不固的自汗，亦可用以实表而御邪。人参、蛤蚧尾、紫河车，人参善补脾肺之气以定虚喘。蛤蚧尾纳气补益肺肾、定喘止嗽。紫河车补元气，养精血，滋阴补阳。三药相须为用，补肾壮阳，益精血之力，使其补肺益肾、纳气定喘之功效更著。黄精、山药、山茱萸，黄精补中益气，滋阴填髓，使五脏调和，肌肉充盛，骨髓强坚。山药补脾养肺，益肾固精，止泻痢，化痰涎，润皮毛。山茱萸补肝肾，敛阴精，长于补精血，善疗肺脾肾三脏气虚而致喘息者。

(2) 肺肾两虚　哮喘经久不愈，肺气耗伤，久病及肾，肾阳衰微，上不能温煦肺金，下不能固摄纳气，使痰壅气道，而发哮喘。症见咳喘声低，咯痰清稀，呼长吸短，动则气逆喘促，腰膝酸软，四末不温，畏寒神疲，夜尿频多，舌质淡，苔薄白，脉沉细无力。治以补肾益肺，纳气平喘。药用人参、紫河车、山茱萸大补真元之气，纳气平喘。现代药理研究证明，此角药皆能提高机体免疫功能，促进造血机能，有抗疲劳、抗缺氧、抗衰老、保肝、抗菌、抗病毒等作用。补骨脂、巴戟天、熟地黄，补骨脂助肾阳而固精，巴戟天补肾壮阳、强阴固精，熟地黄补益肝肾，养血填精。三药相伍，以增补肾助阳、养血固精、纳气平喘之功。鹿角胶、蛤蚧尾、地龙，鹿角胶纯阳之品，善温补下元，填精血而补阴中之阳；蛤蚧尾药效最强，补肺益肾，定喘养血；地龙活血化瘀，通络行血，化痰平喘。三药相伍，补中有散，散中有补，血行气旺，气旺血充，肺气宣，肾气纳，喘哮得平。气阴不足而致哮喘者可用西洋参、麦冬、五味子三药合用，甘则益气，苦甘、酸甘以化阴。哮喘久作，气阴两伤者可选用仙鹤草、功劳叶、生麦芽补虚强壮，滋阴清热，止咳化痰，蕴少阳初生之气。痰热郁结，阴伤咳痰不畅者用牛蒡子、沙参、芦根；三焦不畅者加柴胡、黄芩、桂枝。姜教授指出:"论态审因,从态施治,清澈、透明、从容地从多角度、不同层次去观察分析患者,全面、客观地理解整个疾病过程,要求医生的治疗与病人、环境最大限度吻合,只有这样,才能不断提高哮喘病的临床疗效,才能更好地扶危济困。"

(三)热病辨治,善"透、清、下"

热病是指以发热为特征的急性外感性疾病或传染病,是由于人体感受了六淫之邪或疫疠之气所引起的多种急性发热性疾病,包括伤寒、温病、温毒、湿温、瘟疫等。姜教授在辨治外感热病中,特别强调祛邪。由于疾病是患者感受外来邪气所致,一般发病急,病情重,传变快,病程短,多属正盛邪实。因此,只有将所感受的邪气尽快驱除于体外,才能使疾病向愈。在祛邪治疗中,为了及早控制病情,防止疾病深入脏腑,迅速缓解临床症状,姜教授主张"透、清、下"三法合用,用药特点为角药配伍,以尽早驱邪外出,截断扭转病情,帮助机体排除毒素,恢复机体阴阳平衡。

1. 透法

透法亦称为透达法,具有透邪达表、由里外出的作用。在热病治疗中,应用机会较多,范围较广。透法能通其郁闭,使病邪有外达之路而不致内陷,并能宣畅气机,使郁闭得通。临床用于太阳伤寒及温热病卫分状态,可疏泄腠理,透邪外出;亦用于气分状态,能宣畅气机,透热达表;并可用于营分状态,即叶天士所说"入营犹可透热转气",此皆属于透法范畴。

(1)辛温透表法 外感风寒之邪侵犯肌表,卫阳"温分肉,肥腠理"的功能受到阻碍,肌表不能得到正常的温煦,寒邪束表,腠理闭塞,郁于经络,使气血流行不畅,肺气不宣。症见恶寒发热,头痛身疼,无汗而喘,舌苔薄白,脉浮紧,证属风寒表实。根据《素问·阴阳应象大论》"因其轻而扬之"的法则,选用如下药物:麻黄、桂枝、羌活、杏仁、甘草。发热头痛,汗出恶风,鼻鸣干呕,舌苔薄白,脉浮缓,属风寒表虚证,宜用桂枝、生姜、白芍、甘草。一般风寒表证,用苏叶、荆芥、防风。

(2)辛凉透表法 温邪外袭,卫阳郁遏,表气闭塞,症见发热,微恶寒,舌边尖红,苔薄白,脉浮数。《素问·至真要大论》指出:"风淫于内,治以辛凉,佐以苦甘;热淫于内,治以咸寒,佐以甘苦。"据此治疗法则,温热病初起,卫分状态为主要表现者,多选用银花、连翘、薄荷;荆芥、豆豉、牛蒡子辛散透泄,透表排毒,轻清宣达,最为温病初起所宜。温热病初起,肺气不宣为重者,用桑叶、菊花、薄荷、桔梗、杏仁、甘草宣降肺气,利咽止咳,兼有解表。

(3)清肺宣透法　温热之邪由卫分初入气分,邪热仍在上焦,是由卫分到气分的过渡阶段,病邪虽在气分,但犹有外透之势。宜辛凉透表方药中稍减表散之品,切忌过早应用苦寒之药,否则反过病所,甚至冰伏其邪。章虚谷指出:"清气热不可壅滞,反使邪不外达而内闭。"邪热壅肺者,症见发热,口渴,咳喘,舌苔微黄,脉浮数。宜用麻黄、杏仁、生石膏、生甘草。热郁胸膈,症见心烦懊憹,舌苔薄黄。叶天士指出:"黄苔不甚厚而滑者,热未伤津,犹可清热透表。"近贤蒲辅周亦指出:"若舌苔微黄薄滑,治宜轻清透表,开泄上焦,使邪外达而解,不可苦辛降泄。"药用山栀子、豆豉、瓜蒌皮、芦根、竹叶等轻清宣气,透热达邪。

(4)透热转气法　热入营分,此为温热病之枢机,临床许多危重证候都在此状态出现,治疗不当甚则危及生命。对于邪已入营者,必须截断毒热深入,使其转归气分,透热外达,以防动血。叶天士指出"入营犹可透热转气"。邪热虽入营分,然未完全离开中焦,气分之邪,尚未清,治宜透热转气,使邪热外达转出气分而解。清解营分热药有水牛角、生地黄、玄参、黄连等,佐以清透气分药,如生石膏、知母、银花、连翘之类。疏通气机以透热转气。因营分热并非无形邪热的蕴结,而往往相兼有形之热邪结聚,如痰火内结,食滞不行,瘀血停滞,暑湿内蕴等。其病理机转,一则实热和有形病理产物的积聚,二则热毒直接阻滞气机的运行。气机阻滞又导致了营分邪热的加剧,所以除清透营分邪热、养阴保液外,畅通气机以助透热转气十分必要。叶天士曰:"从风热入营者,用犀角、竹叶之属";"从湿热入营者,则以犀角花露之品。"犀角、竹叶清热利水,宣畅气机;花露芳香化湿,清热开郁。兼有痰火、宿食者,清代陈光淞指出:"按营分受热……透斑之法,不外凉血清热,甚者下之,所谓炀灶减薪,去其壅塞,则光焰自透。若金汁、人中黄所不能下者,大黄、元明粉亦宜加入。"这清楚地说明了营分实热兼有形邪阻者,必须攻下以畅通气机,方能使热邪透发。"透热转气"是营分证治疗中的关键,不论病情如何深重危笃,只要营热得以外透,即可化险为夷。因此"透热转气"可以扭转病机,缩短病程,提高临床疗效。

2. 清法

清法是通过使用寒凉清热性能的药物以清除各种不同类型热证的治疗方法,其具有清热、泻火、凉血祛暑、解毒的作用。用辛寒或苦寒之品,以达清热解毒、排邪护阴的目的。

(1)清气分热法 用辛寒清气之品清气分之热,以达退热存津、除烦止渴的目的。此法主要应用于阳明胃热炽盛,症见壮热,大汗,心烦口渴,面红目赤,呼吸气粗,语言重浊,小便短涩,苔黄,脉洪大。宜用白虎汤为主方。方中生石膏辛甘大寒,既解肌热,透邪外出,又可生津止渴,以制阳明之热,而重在清泻肺胃,除烦热。配知母清肺胃气分实热,则津液不耗而阴自潜滋暗长,功专清热养阴,既助生石膏以清热,又治热邪已伤之阴。甘草、粳米和胃护津,缓石膏、知母的苦寒重降之性,以防寒凉伤中之弊。姜教授指出:"大凡风温、春温、冬温、暑温诸病而症见大热、大渴、大汗、脉洪大者,均可用清气分热之法。因气分是卫与营之枢纽,清法用之得当,可阻断邪热内传入营,把住气分关,才是治疗高热之关键。"

(2)清热解毒法 以苦寒解毒之品直清里热。此法适用于热蕴气分,内郁化火。症见壮热口苦,烦躁口渴,尿赤,舌质红,苔黄燥,脉数有力。直折里热,能达热清毒解的目的。方用黄连黄芩汤加减,方中黄连、黄芩味苦寒,能直清气分之热邪,配郁金之辛寒,疏通少阳,清其郁热,宣畅气机;以豆豉之平和,宣发郁热,驱邪外达。若阴伤较甚者加玄参、白芍、甘草养阴清热,酸甘化阴。热毒具有发病急骤,病势迅猛,证情严重,甚或传染流行等特点。因此,及时选用清热解毒之法,堪系直接灭除火热邪毒,戢其邪势,防止证情恶化,是杜绝邪陷逆变的关键一环。临床选投清热解毒之法必须当机立断,峻剂重投,直达病所,借收却疾愈病之效。

(3)清营泄热法 以苦咸甘寒、轻凉透泄活血之品,治热初入营,症见高热夜甚,心烦不寐,神呆谵语,斑疹隐隐,舌质红绛,脉细数。清解营分热毒,透泄出气。方用清营汤为主方。水牛角粉清心营之热,配黄连以增强清心之功,然黄连性燥,用不宜多,以防其化燥伤阴。生地、玄参、麦冬、丹参四药相伍,甘寒与咸寒并用,滋营阴而清营热,扶正而不留邪。银花、连翘、竹叶性凉而质轻,轻清透泄,宣通气机,使营分热邪有外达之路,促其透出气分而解,此为"透热转气"之具体运用。

(4)气营两清法 清气与清营两法合用,是针对气分热未罢、营分热又炽的气营同病,即气营两燔证。临床表现为壮热口渴,心烦不寐,舌质红绛,苔黄而干,脉洪数。药用生石膏、知母、甘草清解气分热邪,生地、玄参、麦冬滋营阴、清营热,共奏清气凉营之功。如有发斑者加化斑汤主之。

(5)凉血散血法 以甘咸微苦、清解凉泄之药和辛苦微寒、散血消瘀之品,治毒邪陷入血分,迫血动血,热搏血瘀。症见吐血、衄血、便血、溲血、斑紫、昏厥谵语,舌质紫绛。药用水牛角粉、生地、芍药清心火而解毒热,清热凉血而滋阴液,养血敛阴而和营。丹皮、丹参、紫草凉血散瘀,清透阴分伏火,活血解毒,祛瘀生新。红花、桃仁、郁金活血通经,祛瘀生新,下气降逆,凉血止血。本法为温热之邪燔于血分而设,正合叶天士"入血就恐耗血动血,直须凉血散血"之意。

(6)清瘟败毒法 采用大量清气、凉血、解毒之品,治温病中热盛毒重的瘟疫、温毒、热毒充斥三焦。症见壮热烦渴,口中浊秽,头痛如劈,昏狂谵妄,斑疹吐衄,舌质紫绛,苔黄焦燥。药用生石膏、知母、甘草直挫阳明嚣张之热毒,并透热于表而解,旨在清疫热而存津液。水牛角、生地清热凉血而生津,赤芍、丹皮清热解毒,凉血而散瘀,合清气法以治气血两燔。黄连、黄芩、栀子同用,可通泻三焦火热,仿黄连解毒汤之义。连翘、玄参散浮游之火,桔梗、竹叶载药上行,而桔梗又可开肺之郁热。此法属大寒解毒、气血两清之重剂。

3. 下法

下法亦称泻下法、攻下法,是运用具有泻下或润下功能的药物,治疗温热病邪犯气分,热结阳明的重要方法。它具有攻坚通便,荡涤结滞,排除毒邪,调整胃肠气血的作用。杨璿在《伤寒瘟疫条辨·卷四》中说:"温病其邪在里,由血分而发出气分,下不嫌早。"刘宝诒在《温热逢源》中指出:"胃为五脏六腑之海,位居中土,最善容纳。邪热入胃,则不复他传。故温热病热结胃府,得攻下而解者,十居六七。"可见,下法在温热病治疗中占有很重要的地位。

(1)苦寒攻下法　采用苦寒下夺之品,治中焦实热,燥结于阳明。临床表现为潮热谵语,腹满便结,舌苔焦黄起刺,脉沉实有力。此法以大承气汤为代表方,大黄苦寒泄实,泻火排毒,芒硝咸寒润燥,软坚破结,厚朴苦温,宽中行气,枳实苦寒,破气消积导滞。"痞、满、燥、实"四症,是其适用范围,临床根据"痞、满、燥、实"四症的轻重,选用药物及决定用量之多少,灵活运用,软坚攻下,泄实存津,以达毒热随燥屎下解的目的。

(2)导滞攻下法　采用苦寒合辛苦的药品,治湿热毒邪内郁,积滞胶结于肠。症见脘腹痞满,恶心呕吐,便溏不爽,色黄如酱,肛门灼热,或大便不下,舌苔黄垢浊厚。药用大黄、厚朴、枳实、槟榔推荡积滞,泄热理气化湿;焦山楂、神曲以消导化滞和中;黄连、连翘、紫草清热解毒;木通利湿使热邪从小便而解,甘草调和诸药。共奏清利浊热、导滞排毒之效。

(3)通瘀破结法　采用消瘀通结、软坚泻下的药品,治热毒之邪入于下焦,热瘀互结或热毒入血而热血壅滞。症见少腹拘急而满,大便秘结,小便自利,谵语如狂,漱水不欲咽,舌紫绛,脉沉实。药用大黄、芒硝凉血活血,攻下热结,导瘀血热毒由肠腑而出。丹皮、赤芍、桃仁清热凉血,消瘀止痛。配当归养血和血,使之祛瘀而不致伤血。活血通便,排泄毒热,使蓄血从大便而解。

(4)增液润下法　亦称增水行舟法。采用甘寒滋润或助咸苦通泄的药品,治温热病阳明腑实证,热结液干者。症见大便秘结,下之燥屎不解,口干唇裂,舌绛苔干。药用玄参、生地、麦冬滋养阴液,润肠通便。大黄、芒硝泻热软坚,攻下毒热。吴鞠通指出,此法"妙在寓泻于补,以补药之体,作泻药之用,既可攻实,又可防虚"。以达津足燥解、大便下行的目的。

4. 常用角药举例

(1) 金银花、连翘、薄荷　此角药出自《温病条辨》银翘散,三药皆为轻清宣透之品,金银花、连翘长于清热解毒,薄荷长于疏散透邪,三药相合则清散并用,有泄热解毒之效。主要用于外感风热或温病初起,症见发热,微恶寒,头痛咽痛,口干口渴,舌尖偏红,苔薄白,脉浮数。姜教授指出:"此角药有三用,一曰清热,二曰透表,三曰解毒。清热是对病邪性质而言,透表是给邪以出路,解毒是消除温热毒邪。用于风热之邪病在卫分状态,目的是疏透表热,祛解毒邪,不在强行责汗,以微汗毒解为度。故凡温病初期,里热内盛,表证不显的勿用。"

(2) 僵蚕、蝉蜕、虎杖　僵蚕、蝉蜕选自《伤寒瘟疫条辨》升降散之意,僵蚕得清化之气,辛散升浮,宣肺涤痰,外可解散风热,化痰散结;蝉蜕入肺能开宣肺络,疏散风热,利咽开音,解表透疹;姜教授尤其喜用虎杖配僵蚕、蝉蜕,虎杖苦寒泻下,使毒热之邪从下排出体外。入血分能清火解毒,凉血散瘀,消肿止痛,祛痰止咳。据现代药理研究,虎杖可抑制多种细菌,消除炎症,虎杖苷水解后可生成大黄泻素,有轻泻作用;肺与大肠相表里,取其通腑作用,解除毒素对脏器的影响,腑气通则肺气降,毒素除则肺气宁。虎杖又名清血龙,具有良好的活血作用,通过其活血作用,可改善肺循环,促进肺脏功能的恢复,有镇咳功效。三药相伍,一升一降,外透内泄,表里双解,气血两清。姜教授指出:"此角药具有'透、清、下'三法之功效,临床用于表里同病之状态。当内外毒热相煽,初病即呈高热,单用解表之味,偶有获效之例,但旋即高热又升。只有表里双解,'透、清、下'三法联用,才能顿挫毒热之势,一举获效。"

(3) 芦根、白茅根、瓜蒌仁　芦根清热透疹排毒,上可祛痰滋阴养肺;中可清胃热,生津止渴;下可利小便,导热外出。白茅根清肺胃之热,而生津止渴,又能凉血止血。芦根透表,长于清肺胃气分之热,白茅根清里热,偏走血分。配瓜蒌仁荡涤痰痈而导积滞,有滑肠通便之效。《本草汇言》指出:"凡属有形无形,在上者可降,在下者可行,其甘寒而润,寒可以下气降痰,润可以通便利结。"姜教授说:"此角药相伍,一透一清一下,相须相辅,发汗透表,气血双清,清热利尿、润肠通便之力增强。临床用于治疗感冒、肺热咳喘、麻疹初起、热淋涩痛及各种热证出血,验之临床均获良好疗效。"

二、医案荟萃

1. 肺炎案

祁某,女,61岁。2007年12月18日初诊。

1个月前感冒后咳嗽迁延未愈,服用消炎化痰药无效。刻下:咳嗽声粗而浊,咽干痒,偶觉恶寒,痰多色黄,晨起明显,胸闷,纳可,多饮,大便每日一行,咳剧则小便自遗。昨日胸部CT示:右肺上叶段少许炎症,两肺胸膜下多发小结节。既往有高血压、咽炎病史。血压140/80mmHg。舌红,苔薄白水滑,脉细弦有力。

[辨证]胃阴不足,虚火上炎。

[治法]养阴清热。

[处方]炙麻黄6g　生石膏30g(先煎)　炒杏仁10g　瓜蒌30g　知贝母各10g　黄芩15g　苏子梗各15g　紫菀15g　百部10g　连翘15g　白花蛇舌草15g　牛蒡子15g　北沙参15g　麦冬15g　茅芦根各20g　金沸草15g　水煎服,每日1剂。

二诊:咳嗽减轻,口干、咽痒、畏寒减轻,晨起仍有咳嗽,憋气,痰白。尿频,每晚起夜4次,淋沥不尽,大便通畅,每日1次。近日腰痛,右腿痛,既往有腰椎间盘突出史,血压140/70mmHg。舌黯红,苔薄,脉弦滑。原方基础上加玄参20g,马齿苋30g。14剂,水煎服。

三诊:咳嗽减,晨起微咳,有痰。胸憋闷,仍口干,不恶寒,胃仍有轻微疼痛,上周发带状疱疹,近愈,小便排出不畅,夜尿4次,大便调。舌红,苔薄白剥脱,脉右弦左滑。前方基础上加生地20g,竹叶10g。水煎服,每日1剂。

四诊:仍咳嗽时作,早上重,痰白黏,能咳出,咽干痛,口干饮多,夜间明显,大便每日2～3次,尿黄。舌红少苔,脉弦细。

[处方]生石膏30g(先煎)　竹叶10g　麦冬15g　北沙参15g,炒杏仁9g　牛膝15g　知贝母各10g　赤白芍各12g　生甘草9g　生地15g　茯苓15g　水煎服,每日1剂。

五诊:服药效佳,仍咳嗽,晨起重,咳痰黄白相间,质黏,口干夜甚,咽干,纳可,二便调,气短,眠差易醒。舌淡,苔薄少,脉弦细。血压160/70mmHg。

[处方] 生石膏30g(先煎) 竹叶10g 麦冬15g 北沙参15g 炒杏仁9g 牛膝15g 知贝母各10g 赤白芍各12g 生甘草9g 生地15g 茯苓15g 郁金10g 紫菀15g 牛蒡子15g 桑叶15g 菊花15g 水煎服,每日1剂。

六诊:药后症减。晨起仍有咳嗽,少量白黏痰,胸闷,咽部如有物阻塞,口干较前减轻,大便每日1~2次,不干,尿黄,纳可,睡眠好转。舌淡红,少苔,中后部剥脱,脉细弦。

[处方] 生石膏30g(先煎) 竹叶10g 麦冬15g 北沙参15g 炒杏仁9g 牛膝15g 知贝母各10g 赤白芍各12g 生甘草9g 生地15g 茯苓15g 郁金10g 紫菀15g 牛蒡子15g 桑叶15g 菊花15g 葛根15g 玄参15g 水煎服,每日1剂。

[按] 肺炎是临床上常见疾病,可发生于各个年龄、各种状况的患者中,肺炎的病程和预后千差万别,既有1周左右痊愈者,又有迁延缠绵数月者,更有部分老年体弱、伴有基础疾病的患者由肺炎加重导致心功能、肾功能衰竭,或诱发脓毒性休克而危及生命。肺炎的主要症状无非发热、咳嗽、咳痰,部分伴有胸闷、喘息,透过患者大体相似的症状,认识到症状下隐藏的病机病理差异,预见到病情的转归和预后,从而在正确认识病变机制的前提下,通过适宜的技术手段来解除患者的病痛,而不是仅仅见招拆招对症治疗,才能"由感觉而理解,由理解而解决"。因此,医者诊治肺炎首先应对病情的发展趋势有个明确的判定,这是制定正确治疗原则、采用相应支持疗法的基石。临床诊疗疾病,既要对某个疾病和某类状态人群的共性特点熟练掌握、了然于胸,针对每个患者,具体治疗方法的选择又要根据病患的现场状态来确定,而不能由医者预先设定。对于肺炎这种常见而又可能导致严重后果的疾病,结合患者状态、内伤基础的不同,正确理解认识肺炎发生的时、因、机、转,是取得良好疗效的保证。论治肺炎首先应辨明是单纯外感还是内伤基础上的风温肺热病,两者的辨治有很大不同。

①单纯外感所致风温肺热病:既往体健,因骤然感邪而致的风温肺

热病,主要宗卫气营血辨证。在表证期卫分证时,多采用辛凉解表,透邪外出。在表里证期,一为邪渐入里,在半表半里,治宜通达表里,法宜和解;一为既有肺卫表证,又有气分里证,应表里双解,或清肺热、散表寒,或双解卫气邪热。在里证期,对气分证宜火郁发之,宣气解郁,透达内邪,注意清肃肺胃,给邪以出路;对兼见营血证者,采用清营凉血,并加用金银花、连翘等透气之品,使邪有外达之机。在恢复期,身热已退或暮热朝凉,偶咳,痰量较少或无痰,多为余邪未尽或气阴两虚证,治以清透余邪,调补气阴。

②内伤基础上的风温肺热病:由于内伤基础的不同,患者的症状、病机和演变表现都不同。如心系内伤基础上的肺炎患者,在感受外邪方面更为敏感,发热常可不显著而衰弱感觉突出,心慌、胸痹发作次数增加。肺系内伤,如素患喘证、哮证、肺胀、痰饮等病者,即使是正常六气的环境中也可能"着凉"而表现出外感病的特征。此时恶寒发热,原有咳喘加重,痰色转黄,痰量增多。体弱者可不发热,痰黏不畅而胸闷憋气转剧。消渴患者患肺炎时伤津更为突出,有时易出现中焦湿热与肺肾阴亏并存。对于内伤基础上的风温肺热病,需结合内伤、外感的特点具体分析,找到主导病机,对证治疗。如本案患者有高血压、慢性咽炎病史,基础病机为肺肾阴虚、肝阳上亢,四诊因咽干痛、咳嗽咳痰来诊,为咽炎导致的喉源性咳嗽。结合其平素内伤基础,辨证为胃阴不足,虚火上炎,方用竹叶石膏汤化裁。五诊患者诸症减,而肝火上炎的基础证型突出,加用桑叶、菊花宣散肝热,郁金凉心热、散肝郁,并开肺金之郁。六诊时诸症十去七八,后患者咽部不适、咳嗽基本痊愈。

内伤基础上的风温肺热病治疗无一定之规,需医家对患者状态进行综合评析,详审病机,方可治疗中的。

2. 化脓性扁桃体炎,肺炎案

洪某,男,52岁。2003年8月12日初诊。

患者汗出后吹空调而出现恶寒发热,体温39℃,并伴有头痛乏力,查血常规:WBC 8.8×10^9/L,N 0.68,服用百服宁、感冒清热冲剂等药后汗出热退,旋即复升,继用瓜霜退热灵、双黄连、清开灵,用药后体温可降,4~6小时后体温又升至39~40℃,继用前药治疗6天,仍高热持续不退。患者来诊,复查血常规:WBC 9.0×10^9/L、N 0.71。胸片示:右下肺可疑片影,遂住院治疗。查:热病面容,无汗,全身皮肤黏膜无黄染及出血点,浅表淋巴结未触及肿大,咽部充血,双侧扁桃体Ⅱ°肿大,左侧有脓点,双肺叩清音,呼吸音粗,未闻及干湿性啰音,舌红、苔黄腻,脉滑数,余未见异常体征。排除其他发热性疾病。

[辨证]气分热盛。

[治法]清气兼化湿热。

[处方]生石膏20g 知母12g 黄芩15g 苍术10g 黄连6g 厚朴6g 生薏仁30g 滑石15g 佩兰12g 淡竹叶6g 水煎服,每日1剂。

同时予以0.9% NS 100ml+达力新1.5g静脉滴注,2次/日。

二诊:用上法治疗3天,患者体温仍波动在38.5～39℃之间,无汗出,且出现入睡困难,睡眠不安。查体:两眼润湿,咽充血同前,扁桃体仍可见脓点,肺部体征同前,舌红、苔黄腻,脉滑数。支原体抗体阳性,确诊为支原体肺炎,遂停用达力新。治疗方面除应用白虎加苍术汤清化湿热外,尚应加强清气宣透之力,以使邪气外达,并酌加凉血药物,方剂调整如下:生石膏45g,知贝母各12g,黄芩15g,苍术10g,青蒿15g,连翘15g,藿香10g,佩兰10g,柴胡15g,炒杏仁10g,丹皮12g,赤芍12g,桑叶15g。急煎。患者服1剂后,微汗,当晚体温降至正常。效不更方,谨守此方继用3日,患者体温稳定。继续口服清化湿热中药治疗7天,患者痊愈出院。

[按]患者暑湿季节汗出当风后出现恶寒发热,服用感冒冲剂及百服宁汗出而热不解,继用双黄连、清开灵等药热不退。"在表初用辛凉轻剂,夹湿加芦根、滑石之流"。由于发病之初既未及时应用辛凉之剂宣透肺卫邪热,也未用淡渗化湿之品分利湿邪,之后用药又过于寒凉,反冰伏热邪,而致湿热相搏,邪不易外达,此时虽用白虎加苍术汤清化湿热,但宣透力量不足,故热仍难解。"温邪则热变最速",本病由于热邪深入营分,患者出现夜寐不安的症状。姜教授细参病症变化,加强宣透药物如青蒿、连翘、藿香、柴胡、杏仁、桑叶的应用,以透邪外达。清·吴坤安认为,藿香、佩兰、杏仁轻苦微辛,开泄气分,上药均为轻清流动

之品,可使一身之气机流动畅通,湿邪得以渗利,热邪透达于外。方中用丹皮,诚如王孟英所论"丹皮虽凉血,而气香走泄能发汗"。更为重要的是石膏的剂量,前方用到20g,而姜教授用到45g。石膏性寒凉,但其味辛甘,重用它,正是取其辛散之功,虽寒凉清热,但不会遏伏热邪,故与他药相伍,透热转气效果颇佳。现代药理研究证实,石膏的确可抑制过度兴奋的体温调节中枢,具有强而快的退热作用,故用药1剂,高热即退。由此可见,在热性病治疗中,辨证选方虽至为关键,但及早选择一些辛寒清气、宣畅气机之品,避免苦寒太过,遏制邪气,也极重要,值得进一步思考。

3. 心律失常案

程某,男,64岁。2005年3月9日初诊。

心慌胸闷反复发作6年余,加重8个月。患者自1999年始反复发作心慌胸闷,每次持续数分钟,含服或不含复方丹参滴丸症状均可缓解。于1999年体检时心电图发现ST-T改变,在北京医院诊断为"冠心病",服用"复方丹参滴丸"、"肠溶阿司匹林"、"消心痛"等药物。自2004年8月始,症状发作频繁。症见阵发性心慌、胸闷憋气,偶有心前区疼痛,症状持续约1~2分钟。每于紧张、劳累后及夜间发作,心慌时自测脉率增快,无夜间阵发性呼吸困难,无恶心呕吐,纳佳,二便调,眠差梦多。舌淡红,舌体胖大,苔薄白,脉细。既往史:有高脂血症、前列腺增生、颈椎病、腰椎间盘突出症病史。体格检查:P 80次/分,BP 120/80mmHg,无颈动脉异常搏动及颈静脉怒张,心界叩诊不大,心律齐,各瓣膜听诊区未闻及病理性杂音。腹平软,无压痛及反跳痛,肝脾肋下未触及,双下肢无浮肿。辅助检查:2005年3月10日心电图示:室性期前收缩,可见单发及成对。超声心动图示:主动脉硬化,左房轻度增大,左心室舒张功能减低。动态心电图示:窦性心律,阵发性心房颤动,室上性期前收缩,单发室性期前收缩,可见ST段压低,T波倒置。

[辨证]心脾两虚。

[治法]健脾养心。

[处方]党参15g 白术12g 黄芪9g 龙眼肉15g 茯苓20g

木香6g　远志6g　当归9g　炒枣仁15g　炒栀子10g　炙甘草10g　珍珠粉0.6g(冲)　生麦芽20g　生姜3片　大枣3枚　水煎服,每日1剂。

复诊:心慌、胸闷憋气发作次数明显减少,未述心前区疼痛,睡眠较前好转,纳可,二便调。守前方白术加量为15g,茯苓加量为30g以加强健脾作用。继服6剂。

三诊:心慌、胸闷憋气症状已不明显,心前区疼痛未再发作,睡眠较前明显好转。动态心电图示:阵发性心房颤动和室上性期前收缩较前明显减少,仍可见ST段压低,T波倒置。遂停服汤药,予归脾丸继续调理1周,诸症皆愈。随访半年余未再发作。

[按] 西医学中各种原因引起的心律失常,如心动过速、期前收缩、心房颤动或扑动及心功能不全、神经官能症等常有心悸症状,常以减慢心率、扩冠、强心等方法治疗。在中医学中心悸是指由于气血阴阳亏虚,或痰饮瘀血阻滞,导致心失所养、心脉不畅、心神不宁而引起的以心中急剧跳动、惊慌不安、不能自主为主要表现的病证。其证有虚有实。在治疗上,姜良铎教授指出此心脏病非治心也,而应寻根求源,辨证施治。本例患者常年从事脑力劳动,思虑劳心,其表现出的症状如心悸怔忡、精神差、眠差梦多、易惊、心里有事放不下、形体瘦削、精神不振、舌淡苔薄白,属典型的心脾两虚、气血不足之象。脾主思,久思伤脾而致脾气不足,生化乏源;思虑劳心,暗耗心血,气血愈发不足,以致心失所养。心藏神,神属阳,需赖阴血的滋养制约,一旦失去阴血的滋养制约,心神无所依附而浮于外,则表现为心神不宁、易惊易恐、心中悸动不安;夜晚阳不交阴,神游于外,可见多梦、失眠。综观之,本例证属心脾两虚,而以脾虚为核心,以气血虚为基础。抓住了此证的主要矛盾后,予以补益心脾的归脾汤,患者多年痼疾迎刃而解。此证治疗中,姜教授提醒尤其不能过多使用复方丹参滴丸、速效救心丸之类辛香走窜之品,以防其更加耗气伤血,于事无补。归脾汤出自宋·严用和的《济生方》,主治思虑过度、劳伤心脾、健忘怔忡。方中以党参、黄芪、白术、甘草、生姜、大枣甘温之品补脾益气;茯神、酸枣仁、龙眼肉甘平之品养心神;佐以木香辛温行气散滞,以解郁结之气而理气醒脾,防止补益之品滋腻滞

气。薛立斋《校注妇人良方》于原方增加当归、远志两味,意在取当归甘辛温而补血,且引血归其所归之经,远志交通心肾而定志宁心。《医方考》指出:五味入口,甘先入脾,参、芪、术、草皆甘物,故用以补脾;虚则补其母,故用酸枣仁、龙眼肉、远志养心而补其母;脾气喜快,故用木香理气;脾苦亡血,故用当归补血。现代药理研究证实归脾汤及单味药分别具有抗休克、激活胆碱能神经、改善学习和记忆能力、增强免疫、调节中枢神经功能、增进造血功能等作用。自古至今,记载归脾汤治疗心悸怔忡的文献数不胜数,但目前在临床中,心悸怔忡若无心电图的改变,多称为功能性改变,或许还考虑中医药治疗;而对于有心电图改变者,多称为器质性改变,使用较多的方法是纠正心律失常、扩冠、抗凝等,以一味地治疗心脏本身为主;即使应用中医药治疗,大量活血化瘀药也是主导,往往忽视了辨证施治。姜教授治疗此证,并未着眼于心脏本身,也没有以心电图的变化为指导,而是进行整体辨证,抓住脾气虚而致心血不足的主要矛盾所在,主要治脾,以补益气血、健脾养心而治心悸。此病例的治疗提示我们,在临床中不要过度地一味依赖于各种理化检查,辨证施治才是关键。

4. 冠心病,急性下壁心肌梗死案

邓某,男,54岁。2007年9月14日初诊。

胸闷气短反复发作3个月。患者于3个月前因前胸闷痛入某医院急诊,诊断为"冠心病,急性下壁心肌梗死",于冠状动脉放置支架4个。患者3周前出院后仍间断发作胸部憋闷,并伴有乏力气短,自行服用丹参滴丸、欣康等药物,症状未见明显缓解。现症见胸闷明显,无胸痛;伴头晕,气短,乏力,动则汗出,晨起口干明显,渴不喜饮,咽有痰滞感,咯吐少量黄痰;大便2日1行,质干;形体偏胖,面色少华,唇黯;舌淡黯,舌下有瘀点,苔黄腻,苔根尤显,脉沉细。

[辨证] 胸阳不振,痰瘀内阻。

[治法] 宽胸涤痰,益气通络。

[处方] 全瓜蒌30g　姜半夏10g　薤白头10g　淡竹茹10g　川黄连9g　化橘红10g　炒远志6g　黄精15g　北柴胡15g　紫丹参15g　广郁金10g　三七6g　旋复花10g(包)　紫河车15g　西洋参

6g、苦参15g、瞿麦10g、猪苓30g、茯苓30g、炒枳实15g、炒苍术10g、生白术10g、浙贝母10g。水煎服,每日1剂。

二诊:服药后胸闷明显缓解,劳累后仍有胸闷,乏力已减;动则汗出,咽有黏痰难咯,近日觉目涩,性情急躁;舌淡黯,苔薄黄微腻,脉沉细。上方去淡竹茹、浙贝母,加赤芍药、白芍药各12g,苏梗15g,龙齿30g(先煎)。再服14剂。

三诊:服药后诸症平稳,胸闷已不显著;乏力较前明显减轻,咽中仍有少量黏痰,纳食及睡眠均可,大便已不干,性功能差。舌淡红,苔白腻,脉沉弦。近日血压有波动,今晨测血压:120/80mmHg。上方加入鹿茸粉3g(冲)、山萸肉15g、肉苁蓉30g、仙灵脾15g、桑叶15g、菊花15g、牛蒡子15g、潼蒺藜15g、白蒺藜15g。继服14剂后,胸闷、乏力已无,晨起咽中少量白痰,易咯出。自觉视力较前改善,饮食二便调,血压稳定在125～120/80～70mmHg之间。医嘱继服原方,隔日1剂,再服7剂收功。

[按] 姜良铎教授认为,胸痹病性为本虚标实。本虚主要表现为阳气不足、胸阳不振,标实则以痰浊、瘀血为主。治疗时,以化痰祛瘀、畅通气血、通利胸阳而开痹为目标,在补虚泻实治疗基础上,酌加通利之品以达其效。如人参、大黄、瓜蒌一组角药中,人参大补元气,针对本虚;标实则以血瘀痰浊多见,大黄通腑泄浊,又兼活血之效,故用之以祛实邪。然在疾病的发生发展过程中,始终存在正邪消长、虚实转化的过程,在人参补虚、大黄泻实的基础上,瓜蒌在其中则起到枢纽作用。其能导之使行,不能逐之使去,盖其性柔,非济之以刚,则下行不力。瓜蒌性柔和,不扰人参补益之功,而借大黄泻下之力因势利导,使清者升、浊者降,虚者得补而不滞,实者荡涤而不伤本,因其斡旋虚实之功,可避免治疗过程中补虚泻实太过,而使疾病迁延不愈。是故小陷胸汤有黄连、半夏,瓜蒌薤白汤有薤白、白酒、桂枝、厚朴,皆伍以苦辛迅利之品,用其所长,又补其所短。在角药的选择应用中,补虚药、泻实药可以根据患者症状的差异而选择不同药物,其中协调攻补的瓜蒌往往必不可少。

本案患者因胸闷气短反复发作求诊,既有瘀痰内阻之象,亦有气虚之征。证属胸阳不振，痰浊痹阻。治疗时当涤痰通络，宽胸理气，故用角药瓜蒌、半夏、薤白，同时配以竹茹、橘红、贝母加强化痰力度；痰湿蕴久，舌苔已成黄腻之象，加入黄连加大清利之效。又见气短乏力，动则汗出等气虚之象，且其汗出较多，津液聚集成痰，疏布不均，使用大量通利药物后恐伤其阴分，故入西洋参、白术、茯苓、黄精等兼以益气养阴，并用紫河车血肉有情之品以加强其功效。此外，本方中还配合使用了丹参、郁金、三七块一组角药以宽胸理气、活血通络，加强通利之功，亦合于董建华教授治疗此类证型胸痹时化痰通瘀散结之法。服用14剂后诸症均见好转，但新添目涩及性情急躁等症。胸痹主因为胸阳不振，现患者阳气得复，且欲成上亢之势，于上方中加入龙骨重镇潜阳，引阳入下焦，加入芍药加大养血之力，血旺则阳气不得独旺于上。二诊时痰浊较前略有减轻，故去竹茹、贝母，以免过燥伤及阴分。再服药14剂后，三诊时见患者胸闷明显好转，之前诸症几无，加入鹿茸粉、山萸肉、肉苁蓉、仙灵脾以补肾中之水火。患者首诊见显效，三诊诸症几无，一为药物配伍运用得当，恰如其分，二为合理使用角药。

5. 慢性阻塞性肺病案

王某，女，53岁。1990年3月16日初诊。

患者咳喘反复2年，现心悸气短，胸闷发憋，咳吐黄黏痰，痰量较多，头昏眼花，腰酸耳鸣，两手麻木，烦躁易怒，舌质红，苔薄黄，脉沉数。

[辨证] 阴虚阳亢，痰热壅肺。

[治法] 清热解毒，化痰平喘。

[处方] 浙贝母10g 黄芩12g 桑白皮15g 鱼腥草30g 栀子10g 光杏仁12g 款冬花12g 炙紫菀15g 知母10g 灵磁石30g 生石膏30g 麦冬12g 水煎服，每日1剂。

二诊：服上方后咳喘大减，痰量减少，烦躁减轻。仍头昏，耳鸣腰酸，舌红少苔，痰热已清，毒邪得解，肾虚明显。减清热解毒、化痰平喘之品。上方生石膏减为15g，加焦白术12g，山茱萸12g，茯苓10g，5剂。

三诊：咳喘偶作，仍耳鸣腰酸，纳差，嘱金匮肾气丸、人参健脾丸交替服用。补益脾肾之气，以助肺金，气道通畅，呼吸均匀和调，咳喘自除矣。

［按］姜良铎教授业医30余载，学验俱丰，临床擅治疑难重症，尤对慢性阻塞性肺病治疗有独到见解，提出本病多有先天不足的内伤基础，有反复感冒、咳嗽、喘息等病史。久而久之导致肺、脾、肾三脏虚损，痰饮、瘀血阻于气道、肺络。"通则不病，病则不通"是其主要病机病理变化。姜教授临床将此病急性发作过程分为早、中、晚三期，采用通法辨治，屡收良好效果。发作早期，宣通卫表意在排毒，扶正祛邪，截断内陷。①益气通表，透邪排毒。②助阳通表，扶正排毒。③通表排毒，温肺化饮。④滋阴通表。发作中期，通降肺气重在化痰，祛痰排毒，固护正气。发作晚期，温通心肾，化痰祛瘀，扶正解毒，回阳固脱。本案患者痰热为标，急则治标，清肺化痰，并以补肾固本收功。

参 考 文 献

1. 马淑花. 创新、实践铸就成功——访"从毒论理"、"从通论治"、"以调求平"理论创立人姜良铎教授[J]. 中国医药导报，2009，6(3)：6
2. 魏文浩. 姜良铎教授辨治咳嗽10法[J]. 河北中医，2002，24(12)：897～898
3. 魏文浩. 姜良铎教授论支气管哮喘从三态辨治经验[J]. 环球中医药，2010，3(4)：290～292
4. 魏文浩，焦扬. 姜良铎论"透、清、下"三法在热病辨治中应用心得[J]. 环球中医药，2010，3(9)：371～373
5. 姜良铎. 姜良铎医案选[M]. 北京：中国中医药出版社，2011：23～34
6. 张志明. 姜良铎教授治疗热病重症经验举隅[J]. 中国中医急症，2006，15(5)：512，529
7. 崔霞. 姜良铎教授应用宣透法治愈支原体肺炎高热1例[J]. 江苏中医药，2008，40(6)：51
8. 王淑丽. 健脾养心治心悸——姜良铎教授临床经验采撷[J]. 北京中医药大学学报(中医临床版)，2006，13(2)：32～33
9. 付义，姚暄，张冬梅，等. 姜良铎疏化三焦法治水气病验案举隅[J]. 中国中医药信息杂志，2004，11(2)：170～171
10. 王建云. 姜良铎运用瓜蒌角药辨治胸痹经验[J]. 上海中医药杂志，2008，42

(11):15~16
11. 魏文浩. 姜良铎应用通法治疗慢性阻塞性肺病经验[J]. 世界中西医结合杂志 2008,3(3):132~133

(王 源)

特需门诊 武维屏

武维屏,女,河北省张家口市人。1965年毕业于北京中医学院中医系,留校分配于附属东直门医院内科。现任北京中医药大学教授,国家有突出贡献专家,获国务院特殊津贴。国家教委重点学科中医内科学肺系病研究学术及学科带头人,国家中医药管理局重点学科呼吸病学科学术及学科带头人,中华中医药学会内科肺系病专业委员会副主任委员,中国中西医结合学会呼吸病专业委员会委员,心身医学专业委员会委员。从事中医内科教学、医疗、科研工作30余年,研究领域为中医内科学及呼吸内科学,主要研究方向为中医药防治呼吸系统疾病的临床与实验研究。先后主持与承担国家级、部局级课题6项,香港浸会大学、清华大学、北京中医药大学三校联合课题1项,自选课题3项,获省市、部级科技进步奖4项。申请专利1项。研制了"哮喘宁冲剂"、"肺康冲剂"等多种院内制剂。主编《中西医结合呼吸病学》,参加编写著作10余部,在国内外发表论文50余篇。

一、医论医话

(一)审证求因、辨证论治与辨病论治相结合

中医治疗疾病的特点在于辨证论治,而不仅在于辨病。武维屏教授从事中医临床多年,在中医治疗肺系疾病方面有深厚的造诣。她特别重视辨证论治,强调审证求因。擅以病机特点辨证施治,参以西医辨病治疗,疗效显著。例如在治疗支气管哮喘方面,武教授认为哮喘发作是正邪交争、脏腑功能失调的结果,病性总属本虚标实,强调风、痰、气、瘀、虚为哮喘发作的基本病机特点。将支气管哮喘创造性地分为风哮、

痰哮、气郁哮、血瘀哮、虚哮五类,根据五种病机表现各之侧重,分别采取不同的治疗手段。提出"未发扶正补脾肾,既发祛邪理肺肝"的观点。又如在治疗咳嗽变异性哮喘(CVA)方面,武教授特别指出,从中医而言,CVA和哮喘不同,在病的划分上它们分属咳嗽和哮病,其病因病机同中存异。两者均外因感受六淫、内因饮食、情志、劳倦,致脏腑功能失调,发病与风、痰、气、瘀、虚密切相关,但因感邪深浅、病邪兼夹、病理反应程度、宿根轻重有无不同而致主症各异。在治疗外感咳嗽方面,强调外感咳嗽,究其始动原因,均由乎外邪犯肺,肺气郁闭,津液失布,停聚为痰,痰阻气逆而致咳嗽频作。因而重视宣解,从咳论治,重视治痰,体现了注重审机求因的特点。

(二)崇尚和法,善用调肝理肺

众所周知,自古中医就有"内不治喘,外不治癣"的说法。支气管哮喘作为中医学的疑难杂症,千百年来一直是医家意图攻克的难关,武维屏教授也不例外。她认为哮喘发作是正邪交争、脏腑失和的结果。临床表现多见表里同病,虚实夹杂,寒热互结,升降失常等错杂证候。治疗之法,一味宣散攻伐或专事滋补,均非所宜,惟和解一法,如表里双解,升降同调,寒热并用,补泻兼施,方可脏腑和调,阴阳平衡,气血冲和,使哮病得平。而肝肺功能失调与哮喘发病密切相关,故武教授特别注重调肝理肺法的使用。

调肝理肺法渊源于《黄帝内经》"谨察阴阳所在而调之,以平为期"的治则思想。《素问·六元正纪大论》"木郁达之","金郁泄之"以及《素问·至真要大论》"疏其血气,令其调达,而致和平"等论述,可视为本法提出的理论依据。武教授在继承前贤经验基础上,结合多年临床实践,首先提出此法,对肝与哮喘的关系做了全面分析与阐释,且通过临床与实验的系统研究使调肝理肺法日臻充实和完善。调肝理肺法,从肝肺同治立法,旨在调气机,和气血,化痰瘀,理虚损,适寒热,助肺宣降,以平定哮喘。调肝即疏肝气、解肝郁、平肝阳、清肝火、息肝风、滋肝阴、养肝血等,使肝体得养,肝气得舒,肝用得畅,而风、火、痰、气、瘀不生,无犯肺致哮之虞;理肺即宣肺、肃肺、清肺、泻肺、敛肺、润肺、补肺等,使气得宣降，外邪得解，痰浊得化，肺络得通，卫表得固，肺复清虚，呼吸自如，而无哮喘之患。调肝理肺二者相合，升清降浊，通达表里，使气机升降自如，开阖有序，气血调畅而哮喘自平。合为一法，分则数法，凡疏肝肃肺、清肝泻肺、解郁化痰、柔肝祛风等皆属调肝理肺法之范畴。

　　调肝理肺法不仅可以用于支气管哮喘的治疗，也可以用于其他肺系疾病的治疗，只要其证型皆属于肝肺不调，均可使用。如咳嗽变异性哮喘，从风立论，肝肺并调。又如外感咳嗽，武维屏教授认为咳嗽的病理机制终究由于气病——肺气上逆，而诸脏之中，在气机方面与肺关系最为密切者莫过于肝。她认为肺居上焦，为华盖，其气清肃，肺主降；肝居下焦，其气升发，肝主升。二者相互配合，共司气机升降，主气在肺，调气在肝。肝肺升降正常，则气顺无碍；如肝气不升，则肺气难于肃降。基于以上认识，武教授临证治疗咳嗽时方中常常喜欢加入柴胡、黄芩、半夏等，取其和解少阳、通利枢机、疏肝理气之意。枢机利则三焦得通而表解里和，在表之邪易解，而入里犯肺之邪易散；肝气舒则左升右降，肺复清肃而咳嗽得平。

　　"哮喘宁"为武教授在大量临床实践基础之上，进一步筛选药物，精简处方而化裁出的调肝理肺的基本方剂。方中柴胡味苦微寒，归肝胆经，体轻气薄，性主升散，能透肌表，和少阳，疏肝郁，清肝火而利枢机；葶苈子归肺、膀胱经，辛开苦降，其性大寒，能开泄肺气之壅闭，为治痰涎壅塞、气逆喘咳之要药。二者相伍，一肝一肺，一升一降，启动升降之外轮，专治哮喘之气郁气逆，"大气一转，其气乃散"，故为君药。全瓜蒌、黄芩、清半夏，寓小陷胸之意，宽胸理气，清热化痰；钩藤甘寒，归肝经，能清肝火，平肝阳，息风止痉；地龙咸寒，入肝肺二经，功擅平肝通络，清肺平喘；白芍酸甘苦微寒，能养血敛阴，柔肝止痛，平抑肝阳，以柔克刚。六药合用，息风化痰，活血通络，共助君药调肝理肺，故为臣药。防风味辛甘微温，归肝肺经，通治诸风，为风药之润剂，既能祛外风，又能息内风，更能疏肝解郁而助柴胡调肝之力。丹参味苦而微寒，归心肝经，一味丹参，功同四物，其行血活血之力大于养血补血之功，以通为补；内达脏腑而化瘀滞，外利关节而通脉络，瘀滞祛，脉络通，枢机利，则气机升降出入自如。丹参配白芍，可防柴胡、防风等辛散太过，耗气伤阴,此即放中有收,开中有合。丹参伍防风,则更寓有"治风先治血,血行风自灭"之意,二者共为佐药。甘草味甘性平,调和诸药,与白芍相伍,酸甘化阴,又能解痉缓急止痛,故为佐使药。全方共奏调肝理肺,理气降逆,祛风化痰,活血通络之效。组方辛甘酸苦合制,疏肝而避升散,柔肝兼以活血,养阴而不敛邪,祛邪而不伤正,合于《素问·脏气法时论》"肝苦急,急食甘以缓之","肝欲散,急食辛以散之,用辛补之,酸泻之"以及"肺苦气上逆,急食苦以泻之"的立法原则,较全面地体现了调肝理肺法的各个方面。此方适用于肝肺功能失调所致的各型哮喘,临床可根据风、气、火、痰、瘀、虚之主次轻重,加减用药。外感风热引起者加蝉衣、连翘;外感风寒引起者加炙麻黄、苏叶;肝郁气逆,木叩金鸣者,加枳壳、苏子;因肝郁化火,木火刑金而致哮喘发作者加黛蛤散、桑白皮;肝阳上亢明显者加代赭石、白僵蚕;因情志不畅,肝气郁结而诱发者加木蝴蝶、苏梗;虚火灼金者加知母、炙杷叶;痰湿内盛者加白芥子、金沸草;痰热壅盛者加胆南星、大贝母。兼瘀血征象明显者加当归、桃仁;兼热盛腑实者加生石膏、生大黄;大便稀溏者,易全瓜蒌为瓜蒌皮,清半夏为法半夏;气虚明显者加党参、黄芪;阴虚明显者,以肺阴虚为主者加沙参、麦冬,以肝阴虚为主者加乌梅、女贞子;若气阴两虚者加太子参、麦冬、五味子。

(三)对疾病分期分型,并据此对症下药

中西医都会对疾病进行分期分型,这样既可以了解疾病,也方便临证下药。武教授认为,哮喘发作是正邪交争、脏腑功能失调的结果,病性总属本虚标实,强调风、痰、气、瘀、虚为哮喘发作的基本病机特点,并以此将本病分为以下几类。

1. 风哮

武教授认为,哮喘发作之诱因首推外感六淫,而风为六淫之长,故以风邪外袭诱发者最为多见。临床上哮喘多发病迅速,骤发骤止,反复发作,与风邪"善行而数变"特点极相吻合。风有外风、内风之分,外风始受于肺,内风肇始于肝。外风多夹寒、热、暑、湿等袭肺而致哮喘,此肺之自病,固然多见。但因肝之阴血亏虚,血燥生风,阴虚风动而致内风上扰,摇钟而鸣者也不乏见。若本为虚风内伏之体,肺又感受外邪,非但金不能平木,反由外风引动内风上冲于肺,荡金而鸣者则更为多见。其临床特点为哮喘时发时止,或时轻时重,多可寻及明显诱因(过敏原),胁肋隐痛,胸憋干哮无痰,鼻塞流涕,咽干口渴,舌红少苔,脉弦细。常用过敏煎合桂枝加厚朴杏子汤加减(柴胡、防风、乌梅、五味子、桂枝、白芍、厚朴、杏仁、炙甘草),既祛外风,又息内风,主治一切风邪为患。若由外感风寒引起者,酌加炙麻黄、苏叶;外感风热引动者,酌加蝉衣、桑叶;若肝阳上亢明显者,酌加钩藤、地龙;阴虚血燥明显者,酌加生地、山萸肉。另外,武维屏教授还常结合哮喘病人过敏原皮肤试验结果进行辨治,特别对霉菌过敏者更有其独到的经验,认为病发于冬季者,多为风寒夹湿袭肺所致,常选用麻杏苡甘汤加味,药如炙麻黄、杏仁、炒苡仁、苍白术、白芥子、厚朴、炙甘草;病发于夏暑季节者,多为风、湿、热相合犯肺所致,常选用麻黄连翘赤小豆汤加减,药如炙麻黄、连翘、赤小豆、杏仁、石韦、苦参、白鲜皮等。此法应用于临床,屡试屡验。

2. 痰哮

痰为哮喘发病之夙根,痰的产生责之于肺脾肾对津液的生成、输布失常所致,但武教授更重视肝的作用。肝气郁结,疏泄失职,津液失布,凝而成痰;肝郁化火,郁火灼津,炼液成痰;肝气郁滞,横克脾土,脾失健运,酿液为痰。此皆因肝郁而生之痰,谓之"郁痰"。郁痰内阻,枢机不利或郁痰上贮于肺,壅滞肺气,均可导致肺气不利,上逆作喘。痰有寒、热之别,临床表现虽有不同,但哮鸣喘息,胸胁脘腹胀满或疼痛,苔腻是其共有见症。寒痰多伴有咳痰稀白,纳呆便溏,苔白腻,脉濡滑或沉滑;热痰多伴有咳痰黄黏,口渴欲饮,便秘,苔黄腻,脉弦滑或滑数。治痰必先理气,郁痰更应如此。武教授在辨治痰哮时喜配合运用柴胡剂(大、小柴胡汤,四逆散等)加减以通利枢机,调畅气血,从而使痰祛瘀除,气机升降自如,枢机开阖有序而哮喘得愈。对于寒哮,武教授常用其经验方柴朴二三汤:柴胡、厚朴、橘红、法半夏、茯苓、苏子梗、白芥子、炒莱菔子;对于热哮,常选用柴胡陷胸汤(大柴胡汤合小陷胸汤)加减:柴胡、黄芩、清半夏、全瓜蒌、枳实、赤芍、生大黄、胆南星。实践证明,辨治痰哮时调理枢机法的运用对于提高临床疗效、缩短病程大有裨益。

3. 气郁哮

武教授认为气郁、气逆是哮喘发病的中心环节,在哮喘发作过程中始终存在。气郁不解,气逆不除,哮喘难平。因此,理气降逆当为治疗哮喘的重要法则之一。气郁哮患者,哮喘发病或加重常与情志因素有关,女子又与月经周期关系密切。症见呛咳少痰,胁肋胀痛,苔薄白或薄黄,脉弦。常选用小柴胡汤合四逆散加减,药如柴胡、黄芩、清半夏、枳壳、赤白芍、苏子梗、炙甘草。肝郁化火,木火刑金者,加山栀子、桑叶皮、黛蛤散;阴伤明显者,加南沙参、知贝母。临床上有些支气管哮喘与胃-食道反流有关,其主要临床表现为干咳少痰,呛咳不已,易于夜间发作,咳甚喘起,夜寐不安,呕恶反酸,两胁不舒,舌淡红,苔薄白,脉弦。武教授认为,此类病症原发于胃,涉及于肝,最后累及于肺。辨证为肝胃气机失调,升降失司,肺胃之气上逆。因此,治疗上当以肺为标,肝胃为本;止咳为标,降逆为本。法宜调肝理肺,和胃降逆。方选四逆散合旋复代赭汤加减,药如柴胡、赤白芍、枳壳、厚朴、旋复花、代赭石、煅瓦楞、郁金、炙杷叶、炙甘草。又肺与大肠相表里,气郁哮若见大便干结、腑实明显者,急当通腑降逆,武维屏教授常以大柴胡汤化裁。

4. 血瘀哮

血瘀导致哮喘临床上并不少见,古代文献亦早有论述。如《素问·经脉别论》曰:"渡水跌仆,喘出于肾与骨。"《素问·脉要精微论》亦云:"当病坠若搏,因血在胁下,令人喘逆。"武教授认为,跌仆损伤,瘀血阻络或肝气郁滞,血行不畅皆可导致枢机不利,肺气出纳受阻,清肃失司,气逆于上而作哮喘。另外,痰瘀同源,痰可酿瘀,瘀能生痰,痰瘀胶结,阻滞气机,升降失常,升多降少亦发哮喘。临床症见哮发日久,反复不愈,胸闷胁痛,唇甲青紫,面色晦暗,舌紫暗或有瘀斑,脉沉涩。治当活血化瘀,降逆平喘。常选用血府逐瘀汤加减:当归、川芎、赤芍、柴胡、枳壳、苏子梗、桃杏仁、桔梗、川牛膝。如兼有痰浊壅盛、痰瘀互阻者,加全瓜蒌、石菖蒲。若见有肝郁脾虚,痰瘀内阴之临床征象者,常以当归芍药散合逍遥散化裁以疏肝健脾,活血化痰。药如当归、赤白芍、川芎、柴胡、茯苓、白术、枳实、泽兰泻、桃杏仁、苏子梗。

5. 虚哮

武教授认为,支气管哮喘无论发作期或缓解期均可表现为本虚标实,临证当详辨虚实主次、标本缓急以明确治疗法则。对于虚哮而言,重在辨别本虚之病位及性质,分清虚在何脏,损在气、血、阴、阳。一般临床医家比较重视气虚(肺脾气虚或肺肾气虚)、阳虚(脾肾阳虚)在哮喘发病中的作用,相关报道层出不穷。武教授认为气虚、阳虚在哮喘发病中的作用固然重要,但是阴虚(肺肾阴虚、肝肾阴虚)在哮喘发病中的作用更不容忽视。因为阴虚则更易阳亢、火升、风动、气逆、痰凝,故而风、火、痰、瘀内伏,遇感引触之时,哮喘聚发则在所难免。若临床症见咳嗽气短,胸满喘促,痰白量多,头晕乏力,手足心热,舌质淡黯,苔白腻,脉沉滑细者,证属肺肾两虚,痰湿上泛。治疗上武教授常选用《景岳全书》金水六君煎加味以滋肾益肺,化痰渗湿。药如当归、熟地、陈皮、法半夏、茯苓、海浮石、金沸草、白芥子、知贝母、苏子梗。若症见咳喘夜甚,时发时止,痰少而黏,不易咳出,伴眩晕耳鸣,胁肋不舒,舌黯红少苔或苔薄黄,脉弦细数等肝阴亏虚、痰凝血瘀证候者,武教授常选用一贯煎加减以养阴息风,化痰活瘀。药如生地、南北沙参、麦冬、当归、赤白芍、金沸草、乌梅、川楝子、海蛤壳。若见咳痰黄稠而黏,口苦咽干等阴虚火旺明显者,上方加知贝母、炙杷叶。若为哮病日久,迁延不愈,停减激素即反复者(激素依赖型哮喘),武教授认为患者素有哮喘病史,肺气已伤;加之应用激素等纯阳之品,更易耗气伤阴。肝肾阴虚,虚风内伏;肺卫不固,外邪易侵。内外相合,夹痰上扰,摇钟而鸣。证属本虚标实,虚实错杂,寒热互结,以本虚为主。治疗予以乌梅丸调补阴阳气血,祛风活血化痰。药如乌梅、当归、赤白芍、太子参、细辛、桂枝、椒目、炙麻黄、制附片、黄芩、黄柏等。临证可根据阴阳之偏损、寒热之轻重灵活化裁。

除了以上五类之外,武教授还在朱丹溪所提出的"未发以扶正气为主,既发以攻邪气为急"的基础上进一步深化,对本病进行分期治疗,提出"未发扶正补脾肾,既发祛邪理肺肝"的观点。

1. 未发扶正补脾肾

武教授认为,哮喘为本虚标实之病,缓解期当以扶正为主。武维屏教授继承明代李中梓补虚重视脾肾的学术思想,认为脾为后天之本,肾为先天之源。气血阴阳诸般虚损,其治疗均应从脾肾入手。正虚又可分为阳气不足与阴血亏虚。阳气不足与脾肾关系密切,治疗上当以健脾补肾、温阳益气为法。健脾益气药用人参、党参、太子参、黄芪、山药等,方可选四君子汤、保元汤、玉屏风散等。补肾温阳药用鹿角霜、蛤蚧、淫羊藿、巴戟天、肉苁蓉、胡桃肉、补骨脂、菟丝子、附片、肉桂等,方可选右归饮、二仙汤、金匮肾气丸等。阴血亏虚与肺肝肾紧密相连。因肝肾乙癸同源,肺肾金水相生,故临床肝肾阴虚、肺肾阴虚往往并见。又肾阴为人身阴精之本,故治疗肝肺阴虚常常以滋肾阴为主,武教授形象地喻之为浇灌树木。肾似树之根,肝如树之干,肺像树之冠。浇灌树根则自然枝繁叶茂,此治病求本之法。补阴药用百合、地黄、玄参、女贞子、枸杞子、龟甲、麦门冬、当归、白芍等,方可选百合固金汤、六味地黄汤、麦味地黄丸、金水六君煎等。此外因肺与脾为子母关系,故武教授认为哮喘虽往往可见肺虚,但补肺常以隔一之治为法,即补土为主。武教授将其简明地概括为:①培土生金以绝痰源,用二陈汤、参苓白术散、苓桂术甘汤等方。②益气固表以防风犯,多以玉屏风散、四君子汤等方化裁。此外临证气阴两虚亦不鲜见,武教授常以生脉散加味,若气血阴阳俱虚、寒热互见则以仲景乌梅丸加减。

2. 既发祛邪理肺肝

武教授认为哮喘发作期以风盛、气逆、痰阻、血瘀为主要病理改变,气郁气逆为哮喘病机核心,这4种病理改变均与肝肺密切相关。

(1)风盛　风有外风、内风之分,外风始受于肺,内风始生于肝。

(2)气逆　哮喘病位在肺,缘于肺失宣降、肺气上逆。武教授认为,人身之中,肺主气,主宣发肃降,肝调气,主疏泄,调畅气机。肝居于左,肺藏于右。《内经》云"左右者,阴阳之道路也"。生理情况下肝气左升,肺气右降,则气机调畅,一有怫郁,升降失衡,则易气郁气逆。

(3)痰阻　津液代谢与肺脾肾关系密切。肺主通调水道,输布津液,脾主运化,肾主水,司开合。肺脾肾功能失常,则易津凝成痰。而肝属木,主疏泄,与脾土五行相克。肝气郁结,失于疏泄,津液失布,凝而成痰;肝郁化火,郁火灼津,炼液成痰;肝气郁滞,木不疏土,或肝旺乘土,脾失健运而痰浊内生。凡因肝郁而生之痰,武教授称其为郁痰。

(4)血瘀 武教授认为,肺主气,朝百脉而主治节;肝主疏泄,肝藏血。肝的疏泄功能,肺的调节推动作用,对人身气、血、津、精的运行与输布皆有着重要的作用。肝肺两脏,一血一气,对人身气血调畅至关重要。若肝肺气滞,则易血滞为瘀。

由以上分析可见哮喘发作与肝肺二脏失调关系紧密,所以武教授强调哮喘发作期治疗要注重祛邪、注重调肝理肺。祛邪不外乎针对哮喘的病理予以祛风、理气、化痰、活血。调肝包括以下几点:①疏肝,适于肝郁气滞者,药物如柴胡、香附、苏梗等,可选四逆散、柴胡枳桔汤、逍遥散等。②清肝,适于木火刑金者,药物如黄芩、桑白皮、青黛、蛤壳、栀子等,方可选泻白散合黛蛤散。③柔肝,适用于肝阴不足、内风自伏者,药物如乌梅、五味子、白芍等,可选过敏煎。④平肝,适于肝阳化风或虚风内扰者,药物如钩藤、生石决明、生赭石、紫石英、灵磁石、白蒺藜、天麻等,风甚者加虫类搜剔之品,方可选天麻钩藤饮等。理肺包括以下几点:①宣肺,有温宣、清宣之分。温宣:药物如麻黄、细辛、荆芥、苏叶等,方选三拗汤、华盖散。清宣:药物如桔梗、牛蒡、蝉蜕、桑叶等,方可选麻杏石甘汤、桑菊饮、桑杏汤等。②降肺,有温降、清降之分。温降肺气:药物如白前、旋复花、苏子、款冬花、紫菀等,方可选三子养亲汤、苏子降气汤。清降肺气:药物如枇杷叶、桑白皮、浙贝母、瓜蒌、葶苈子、海浮石等,方可选葶苈大枣泻肺汤、清气化痰丸等。以上为武教授依据哮喘发作期与缓解期病机特点不同,强调在治疗时应当有所侧重而提出的。由于五脏相关,气血相依,患者病情虚实夹杂、复杂多样,临证之时还需根据患者病性、病位、病机特点而圆机活法,或以扶正为主,或以祛邪为先,或扶正祛邪、标本兼顾。

(四)一病多法

对于现代医学,一般来讲,一种疾病只能有一种治疗原则,但中医不同,中医强调辨证论治,只要"证"不同,哪怕是同一个疾病,也可能有多种治疗原则,即"同病异治"。武教授作为多年从事中医临床的专家,深谙"同病异治"的道理,现以肺间质纤维化为例说明。

肺间质纤维化是临床疑难病,目前西医治疗主要采用激素或硫唑嘌呤等免疫抑制剂,不良反应大,且疗效不可靠。中医药在肺纤维化治疗方面有独到的优势。武教授致力于肺纤维化的中医治疗多年,临床取得了较好的疗效。武教授认为,肺纤维化的病因不外虚、痰、瘀、毒,病理为痰瘀交阻,肺络不通,终致肺用无能。其治疗肺纤维化的经验可总结为十法,具体如下。

1. 化痰

肺为水之上源,主通调水道,输布津液。受内外邪气之扰,则津液失布,易停聚生痰,对于肺纤维化患者,痰也是其最重要的病理因素。痰有寒热燥湿之分,化痰亦有所区别。①燥湿化痰:药物如半夏、橘红、紫苏子;②温化寒痰:药如白芥子、细辛、干姜;③清化热痰:药如天竺黄、竹茹、瓜蒌、贝母、竹沥;④润燥化痰:药如枇杷叶、款冬花、紫菀、南沙参。

2. 活血

武教授认为,瘀血是肺纤维化患者另一重要的病理因素,瘀血或由气虚无力运血而成,或由痰浊闭阻,气机不利而生。血滞于内,碍气升降,治当活血。①养血活血:药如丹参、当归、鸡血藤、赤白芍;②化瘀活血:药如桃仁、红花、五灵脂、泽兰、苏木、茜草等;③清热活血:药如牡丹皮、赤芍、大黄、益母草;④温经活血:药如桂枝、川芎、当归等;⑤养阴活血:药如生地黄、玄参等。

3. 散结

肺纤维化患者多是久病积渐而成,痰瘀胶结,难以化解,直至肺体变硬,结者当散,故散结之法不容忽视。①化痰散结:药物可选浙贝母、昆布、玄参等;②软坚散结:药物常选生牡蛎、鳖甲、鸡内金等。

4. 通络

武维屏教授认为,肺间质纤维化(急性型除外)是多种肺疾病或肺损伤发展到晚期的病理变化,呈慢性、渐进性进展。其病程较久,缠绵难愈,往往是由于正气不足所致,主要为气阴两虚。气虚无力鼓动血行则血运迟缓,阴虚脉络失于濡养则血流涩滞,气虚气滞、血行不畅则津血凝集成痰,聚而成瘀,由此导致瘀血痰浊阻滞肺络的病理改变。其病变过程亦由经到络、由气至血、由浅入深。故治疗要注重通络。①辛味通络。明代缪仲淳曾说:"血瘀宜通之,法宜辛温、辛热、辛平、辛寒、甘温,以入血通行。"叶天士则说:"络以辛为通。"故治疗本病时应适当应用辛味药物,借以宣通肺络,开其壅塞。如辛香通络之薤白,辛温通络之桂枝、细辛,辛润通络之当归尾、桃仁等。②虫类搜剔。络病既久,顽固难愈,医家多主张虫类药物搜剔络脉,从而使络痹易开,结邪易去。此法早于张仲景即已采用,其治疗疟母时参用蟅螂、水蛭等虫类药,以入络中搜剔结邪,病症易愈。武教授在治疗肺纤维化时亦常于方中适当加入水蛭、地龙等虫类药物搜剔肺络,增强疗效。

5. 解毒

中医学"毒"之广义是指对生物体有危害的各种病邪及物质,如外界致病的邪气,《素问·生气通天论》云:"虽有大风苛毒,弗之能害。"或有这种性质的东西,即毒物。《素问·征四失论》曰:"诊病不问其始,忧患饮食之失节,起居之过度,或伤于毒。"此外,亦指药物的偏性,或峻厉猛烈之性。如《素问·五常政大论》云:"大毒治病,十去其六,常毒治病,十去其七。"《素问·脏气法时论》云:"毒药攻邪,五谷为养,五果为助。"作为致病的邪气,有内外之分,外为感受外来毒邪,如六淫邪气或者有害气体;内为脏腑功能失常,使体内生理或病理的代谢产物不能排出体外而成。肺纤维化患者多是受六淫邪气的反复侵扰,且常伴体内毒邪内生,或直接感受有毒气体等,所以,治疗该病时不能忽视解毒的应用。武教授把解毒分为 3 种:①温寒毒,可用桂枝、干姜、细辛等;②清热毒,药物可选连翘、蒲公英、金银花、黄芩等;③祛湿毒,药物可选藿香、佩兰、白豆蔻等芳香化湿,也可选择黄芩、黄连等苦寒燥湿,或茯苓、猪苓、泽泻等淡渗利湿。

6. 解表

肺纤维化患者因正气不足,常易感受外邪而加重,武教授称之为夹感发作。感受风寒,当辛温解表,药物可选麻黄、桂枝、荆芥、细辛等,或选择桂枝汤、荆防败毒散加减;感受风热,宜辛凉解表,药物可选金银花、连翘、桑叶、薄荷等,或选择银翘散、桑菊饮之类方剂加减。

7. 益气

肺纤维化患者大多以气虚为先,从脏腑而言,气虚主要见于肺、脾、肾三脏,故治疗上主要为分:①补肺固表,药物可选黄芪、人参等;②健脾益气,药物可用党参、白术、茯苓、甘草等;③益肾填精,药物可选肉桂、菟丝子、淫羊藿等。

8. 养血

阴血不足,治当补益。血虚重点责之肝、心、脾三脏,因此,治疗上分为:①补肝,药物可选白芍、生地黄、川芎、枸杞子等;②补心脾,可选龙眼肉、当归、大枣等,或选择归脾汤。

9. 滋阴

肺纤维化患者多存在阴虚的一面,尤其是一些服用激素的患者。阴虚重点责之肺、肝、肾。肺阴不足,当滋肺阴,药物可选沙参、麦冬、百合、知母等;肝阴不足,宜补肝阴,可选枸杞子、生地黄、当归、白芍等;肾阴不足,应益肾阴,药物可选熟地黄、女贞子、墨旱莲、五味子等。

10. 助阳

疾病后期,气虚及阳,阴损及阳,治疗当助阳,病变脏腑主要在脾肾,温脾阳药物可选干姜、附子,益肾阳可选附子、肉桂、巴戟天、肉苁蓉等。

上述十法是武维屏教授针对肺间质纤维化患者的病机而采用的常用治疗方法。因肺纤维化患者的病机多是本虚标实,患者的具体情况纷繁复杂,不同患者或同一患者不同阶段本虚和标实各有侧重,且本虚亦有偏于气虚、血虚、阴虚、阳虚之别,标实也有偏于痰浊、瘀血、热毒之分,因此,临证时又当圆机活法,机变而用,根据患者的具体情况制定相应的治疗方法,真正体现"同病异治"。

(五)外感高热,从三阳与三阳合治

从三阳、三阳合治之法源于《伤寒论》,武维屏教授谙熟《伤寒论》,对仲景学说褒扬备至,对六经学说有着深刻的认识,在治疗外感高热时善用六经辨证,推崇经方,而又结合现代人患病特点,提出了自己的见解,主张外感高热治从三阳,三阳合治。

外感高热与一般的外感发热不同,其起病初期即高热恶寒,高热持续不退,长达1~2周,经多种药物治疗无效,其临床表现不是单纯的太阳证、少阳证或阳明证,但总属热证、实证。而现代人高热量、高脂肪、高蛋白的饮食结构,与快节奏、精神高度紧张、活动量及体力劳动相对减少的生活习惯,导致现代人普遍内热偏盛,稍有不慎人体正常生理的动态平衡被打破,邪多从热化,表现出实证、热证的病理状态。加之医疗知识相当普及,病患初始喜自己用药调服,疗效不佳才来医院就诊,病情多有发展,故外感高热的患者三阳合病为主,且病证兼夹者居多。因此,武教授遵先贤之经典,提出了外感高热治从三阳、三阳合治之法,遣方用药随证而别。

六淫之邪由表入里,经太阳、少阳、阳明传变,导致外感高热。《伤寒论》明言三阳证病机各具特点:"太阳之为病,脉浮,头项强痛而恶寒。"为外感病初起,外邪侵袭肌表之证,可见发热、恶寒(风)、头痛身痛、小便不利等证。"少阳之为病,口苦,咽干,目眩也。"为病邪已脱离太阳之表,尚未进阳明之里,正当半表半里之间,可见往来寒热、胸胁苦满、默默不欲饮食、心烦喜呕、口苦、咽干、目眩等证。"阳明之为病,胃家实是也。"为外邪由表入里,由寒化热而致邪热炽盛之证,可见高热、汗出、恶热、烦渴引饮、大便秘结等证。当今社会患病的特点及病人滥用药物,导致病邪传变迅速,三阳分证不显,而以太阳少阳合病、少阳阳明合病、三阳合病及兼夹症者多见。因此必须根据三阳合证的各自特点,在辨证论治的基础上分别主次选方用药。

少阳为开合之枢,是病邪出入之关键,少阳犹如门户,既可拒邪于外,亦可引邪入里,因此武维屏在治疗外感高热时从三阳入手,尤重少阳,多以和解少阳为基础,加用解表解肌药,忌用闭塞表窍之药,善加用清透阳明气分之药或清下阳明腑实之药,而达三阳合治之功。

武教授在遣药组方中多以少阳之方柴胡剂为龙头,精心组方。临证时根据病人具体病情辨证论治,配伍极其灵活。若太阳少阳合病治宜和解疏表,柴胡桂枝汤或荆防柴胡汤加减;若少阳阳明合病,阳明经证为主者治宜和解清热,柴胡白虎汤加减;阳明腑证为主者治宜和解通里,大柴胡汤加减;若三阳合病治宜和解疏表,清透里热,柴胡解热饮加减;若夹暑湿者可见头重体倦、胸闷泛恶、口渴、小便短少,多以藿佩柴胡汤加减;若夹气滞者可见胸闷不舒、胁肋疼痛,多以回逆宣解汤加减;若虚人外感高热,又以柴胡姜桂汤治之。在用药上一般里热重而无腑实证者重用生石膏,兼有腑实者加用大黄;若咽喉肿痛甚者加板蓝根、马勃、元参等清热解毒利咽;若咳嗽痰多者加杏仁、贝母、瓜蒌等止咳化痰。

二、医案荟萃

1. 哮喘案(一)

孙某,女,23岁。1998年3月23日初诊。

患者自幼患过敏性鼻炎,2年前出现阵发性胸闷、咳嗽,冬春季节加重,夏天缓解。外院做支气管激发试验阳性,被诊断为支气管哮喘。对冷空气、春季花粉等过敏,曾在某医院行脱敏治疗,效差。此次因受凉后出现胸憋气短,干咳无痰,鼻塞流涕,咽干口渴,胁肋胀痛,舌质淡红,苔薄白,脉浮。两肺偶可闻及呼气相哮鸣音,未闻及湿啰音。自服感冒清热冲剂,急支糖浆,先锋Ⅳ号等无效。武维屏教授认为,此患者为过敏素质,极易招风引邪。现正处春季风胜之令,又感风寒外袭,内外风俱备。

[辨证]风摇钟鸣。

[治法]祛外风,息内风,降逆止咳。

[处方]过敏煎合桂枝加厚朴杏子汤加减。

柴胡10g 防风6g 乌梅10g 五味子6g 桂枝6g 白芍10g 厚朴10g 杏仁10g 炙甘草6g 水煎服,每日1剂。

方进5剂,药到病除。

[按]外风引动内邪是哮喘发作的始动环节。外风始受于肺,内风肇始于肝,外风自皮毛而入,或由口鼻上受,多引动内风,同气相求,内外相合,直冲华盖,摇钟而鸣。故以过敏煎疏邪透表,养阴柔肝,既祛外风,又息内风,主治一切风邪为患;桂枝加厚朴杏子汤调和营卫,祛风达邪,降逆止咳;芍药合甘草,柔肝解痉,缓急止痛。诸药合用,调肝理肺,除风降逆。药证相合,效如桴鼓。

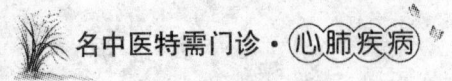

2. 哮喘案(二)

马某,男,51岁。2000年10月12日初诊。

患者10年前被诊断为支气管哮喘,曾间断服用喘乐宁、必可酮等西药对症治疗,未曾坚持规律用药。10年来哮喘症状逐渐加剧,此次发作缘于1周前感冒后喘息加重,咳黄稠黏痰,外院给予安灭菌、沐舒坦、氨茶碱等药抗菌化痰、解痉平喘,经治1周,喘息略有缓解,但仍咳嗽气短,咳大量白色泡沫痰。诊时见咳嗽气短,略有喘息,晨起大量白色泡沫痰,午后白黄相间,伴头晕乏力,手足心热,小便不利,舌质淡黯,苔白腻微黄,脉沉细略滑。

[辨证] 肺肾两虚,痰湿上泛。

[治法] 补益肺肾,化痰祛湿。

[处方]《景岳全书》金水六君煎合麻黄连翘赤小豆汤加减。

当归15g 熟地20g 陈皮10g 法半夏10g 茯苓15g 金沸草10g 炙麻黄6g 连翘10g 赤小豆20g 知贝母10g 苏藿梗各10g 水煎服,每日1剂。

7剂后复诊,诉咳嗽明显减轻,痰量明显减少,手足心热、小便不利诸症亦均有改善,唯觉纳呆便溏如故。遂停用当归、炙麻黄、连翘、知贝母,加用党参10g,苍白术各10g,砂仁3g,炒苡仁20g,调理2周而愈。

[按] 本例患者为本虚标实,以标实为主。本虚涉及肺脾肾虚,标实则为痰湿内停。痰为哮喘发病之夙根,痰的产生责之于肺脾肾对津液的生成、输布失常所致。前期治疗以祛邪为主,兼顾扶正,故以金水六君煎加金沸草、知贝母滋肾益肺,化痰渗湿;以炙麻黄、连翘、赤小豆、苏藿梗宣肺理气,清热利尿。虽有良效,但毕竟仍是治标为主的权宜之计,生痰之源尚未完全杜绝,因此,后期终以健脾渗湿、和胃降逆而告愈。

3. 哮喘案(三)

郑某,男,30岁。于1998年5月10日初诊。

患者1年前因反复发作咳嗽,在外院诊断为咳嗽变异型哮喘,食管24小时pH值监测阳性,提示存在有胃-食管反流。经常规应用喘乐宁、必可酮、吗丁啉等药物治疗后,效果不佳。症见:干咳少痰,呛咳不已,易于夜间发作,咳甚喘起,夜寐不安。伴呕恶反酸,两胁不舒,舌淡红,苔薄白,脉弦。

［辨证］肝胃气机失调,升降失司,肺胃之气上逆。

［治法］调肝理肺,和胃降逆。

［处方］四逆散合旋复代赭汤加减。

柴胡10g　赤白芍各10g　枳壳10g　厚朴6g　旋复花10g(包煎)　代赭石15g　煅瓦楞12g　郁金10g　桑叶皮各10g　炙杷叶10g　炙甘草6g　水煎服,每日1剂。

药服7剂,诸症皆除。

［按］气郁、气逆是哮喘发病的中心环节,在哮喘发作过程中始终存在。气郁不解,气逆不除,哮喘难平。因此,理气降逆当为治疗哮喘的重要法则之一,其中尤以调肝理肺法最为重要。本例为肝肺胃气机升降失调的典型病案,故以四逆散疏肝解郁,条达枢机;旋复花、代赭石和胃降逆,佐以桑白皮泻肺平喘;厚朴、炙杷叶肺胃同治,下气和胃,降逆止呕。全方谨守病机,标本同治,使气机升降自如,枢机开阖有序,哮喘霍然而愈。

4. 哮喘案(四)

李某,女,23岁。2000年5月15日初诊。

患者于3个月前因受凉后出现咳嗽、咯痰,自服急支糖浆、百服宁等药物治疗,症状减轻。3个月来咳嗽呈间断发作,时轻时重,未予重视。1周前无明显诱因发作喘息,咳嗽加剧,昼轻夜重。入院后肺功能测试,支气管舒张试验阳性,诊断为支气管哮喘,给予中西医结合治疗,经服多种药物,效果一直不佳,随请会诊。诊时见面色晦暗,胸憋气短,咯痰不爽,色白质黏,夜寐不安,抑郁不舒,纳呆懒言,舌质淡黯,苔薄白,脉弦细。询问月经情况,诉正值经期,量多有瘀块,且每次月经来潮之时咳喘加剧,经期过后则有缓解。

［辨证］肝郁脾虚,血行不畅,痰浊内阻,枢机不利,升降失常。

［治法］疏肝健脾,活血化痰。

［处方］当归芍药散合逍遥散加减。

当归15g　赤白芍各10g　川芎10g　柴胡10g　炒枳壳10g　茯

苓 15g　白术 10g　泽兰泻各 10g　桃杏仁各 10g　桂枝 5g　苏子梗各 10g　水煎服,每日 1 剂。

二诊:咳喘明显减轻,睡眠改善,情绪略有好转,但仍咳痰不利,晨起较多,黄白相间,大便 3 日未解,舌苔薄黄。守上方去桂枝、苏子梗、炒枳壳,加全瓜蒌 15g,枳实 10g,川牛膝 10g。

三诊:诸症大减,唯觉纳食不馨,乏力懒言,易川牛膝为怀牛膝 15g,去全瓜蒌加焦四仙各 10g。调治 1 周,患者痊愈出院,欣然返校。

[按]《素问·脉要精微论》云:"当病坠若搏,因血在胁下,令人喘逆。"武教授认为,跌仆损伤,瘀血阻络或肝气郁滞、血行不畅皆可导致枢机不利,肺气出纳受阻,清肃失司,气逆于上而作哮喘。本例患者哮喘发作与月经关系密切,且有肝郁脾虚血瘀之临床征象,故以当归芍药散合四逆散化裁而奏效。

5. 哮喘案(五)

王某,女,36 岁。1998 年 12 月 10 日初诊。

支气管哮喘病史 8 年,每逢气候变化或情绪波动诱发,皮肤过敏原试验阴性。现每日口服强的松 20mg 已半年,减量即复发。期间曾间断吸入沙丁胺醇气雾剂。此次因受凉感冒后哮喘加剧。症见喘憋,不能平卧,咳痰黄白相兼,气短,动则汗出,心烦口苦,口唇紫绀,腰膝酸软,四肢厥冷,大便干结,二日未行,小便调,舌质黯红,苔薄黄,脉弦细略数。

[辨证]肝肾阴虚,肺卫不固,外风引动内邪,内外相合,风痰上扰,痰瘀互阻。

[治法]调补阴阳气血,祛风活血化痰。

[处方]乌梅丸加减。

乌梅 15g　当归 10g　赤白芍各 10g　太子参 15g　细辛 3g　桂枝 6g　椒目 10g　炙麻黄 6g　制附片 6g　黄芩 10g　黄柏 6g　枳实 10g　水煎服,每日 1 剂。

二诊:服药 6 剂后,喘憋减轻,痰色变白易咳出,大便已通畅,守上方减去黄芩、枳实,加用黄芪 15g,苏子梗 10g,同时减强的松 5mg。7 剂后,诸症均明显减轻,继以上方进退约 3 个月后,强的松全部撤掉,病情稳定,随访半年,未再复发。

[按]乌梅丸出自《伤寒论》,为治疗厥阴病的一张名方。阴阳错杂与风气内动是厥阴主证的统一病机。该患者素有哮喘病史多年,肺气已伤;加之应用激素等纯阳之品,更易耗气伤阴。肝肾阴虚,虚风内伏;肺卫不固,外邪易侵,内外相合,夹痰上扰,摇钟而鸣。虚实错杂、寒热互结是本病的突出表现,其病机特点与厥阴主证正相吻合。故以乌梅丸标本兼顾,寒热同施,阴阳并治,气血双调。加炙麻黄、附子、细辛为伍,表里同治,温肾散寒,助阳解表。加赤白芍、枳实等以柔肝活血,理气降逆。诸药合用,使外邪得解,内风得灭,卫表得固,痰浊得化,肺络得通,枢机得利,肺复清虚,呼吸自如,故激素得减,哮喘得愈。

6. 哮喘案(六)

王某,女,36岁。1997年3月6日初诊。

患者于6年前分娩后无明显诱因出现喘息、气短,以后每因情绪波动、精神紧张或劳累后诱发,经检查确诊为支气管哮喘。6年来病情时轻时重,缠绵不愈,未曾系统治疗。此次发病缘于与家人生气后出现咳嗽阵作,咳痰量少,色白质黏,不易咳出,胸憋气短,胁肋隐痛,心烦眠差,咽干口渴,大便稍干,舌红苔薄黄,脉弦细数。两肺可闻及散在哮鸣音,未闻及湿性啰音。

[辨证]气郁化火伤阴,阴虚风动,风摇钟鸣。

[治法]理气降逆解郁,清热柔肝息风。

[处方]四逆散、过敏煎合栀子豉加减。

柴胡10g 赤白芍各10g 枳实10g 山栀子12g 淡豆豉6g 防风6g 乌梅15g 五味子6g 知贝母各10g 炙杷叶10g 炙甘草6g 水煎服,每日1剂。

二诊:服上药7剂后,咳嗽明显减轻,已不咳痰。心烦、咽干、口渴减轻,睡眠亦较前有所好转,大便畅。但仍有胸憋、气短、乏力,劳则尤甚,两胁不舒,隐隐作痛,舌苔薄白。邪祛大半,正气渐伤,本虚标实之象已露端倪。守上方去山栀子、淡豆豉、知贝母、炙杷叶,加用太子参15g,麦冬10g,郁金10g,标本同治,益气养阴,理气活血。再服7剂。

三诊:咳嗽、胸憋、胁肋隐痛均已消失,两肺呼吸音清晰,未闻及干、湿性啰音。心烦、咽干、口渴也已痊愈,夜寐安,仍自觉时有气短、乏力。以前方加黄芪 15g,白术 10g,山萸肉 12g,培土生金,益气固表,纳气平喘。调理 2 周,诸症皆除。

[按] 武教授认为,气郁、气逆是哮喘发病的中心环节,在哮喘发作过程中始终存在。气郁不解,气逆不除,哮喘难平。因此,理气降逆当为治疗哮喘的重要法则之一。此类患者,哮喘发病或加重常与情志因素有关,女子又与月经周期关系密切。症见呛咳少痰,胁肋胀痛,苔薄白或薄黄,脉弦。常选用小柴胡汤合四逆散加减,药如柴胡、黄芩、清半夏、枳壳、赤白芍、苏子梗、炙甘草。肝郁化火,木火刑金者,加山栀子、桑叶皮、黛蛤散。阴伤明显者,加南沙参、知贝母。临床上有些支气管哮喘与胃-食管反流有关,其主要临床表现为干咳少痰,呛咳不已,易于夜间发作,咳甚喘起,夜寐不安,呕恶反酸,两胁不舒,舌淡红,苔薄白,脉弦。武教授认为,此类病症原发于胃,涉及于肝,最后累及于肺。辨证为肝胃气机失调,升降失司,肺胃之气上逆。因此,治疗上当以肺为标,肝胃为本;止咳为标,降逆为本。法宜调肝理肺,和胃降逆。方选四逆散合旋复代赭汤加减,药如柴胡、赤白芍、枳壳、厚朴、旋复花、代赭石、煅瓦楞、郁金、炙杷叶、炙甘草。又肺与大肠相表里,气郁哮若见大便干结、腑实明显者,急当通腑降逆,武维屏教授常以大柴胡汤化裁。

7. 哮喘案(七)

王某,男,40 岁。1994 年 1 月 8 日初诊。

患者自 10 岁始每处新环境即患荨麻疹,1975 年曾患过敏性鼻炎,行脱敏疗法而治愈。1979 年始患哮喘,曾用激素治疗后好转,其后逢秋辄发,渐行加重。近两年四季均发,每因气候变化之时诱发加重,用脱敏疗法、穴位敷贴膏药等法治疗无效。常服海珠喘息定,喘甚则加用氨茶碱、激素、舒喘灵气雾剂等。此次因食海鲜而诱发哮喘。刻下见:哮鸣喘憋,夜间加重,不能平卧,卧则须用舒喘灵气雾剂(每晚喷 4 次),干咳少痰,气短自汗,动则喘甚,咽干口燥,大便干结;舌尖红,舌质淡黯略胖,苔薄白而少;脉弦细;两肺满布哮鸣音。

[辨证] 哮喘气阴两虚,风摇钟鸣型。

[治法] 益气养阴。

[处方]哮喘宁加减。

柴胡10g　葶苈子10g　全瓜蒌15g　黄芩10g　清半夏10g　地龙15g　钩藤12g　白芍10g　丹参15g　太子参15g　乌梅15g　防风10g　连翘12g　赤小豆30g　生甘草6g　水煎服,每日1剂。

服药3天后,哮喘症状明显减轻,夜间已不需喷用舒喘灵气雾剂,可平卧入睡,大便亦畅。继服上方,改全瓜蒌为瓜蒌皮10g,调治两周,诸症消失,痊愈出院。

[按]患者禀赋薄弱,气阴两虚,故幼少患风疹诸症。久病不愈,肺脾肝肾俱虚,津液输布代谢失常,痰浊内生,瘀血内停,风邪自口鼻皮毛而入,风痰瘀互结,内伏于肺,每遇风寒引触则诱发哮喘。此次因食海鲜,蕴毒化热生风,引动伏邪,风煽气逆,夹痰上扰而发。故治用哮喘宁加太子参、乌梅以益气养阴息风,加连翘、赤小豆以清热解毒利湿,药证相符,效如桴鼓。

8. 哮喘案(八)

李某,女性,30岁。1998年2月3日初诊。

支气管哮喘8年,口服强的松20mg/d达月余,柯兴征明显,汗出,颜面潮红,而激素难以再减量。每日若减5mg则发喘憋,两肺可闻哮鸣音。以前曾用静脉激素,口服强的松从60mg/d渐减至20mg/d。查患者舌红苔薄黄,脉略数。

[辨证]阴虚阳亢,虚火上炎型。

[治法]滋阴清热。

[处方]知母10g　贝母10g　黄柏6g　生地15g　山萸肉10g　泽泻10g　牡丹皮10g　茯苓10g　广地龙12g　生牡蛎30g(先下)　桑白皮10g　夜交藤30g　水煎服,每日1剂。

二诊:服5剂后患者烦躁汗出减轻,睡眠稍好。12剂后虽仍服强的松20mg/天,而无特殊不适,且舌红明显转淡,苔薄白。此时开始加用补骨脂、紫石英、仙灵脾等助阳药物,并根据舌脉症的表现,一时侧重滋阴,一时侧重温阳,同时配用知柏地黄丸、养阴清肺丸等,激素减量顺利。调整半年后激素停用,追访1年,哮喘未发。

[按]武维屏教授认为激素可视为中医的纯阳壮火之品,突然大剂

量应用或用之过极,可使阳气亢盛,热邪内生,易灼伤肾水,蕴成阴虚火旺之势。激素大剂量应用20天以上,尤其是初次用激素的患者,会逐渐出现满月脸、水牛背、妊娠腹以及烦躁汗出难眠、颜面潮红、大便秘结、小便色黄、舌红苔薄黄、脉滑数或浮滑大等火热炎上症状。这时切不可误当实火,而用苦寒直折药,应当用滋阴降火法,"壮水之主,以制阳光"。此时服用知柏地黄丸加减,可使患者自觉症状明显改善,以保证激素继续应用,使之在一定治疗量更好地发挥作用。激素减量过程中,需配伍温补肾阳药物时,初始应选用仙灵脾等甘温而不燥热之药物,不可骤用大辛大热之品,应随着激素用量的递减而逐渐加强温补肾阳之力,而且可配伍补肾填精及滋补肾阴药物,取"阴中求阳"之意。

9. 哮喘案(九)

姜某,女,8岁。2006年9月28日初诊。

两年前,患儿因感冒发热出现喘促,时轻时重,曾吸入"必可酮"、"辅舒酮"等未见明显效果,仍反复发作。就诊时患儿喘促胸闷,干咳,咳声重浊,唇红口干,口苦,痰稠难咳,皮肤灼热(体温不高),平素嗜食肥甘厚味,舌红绛,脉数。

[辨证]肝热炽盛,肺阴不足。

[治法]清肝养肺。

[处方]龙胆草10g 黄芩6g 夏枯草6g 青黛3g 百合10g 沙参6g 玉竹10g 杏仁10g 水煎服,每日1剂。

用药4剂后,患儿咳喘减轻,继用10剂,喘咳基本消失,后以养阴清肺糖浆结合梨膏糖调理约半年。随访2年未反复。

[按]该例患儿嗜食肥甘厚味,致化火生热,肝热内蕴,木火上冲,灼伤肺津,故为喘咳、口干、口苦、痰稠难咳、舌红绛、脉数,治以清肝润肺。方中龙胆草、黄芩、夏枯草、青黛清肝热;百合、沙参、玉竹润养肺阴;杏仁肃降肺气。全方药证相合,故取效捷而疗效巩固。临床上,哮喘患者经激素吸入治疗后,多数症状得以缓解。但据笔者初步统计,约有20%左右的哮喘患儿在规范使用吸入激素疗法后效果欠佳或无效,其现代医学机制不详,可能与病毒感染有关。武教授认为,随着气候环境变暖和大气污染加剧,使热邪为病较前增多,加之小儿"肝常有余",

以及过食肥甘厚味,致使肝热炽盛,木火刑金,木叩金鸣,或火邪灼伤阴津,故虚火上冲而致喘逆不止,临床常见于发病时间较长的患儿,反复发作,时轻时重,其症状特点是口干唇干,口苦,痰稠而难咳,胸闷,舌红绛,脉数。其治疗以清肝养肺、清润结合为主,清肝常选夏枯草、黄芩、龙胆草、青黛、海蛤粉;润肺则以百合、沙参、玉竹润肺而不滋腻为主。诸药共用,肝热清,肺得润养而喘逆自宁。

10. 肺间质纤维化案(一)

白某,男,67岁。2001年10月4日初诊。

患者有咳喘反复发作病史30余年。1年前无明显诱因出现活动后呼吸困难,因近10天来加重而就诊。症见咳嗽,喘憋,活动后明显加重,痰黄量多,易咯出;咽干痒,食少纳呆,消瘦;小便赤,大便三四日未行;舌红,苔薄黄腻,脉细弦。查体:双肺呼吸音低,双下肺可闻及爆裂音;手指呈杵状指;当日胸片提示:两下慢支伴间质改变,合并感染;两上肺纤维变。

[辨证] 气阴两虚,痰热瘀阻型。

[治法] 益气养阴,祛痰活血。

[处方] 生石膏30g(先下)　竹叶10g　干芦茅根30g　柴胡10g　黄芩10g　清半夏10g　陈皮10g　炒枳壳10g　茯苓15g　全瓜蒌15g　连翘15g　炙杷叶10g　水煎服,每日1剂。

二诊:服药7剂后,患者诉咳嗽有所减轻,咯痰色转白,量亦减少;饮食可,二便调;舌黯苔薄白,脉细弦。拟方如下:

太子参15g　麦冬10g　五味子5g　柴胡10g　炒枳壳10g　当归10g　赤芍10g　皂刺3g　桑叶皮10g　杏仁10g　贝母10g　生甘草5g　水煎服,每日1剂。

三诊:患者喘憋明显减轻,痰少,仅咳嗽时有,饮食二便可。效不更方,继服,此后患者继续数次复诊,坚持服用以上方药化裁,体力明显恢复,诸症悉减,自觉病情明显好转。

[按] 武教授从多年理论研究及临证摸索中得出:肺阴损伤,肺络瘀阻是肺间质纤维化形成的基本病理,其病机以虚、痰、瘀为关键。肺脾肾气虚、阴虚或气阴两虚,阴阳两虚为本虚一方,痰浊(痰饮及痰垫)、

痰阻为标实一面。故在临证治疗中，武教授拟益肺肾、化痰瘀、通肺络为总的治疗原则，并根据患者的不同情况灵活辨证。本例患者因痰热较重，故先拟清热化痰去其标，继之标本兼治，综合调理。此方以太子参之甘补气生津；麦冬苦寒、泻热，"润燥滋阴，清金降火"；五味子"敛气生津之药也"，"治喘咳燥嗽，壮水镇阳"。三药合用，蕴生脉散气阴双补之意，且一补、一清、一收，养气之道毕矣。当归"辛甘温润，血滞能通，血虚能补"，"主治咳逆上气"；赤芍清热凉血散瘀；皂刺亦有活血之功，三药合用活血化瘀通络之力强。杏仁降气止咳平喘，润肠通便；大贝母"消痰，润心肺"，"清肺金而不败胃气"；二药联用化痰定喘之功备矣。柴胡、炒枳壳疏利气机，行气宽中。该方集中了益气养阴、活血化痰通络、清肺开郁诸法，药证切合，故能收到较好的疗效。

11. 肺间质纤维化案（二）

蔡某，男，66岁。2005年10月22日初诊。

患者咳嗽、活动后气喘2年，于某院诊为肺间质纤维化，曾服用强的松，但效果不佳，现已减量至每日10mg。就诊时患者咳嗽，咳痰，痰色白，量不多，易感冒，活动后气喘，大小便可，纳食一般，舌胖黯，苔腻微黄，脉寸关弦滑尺弱。

［辨证］肺脾肾虚，痰瘀阻络。

［治法］补脾益肺，祛瘀化痰，活血通络。

［处方］党参10g　茯苓10g　白术10g　黄芪15g　当归10g　浙贝母10g　苦参6g　三七粉3g（冲）　地龙12g　鳖甲10g（先煎）　山茱萸15g　菟丝子30g　石菖蒲10g　郁金10g　水煎服，每日1剂。

1年多来一直以该方为基本方加减治疗，病情稳定。2007年6月复查示，肺功能弥散功能较2006年好转。

［按］本案病机为肺脾肾虚，痰瘀阻络，故武教授采用党参、茯苓、白术、黄芪等补肺健脾益气；山茱萸、菟丝子益肾养肝纳气；当归、郁金、三七养血活血；石菖蒲、苦参化痰清热燥湿；地龙通络；浙贝母、鳖甲散结。诸法合用，王道缓图，收效理想。

12. 胸内结节病案

孙某，女，49岁。2001年10月16日初诊。

患者2001年7月开始咳嗽,呈渐进性加重,体重减轻10余公斤,下肢皮下有结节。胸片示双侧肺门淋巴结增大,经检查诊断胸内结节病。症见:咳嗽,胸憋气短,大便干,小便黄;苔薄黄,脉细滑。

[辨证]气滞痰瘀。

[治法]理气祛痰。

[处方]瓜蒌皮12g 土贝母10g 生牡蛎20g 夏枯草10g 黄芩10g 清半夏10g 柴胡10g 炒枳壳10g 赤芍10g 生甘草5g 皂刺3g 薤白6g 郁金10g 土茯苓15g 水煎服,每日1剂。

二诊:7剂后,患者大便正常,小便清长,咳嗽胸憋均减轻;觉痰黏难咯出,咽部干疼,夜间汗多。上方去土贝母,改大贝母12g。

三诊:14剂后,患者夜间无盗汗,两目干涩。改瓜蒌皮20g,生牡蛎30g,薤白10g,加黛蛤散10g。

四诊:服用上方21剂后,患者觉咽中不利,咳嗽,皮下结节已消失,苔薄黄略腻,脉沉滑。改生牡蛎30g,瓜蒌皮20g,土茯苓20g,郁金12g,改土贝母为大贝母12g,加黛蛤散12g。

半年后患者复查胸中显示纵隔淋巴结明显变小。

[按]肺结节病是一种病因未明的多系统、多器官的肉芽肿性疾病,近来已引起国内广泛注意。常侵犯肺、双侧肺门淋巴结、眼、皮肤等器官。其胸部受侵率高达80%~90%。本病呈世界性分布,欧美国家发病率较高,东方民族少见。多见于20~40岁,女略多于男。目前现代医学对此病病因尚不明确,治疗上用多用激素、免疫抑制剂治疗。

武教授对结节病的治疗,是从痰瘀着眼,调整脏腑气血功能失调入手,视其标本缓急,综合归纳,进行分型辨证论治。临床上对结节病的治疗,也可抓住痰瘀互结这一主要病机和表现,拟出主方用药,再根据临床表现之虚实寒热,结合X线分期,对主方加以化裁。本验案中以柴胡汤和小陷胸汤二方为主方,随病情的进展进行加减变化。主方中瓜蒌、贝母清热化痰散结,黄芩苦燥肺中之痰,寒清肺中之热,三药合用取小陷胸汤之意;夏枯草泻火解毒,开郁散结;柴胡行气;枳壳降气;皂刺化瘀活血,赤芍清热活血,共奏活血化瘀之功;夏枯草、牡蛎软坚散结;黛蛤散清泄肝肺郁热,化痰止咳,凉血止血;同时柴胡、黄芩、赤芍、清半夏、枳壳又寓大柴胡汤之意。诸药共奏清热化痰、活血解毒、行气散结之功,临床用之颇效。

13. 气胸案

王某,女,30岁。2001年12月3日初诊。

该患者1年内先后发作2次气胸,做胸腔镜修补术后休假在家。刻下:左胸部沉重,如有重物压迫感,咳嗽,夜间常有不自主深呼吸,继则胸部发麻感,睡眠较差,夜梦频多;形体消瘦,面容憔悴,神疲乏力,且平时易于伤风。舌质略红,边有齿痕,苔薄黄,脉细滑。诊断:单纯性气胸。

[辨证]气滞血瘀。

[治法]理气活血。

[处方]柴胡10g 炙穿山甲10g 桃仁10g 当归10g 炒枳壳10g 白芍10g 花粉10g 党参10g 麦冬10g 五味子10g 黄芩10g 大贝母10g 白蒺藜10g 瓜蒌皮10g 水煎服,每日1剂。

二诊:3剂后,患者来述药后左胸麻木已除,仍觉伤口作痛,偶发胸憋,咳嗽亦轻;苔薄黄质略红,脉细滑。在首诊方基础上加连翘10g,继服10剂后来诊。

三诊:患者诉药后胸憋未发,自觉左后背沉痛,如有重物压,大便溏,矢气频多;苔薄黄质略红,脉沉细。处方:

太子参15g 麦冬10g 五味子6g 陈皮10g 黄芩10g 柴胡10g 清半夏10g 连翘10g 防风10g 苏叶梗各10g 茯苓10g 丝瓜络10g 水煎服,每日1剂。

3剂后,后背沉痛感明显减轻,胸憋未发。继服7剂,诸症悉减,病情稳定。遂以上方为主方,加减化裁服用。又服24剂后,患者完全好转,无不适处,且体重增加,自觉有力,并于不久后返回工作岗位,正常上班。追访未再发气胸。

[按]本例患者气胸频繁发作,经修补术后虽有好转,但胸部沉重,有压迫感,表明已有瘀血停留胸中。且患者本身肺气不足,易于外感。如复外感邪气,外邪客于皮毛,肺之窍道闭锁,肺气壅塞,肺膜损裂可致呼吸不利,气胸易再发。故治疗时应标本兼顾,在活血化瘀的同时益气

敛肺。首剂以复元活血汤合生脉散化裁,盖取前者活血祛瘀之用,后者益气敛阴之功。药证相符,果收良效。瘀血除后,气虚占主导地位,且有气滞并存。此非原来没有气虚,先前即有气虚之证,但急则治标,主要针对"血瘀"标实进行治疗,兼顾益气。标实祛除后,本虚突现。气虚运行不力,又易气滞,故治疗时应以气虚为本,治以益气养阴,调理气机。后期疗效证明,药证相合,效如桴鼓。从此验案又得出,临证谨守病机,灵活立法,是取得良好疗效的关键所在。

14. 咳嗽变异性哮喘案(一)

马某,女,31岁。2009年3月初诊。

患者1个月前因外感致咳嗽,迁延不愈,服用多种药物治疗效果不明显来诊。就诊时症见:阵咳、咽痒则咳,夜间9点至12点明显,咳甚则胸闷、咽喉发紧、咳少量白痰,白天偶有咳嗽,舌质红、苔薄白、脉细弦。查体:双肺呼吸音粗。理化检查,血常规正常;胸片,双肺纹理重;肺功能检查,通气功能正常,激发试验阳性。

[辨证] 外邪犯肺,肺失宣肃。

[治法] 宣肺止咳,祛风利咽。

[处方] 止嗽散合六味汤加减。

荆芥10g　白前10g　陈皮10g　桔梗9g　百部10g　紫菀10g　生甘草4g　射干10g　大贝母10g　蝉衣6g　赤芍10g　杏仁10g

水煎服,每日1剂。

服药1周后咳嗽明显减轻,上方加减善后,3周后痊愈,随访3个月未发。

[按] 患者外感致咳嗽月余,风邪虽除未净,咽候为肺之门户,故咽痒作咳。方用止嗽散"既无攻击过当之虞,大有启川驱贼之势"(《医学心悟》)。加蝉衣、射干利咽止痒,久咳必致血瘀痰结,故加赤芍凉血活血,大贝母化痰散结。诸药合用疏风利咽,宣肺止咳。

15. 咳嗽变异性哮喘案(二)

程某,女,40岁。2002年1月8日初诊。

受凉伤风后干咳无痰3周,曾用抗生素治疗无明显效果,伴胸闷,咽痒,苔薄黄略腻,脉沉滑。

[辨证] 外感风邪，痰湿内蕴。

[治法] 祛风化痰除湿。

[处方] 荆芥10g 百部10g 紫菀10g 陈皮10g 柴胡10g 防风10g 桑叶皮10g 杏仁10g 大贝母10g 前胡10g 桔梗6g 乌梅6g 南沙参12g 生甘草3g 水煎服，每日1剂。

4剂而咳嗽明显减轻，为巩固续服3剂，诸症均解。

[按] 武教授认为该患者为内外风相兼之咳嗽，故用止嗽散疏表宣肺，以治其外风，虽患者干咳无痰，但苔薄黄略腻，为表邪入里、化燥伤阴之象。方中白前《名医别录》认为微温，而且该药对胃略有刺激，故易之以性质微寒之前胡，既与邪热相宜，又能止咳化痰，同时参酌桑杏汤意，加南沙参、桑叶皮、杏仁以润肺止咳，合用过敏煎以柔肝息风，俾无风摇钟鸣之虞，以治其内风。患者虽干咳无痰，但咳嗽缠绵，必致肺失宣肃、肺津失布、郁而成痰，症见胸闷，苔薄黄略腻；风与痰搏，故去过敏煎中五味子之敛邪，而佐以陈皮、杏仁、贝母之理气化痰。辨证丝丝入扣，切中病情，故取效颇捷。

16. 上呼吸道感染案（一）

贾某，女，70岁。2000年11月1日初诊。

患者不慎感寒后出现恶风，咳嗽少痰，痰白质黏难以咳出，咽痒，口干。查：咽部充血，双扁桃体不肿大，双肺未闻及干湿啰音。初予丽珠刻乐无效，后改以必嗽平口服，仍无效果，且患者咳嗽剧烈，不能休息，予服复方桔梗片1片后方能入睡约3小时。刻下见：精神不振，咳嗽痰少，色白质黏，不易咳出，恶风，咽痒，口干面赤，不思饮食，大便通，小便频，舌边尖红，苔薄白，脉细滑。

[辨证] 外感燥邪。

[治法] 润肺化燥。

[处方] 桑叶皮各10g 杏仁10g 浙贝母10g 南沙参12g 黛蛤散12g(包) 地骨皮10g 焦山栀10g 淡豆豉10g 钩藤15g(后下) 前胡10g 炒牛蒡子10g 水煎服，当日1剂。

当晚患者未用复方桔梗片，咳嗽大减，入睡5小时，次日再服1剂而症状尽消。

[按] 高龄患者,素有糖尿病,肝肾阴虚,虚风内伏。复感风邪,邪从燥化,内外风相引,风燥伤肺而咳。服丽珠刻乐、复方桔梗片强止其咳,关门留寇,致咳嗽愈烈而不能休息。武教授以桑杏汤为主方,药用桑叶、杏仁、淡豆豉宣肺达邪,桑白皮、前胡肃肺降气,浙贝母、黛蛤散清化热痰,地骨皮、焦山栀清泄肺热,牛蒡子宣肺以利喉咽,钩藤平肝以息内风,南沙参滋阴化痰,诸药合用,共奏宣肺润燥、化痰止咳之功。该方集中了宣肺、化痰、降气、平肝、滋阴诸法,药证切合,故能服药两剂而咳止。

17. 上呼吸道感染案(二)

刘某,女,17岁。1997年6月24日初诊。

患者10天前吹空调后,出现高热恶寒、不思饮食等症,曾先后在两家医院就诊,予康泰克、双黄连口服液、巴米尔等治疗无效。体温波动在39～40℃,无头痛、身痛、咳嗽等症,查体无异常。舌质红,苔黄厚腻,脉细滑。

[辨证] 暑湿外感,湿热并重。

[治法] 疏风解表,清化暑湿。

[处方] 藿佩柴胡汤加减。

鲜藿佩各12g　柴胡10g　黄芩10g　清半夏9g　生石膏30g(先下)　连翘12g　水煎服,每日1剂。

服用6剂后,体温降至正常,诸症消失,惟舌象未转得,故再进10剂调理,痊愈出院。住院期间查血白细胞 $4.4\times10^9/L$。胸片:左下肺纹理稍重,余各项检查均正常。

[按] 本证发于炎热夏季,暑湿当令,不慎受风,风夹暑湿之邪侵袭人体,正邪剧争于表,则见高热恶寒;邪传少阳,枢机不利,胃气失和,则见不思饮食;暑性炎热,暑多夹湿,湿性黏滞弥漫,致病势缠绵难祛,内传阳明,造成病邪充斥于三阳,而见病情重、热度高,病程相对较长。舌质红,苔黄厚腻为湿热内盛之象。治以清解少阳为枢,合以清暑利湿之藿佩,使滞于三阳之邪渐化而获全效。

18. 上呼吸道感染案(三)

杨某,女,22岁。1997年10月13日初诊。

患者1周前无明显诱因出现高热,不恶寒,四末不温,头痛,头晕目眩,曾到三家医院诊治,予康得、速克痛、青霉素等药治疗无效,夜间热甚。体温波动在39～40℃,无咽痛、咳嗽等症,查咽后壁可见淋巴滤泡,余无异常,舌尖红,苔薄黄腻,脉细滑小数。

［辨证］邪郁少阳,湿热内阻。三阳合病,少阳阳明为主。

［治法］和解疏表,清透里热。

［处方］柴胡解热饮加减。

柴胡10g　黄芩12g　青蒿15g　生石膏30g(先下)　清半夏10g　荆芥穗15g　蒲公英30g　炒苡仁30g　水煎服,每日1剂。

服用3剂后,体温降至正常,续守上方再进7剂,诸症消失。后期以益气养阴、清透余邪为法,竹叶石膏汤加减调理,后痊愈。

［按］本例病人年轻体健,属阳盛之体,而夏末秋初,湿热之邪未尽,风为百病之长,侵袭阳盛之体,迅而传化入里,阻于少阳阳明,正邪剧争,则见高热,不恶寒。太阳表邪未尽解,经络阻滞,气血运行不畅,则见四末不温;邪郁少阳,枢机不利,气逆于上则见头痛,头晕目眩。证属三阳合病,少阳阳明为主,故用和解疏表、清透里热之柴胡解热饮加减治疗,立获良效。

参 考 文 献

1. 蒋宁. 武维屏教授辨治肺系疑难症探析[J]. 中医药学刊,2003,21(6):856～857
2. 崔红生,赵兰才. 武维屏从肝辨治支气管哮喘经验撷要[J]. 中国医药学报,1999,14(2):49～51
3. 崔红生,牛常霞. 武维屏辨治支气管哮喘经验举隅[J]. 北京中医药大学学报,2001,24(6):66～67
4. 崔红生,常佩芬,杨勇. 武维屏教授辨治支气管哮喘经验[J]. 中国中医基础医学杂志,2001,7(12):57～59
5. 张立山,戴雁彦,任传云. 武维屏教授治疗肺纤维化十法[J]. 中国中医药信息杂志,2008,15(4):94～95
6. 冯淬灵,武维屏. 武维屏教授治疗咳嗽变异性哮喘经验[J]. 北京中医药大学学

报,2009,32(8):574~576
7. 张立山,冯淬灵. 武维屏教授治疗哮喘经验[J]. 北京中医药大学学报(中医临床版),2011,18(1):34~35
8. 梁文华. 武维屏治疗咳嗽运用止嗽散的经验[J]. 浙江中医杂志,2005,16(2):52~53
9. 张立山. 武维屏治疗外感咳嗽经验探析[J],中国医药学报,2001,16(2):53~54
10. 赵兰才. 武维屏治疗虚喘经验[J],北京中医 2001,6:6~8
11. 赵燕荣. 治从三阳与三阳合治——武维屏教授辨治外感高热的学术经验[J]. 中国中医基础医学杂志,1999,5(8):64~65

(李晨钰)